U0632040

临床内科学诊疗精要

LINCHUANG NEIKEXUE ZHENLIAO JINGYAO

主 编 张全玲 张雪梅 刘 芸 陈 良 刘桂霞 李瑞芳

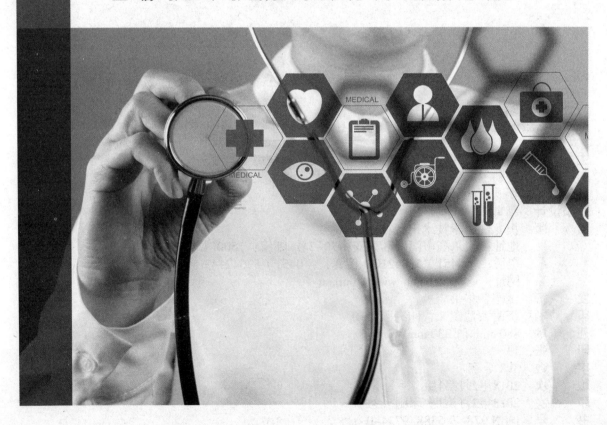

黑龙江科学技术出版社

图书在版编目（CIP）数据

临床内科学诊疗精要 / 张全玲等主编. —— 哈尔滨：
黑龙江科学技术出版社, 2018.2
ISBN 978-7-5388-9734-0

Ⅰ.①临… Ⅱ.①张… Ⅲ.①内科—疾病—诊疗
Ⅳ.①R5

中国版本图书馆CIP数据核字(2018)第115004号

临床内科学诊疗精要
LINCHUANG NEIKEXUE ZHENLIAO JINGYAO

主　　编　张全玲　张雪梅　刘　芸　陈　良　刘桂霞　李瑞芳
副 主 编　冯勋生　袁　娟　侯秀伟　焦栓林　钱　贞
责任编辑　李欣育
装帧设计　雅卓图书
出　　版　黑龙江科学技术出版社
　　　　　地址：哈尔滨市南岗区公安街70-2号　邮编：150001
　　　　　电话：（0451）53642106　传真：（0451）53642143
　　　　　网址：www.lkcbs.cn　www.lkpub.cn
发　　行　全国新华书店
印　　刷　济南大地图文快印有限公司
开　　本　880 mm×1 230 mm　1/16
印　　张　13
字　　数　398 千字
版　　次　2018年2月第1版
印　　次　2018年2月第1次印刷
书　　号　ISBN 978-7-5388-9734-0
定　　价　88.00元

【版权所有，请勿翻印、转载】

前　言

　　内科学是临床医学的基础，内容博大精深。根据人体不同系统和脏器将内科学分成许多小的分支专业，有利于集中力量，进行医、教、研和管理。但是，人体永远是一个整体，疾病的发生往往牵涉多系统多脏器。虽然同患一种疾病，但不同患者的生理、病理过程各自有异。因此，疾病的诊断、治疗除针对有关的主要系统和脏器外，医生还要有整体观念和个别化处理的方法，要注意疾病的预防、治疗和康复，更要有应付疑难杂症的能力。一个好的内科医生，不仅应对某个内科分支专业造诣很深，还应对整个内科领域还要有较全面的了解和不断更新知识，这样才能对疾病迅速做出正确诊断和有效处理，可省却许多会诊和转诊，节约不少医疗费用，对于国家和人民都有很大好处。

　　全书首先介绍了内科基本操作、消毒供应中心消毒灭菌技术及医院感染管理、高压氧的应用及治疗方法；然后重点讲述了现代内科中常见疾病的病因、发病机制、诊断及治疗等，包括呼吸系统常见病、循环系统常见病、消化系统常见病等相关内容，对内科疾病的护理也做了详细阐述。全书资料新颖，实用性较强，有助于临床医师对现代内科疾病做出正确诊断与恰当处理。

　　本书在编写过程中，虽力求做到写作方式和文笔风格的一致，但由于作者较多，加之时间和篇幅有限，难免有疏漏和不足，期望读者见谅，并予以批评指正，也欢迎各位同行在使用本书的过程中不断提出意见和建议，以供今后再版时修订，谢谢！

编　者

2018 年 2 月

目 录

第一章　临床基本操作 ……………………………………………………………… 1
　　第一节　口服给药法 ………………………………………………………… 1
　　第二节　注射给药法 ………………………………………………………… 2
　　第三节　外周静脉通路的建立与维护 ……………………………………… 8
　　第四节　中心静脉通路的建立与维护 ……………………………………… 9
　　第五节　平衡和协调的康复 ………………………………………………… 14
第二章　医院感染管理 …………………………………………………………… 20
　　第一节　医院感染监测与报告 ……………………………………………… 20
　　第二节　消毒与灭菌 ………………………………………………………… 22
　　第三节　手部卫生 …………………………………………………………… 27
　　第四节　医院环境和消毒 …………………………………………………… 28
第三章　静脉输液相关知识 ……………………………………………………… 30
　　第一节　药物的配伍禁忌 …………………………………………………… 30
　　第二节　静脉药物配制中心的质量控制 …………………………………… 32
　　第三节　无菌配制技术 ……………………………………………………… 33
　　第四节　全肠外营养液（TPN）配制操作规程 …………………………… 35
　　第五节　化疗药物的安全配制操作规程 …………………………………… 36
第四章　静脉输液操作并发症的预防及处理 …………………………………… 40
　　第一节　周围静脉输液法操作并发症的预防及处理 ……………………… 40
　　第二节　头皮静脉输液法操作并发症的预防及处理 ……………………… 46
　　第三节　输液泵输液法操作并发症的预防及处理 ………………………… 46
第五章　高压氧在急症疾病中的应用 …………………………………………… 48
　　第一节　治疗急性一氧化碳中毒 …………………………………………… 48
　　第二节　治疗气体栓塞 ……………………………………………………… 58
　　第三节　治疗急性颅脑损伤 ………………………………………………… 62
　　第四节　治疗急性脊髓损伤 ………………………………………………… 66
　　第五节　治疗心、肺复苏后脑功能障碍 …………………………………… 68
第六章　高压氧在内科疾病中的应用 …………………………………………… 72
　　第一节　治疗脑梗死 ………………………………………………………… 72
　　第二节　治疗脑出血与蛛网膜下隙出血 …………………………………… 77
　　第三节　治疗癫痫 …………………………………………………………… 81
　　第四节　治疗冠心病 ………………………………………………………… 83
　　第五节　治疗心功能不全 …………………………………………………… 86
　　第六节　治疗溃疡性结肠炎 ………………………………………………… 87
　　第七节　治疗消化性溃疡 …………………………………………………… 89

第八节 治疗糖尿病 …………………………………………………… 90
第九节 治疗皮肤慢性溃疡 …………………………………………… 93
第十节 治疗神经病理性疼痛 ………………………………………… 94

第七章 高压氧治疗常见并发症 ……………………………………… 97
第一节 氧中毒 ………………………………………………………… 97
第二节 气压伤 ………………………………………………………… 115

第八章 急性呼吸系统疾病 …………………………………………… 121
第一节 呼吸衰竭 ……………………………………………………… 121
第二节 急性呼吸窘迫综合征 ………………………………………… 123
第三节 重症支气管哮喘 ……………………………………………… 124
第四节 自发性气胸 …………………………………………………… 125
第五节 急性肺水肿 …………………………………………………… 128

第九章 循环系统疾病 ………………………………………………… 134
第一节 高脂血症 ……………………………………………………… 134
第二节 冠心病 ………………………………………………………… 137
第三节 高血压 ………………………………………………………… 140
第四节 营养与脑卒中 ………………………………………………… 144
第五节 心律失常 ……………………………………………………… 147
第六节 心源性猝死 …………………………………………………… 157
第七节 扩张型心肌病 ………………………………………………… 163

第十章 消化系统疾病 ………………………………………………… 167
第一节 胃肠间质瘤 …………………………………………………… 167
第二节 胃良性肿瘤 …………………………………………………… 173
第三节 肠寄生虫 ……………………………………………………… 177
第四节 急性胰腺炎 …………………………………………………… 183
第五节 慢性胰腺炎 …………………………………………………… 188
第六节 药物性肝病 …………………………………………………… 192
第七节 酒精性肝病 …………………………………………………… 196

参考文献 ………………………………………………………………… 201

第一章

临床基本操作

第一节 口服给药法

药物经口服后，经胃肠道吸收后，可发挥局部或全身治疗的作用。

一、摆药

（一）药物准备类型

1. 中心药房摆药　目前国内不少医院均设有中心药站，一般设在医院内距离各病区适中的地方，负责全院各病区患者的日间用药。

病区护士每日上午在医生查房后把药盘、长期医嘱单送至中心药站，由药站专人处理医嘱，并进行摆药、核对。口服摆药每日 3 次量，注射药物按 1d 总量备齐。然后由病区护士当面核对无误后，取回病区，按规定时间发药。发药前须经另一人核对。

各病区另设一药柜，备有少量常用药、贵重药、针剂等，作为临时应急用。所备的药物须有固定基数，用后及时补充，交接班时按数点清。

2. 病区摆药　由病区护士在病区负责准备自己病区患者的所需药品。

（二）用物

药柜（内有各种药品）、药盘（发药车）、小药卡、药杯、量杯（10～20ml）、滴管、药匙、纱布或小毛巾、小水壶（内盛温开水）、服药单。

（三）操作方法

1. 准备　洗净双手，戴口罩，备齐用物，依床号顺序将小药卡（床号、姓名）插于药盘上，并放好药杯。

2. 按服药单摆药　一个患者的药摆好后，再摆第 2 个患者的药，先摆固体药再摆水剂药。

（1）固体药（片、丸、胶囊）：左手持药瓶（标签在外），右手掌心及小指夹住瓶盖，拇指、示指和中指持药匙取药，不可用手取药。

（2）水剂：先将药水摇匀，左手持量杯，拇指指在所需刻度，使与视线处于同一水平，右手持药瓶，标签向上，然后缓缓倒出所需药液。应以药液低面的刻度为准。同时有几种水剂时，应分别倒入不同药杯内。更换药液时，应用温开水冲洗量杯。倒毕，瓶口用湿纱布或小毛巾擦净，然后放回原处。

3. 其他

（1）药液不足 1ml 须用滴管吸取计量，1ml 为 15 滴。为使药量准确，应滴入已盛好少许冷开水药杯内，或直接滴于面包上或饼干上服用。

（2）患者的个人专用药，应注明床号、姓名、药名、剂量、时间，以防差错。专用药不可借给他人用。

（3）摆完药后，应根据服药单查对 1 次，再由第 2 人核对无误后，方可发药。如需磨碎的药，可用乳钵研碎。用清洁巾盖好药盘待发。清洗滴管、乳钵等，清理药柜。

二、发药

（一）用物

温开水、服药单、发药车。

（二）操作方法

1. 准备　发药前先了解患者情况，暂不能服药者，应做交班。

2. 发药查对，督促服药　按规定时间，携服药单送药到患者处，核对服药单及床头牌的床号、姓名，并询问患者姓名，回答与服药本一致后再发药，待患者服下后方可离开。

3. 根据不同药物的特性正确给药

（1）抗生素、磺胺类药物应准时给药，以保持药物在血液中的有效浓度。

（2）健胃、助消化药物宜在饭前或饭间服。对胃黏膜有刺激的药宜在饭后服。

（3）对呼吸道黏膜有安抚作用的保护性镇咳药，服后不宜立即饮水，以免稀释药液降低药效。

（4）某些由肾排出的药物，如磺胺类，尿少时可析出结晶，引起肾小管堵塞，故应鼓励多饮水。

（5）对牙齿有腐蚀作用和使牙齿染色的药物，如铁剂，可用饮水管吸取，服后漱口。

（6）服用强心苷类药物应先测脉率、心率及节律，若脉率低于 60 次/min 或节律不齐时不可服用。

（7）有配伍禁忌的药物，不宜在短时间内先后服用，如呋喃妥因与碳酸氢钠溶液等碱性药液。

（8）催眠药应在就寝前服用。

发药完毕，再次与服药单核对一遍，看有无遗漏或差错。药杯集中处理。清洁药盘放回原处。需要时做好记录。

（三）注意事项

（1）严格遵守三查七对制度（操作前、中、后查，核对床号、姓名、药名、浓度、剂量、方法、时间），防止发生差错。

（2）老、弱、小儿及危重患者应协助服药，鼻饲者应先注入少量温开水，后将药物研碎、溶解后由胃管注入，再注入少量温开水冲洗胃管。更换或停止药物，应及时告诉患者。若患者提出疑问，应重新核对清楚后再给患者服下。

（3）发药后，要密切观察服药后效果及有无不良反应。若有反应，应及时与医生联系，给予必要的处理。

（张全玲）

第二节　注射给药法

注射给药是将无菌药液或生物制品用无菌注射器注入体内，达到预防、诊断、治疗目的的方法。

一、药液吸取法

1. 从安瓿内吸取药液　将药液集中到安瓿体部，用消毒液消毒安瓿颈部及砂轮，在安瓿颈部划一锯痕，重新消毒安瓿颈部，拭去碎屑，掰断安瓿颈。将针尖斜面向下放入安瓿内的液面下，手持活塞柄抽动活塞吸取所需药量。抽吸毕将针头套上空安瓿或针帽备用。

2. 从密封瓶内吸取药液　除去铝盖的中央部分并消毒密封瓶的瓶塞，待干。往瓶内注入与所需药液等量空气（以增加瓶内压力，避免瓶内负压，无法吸取），倒转密封瓶及注射器，使针尖斜面在液面下，轻拉活塞柄吸取药液至所需量，再以示指固定针栓，拔出针头，套上针帽备用。

若密闭瓶或安瓿内系粉剂或结晶时，应先注入所需量的溶剂，使药物溶化，然后吸取药液。黏稠药液如油剂可先加温（遇热变质的药物除外），或将药瓶用双手搓后再抽吸，混悬液应摇匀后再抽吸。

3. 注射器内空气驱出术　一手指固定于针栓上，拇指、中指扶持注射器，针头垂直向上，一手抽动活塞柄吸入少量空气，然后摆动针筒，并使气泡聚集于针头口，稍推动活塞将气泡驱出。若针头偏于一侧，则驱气时应使针头朝上倾斜，使气泡集中于针头根部，如上法驱出气泡。

二、皮内注射法

皮内注射法是将少量药液注入表皮与真皮之间的方法。

（一）目的

（1）各种药物过敏试验。

（2）预防接种。

（3）局部麻醉。

（二）用物

（1）注射盘或治疗盘内盛 2% 碘酊、75% 乙醇、无菌镊、砂轮、无菌棉签、开瓶器、弯盘。

（2）1ml 注射器、4½号针头，药液按医嘱。药物过敏试验还需备急救药盒。

（三）注射部位

（1）药物过敏试验在前臂掌侧中、下段。

（2）预防接种常选三角肌下缘。

（四）操作方法

（1）评估：了解患者的病情、合作程度、对皮内注射的认识水平和心理反应，过敏试验还需了解患者的"三史"（过敏史、用药史、家族史）；介绍皮内注射的目的、过程，取得患者配合；评估注射部位组织状态（皮肤颜色、有无皮疹、感染及皮肤划痕阳性）。

（2）准备用物：并按医嘱查对后抽好药液，放入铺有无菌巾的治疗盘内，携物品至患者处，再次核对。

（3）助患者取坐位或卧位，选择注射部位，以 75% 乙醇消毒皮肤、待干。乙醇过敏者用生理盐水清洁皮肤。

（4）排尽注射器内空气，示指和拇指绷紧注射部位皮肤，右手持注射器，针尖斜面向上，与皮肤呈 5° 刺入皮内，放平注射器，平行将针尖斜面全部推入皮内，左手拇指固定针栓，右手快速推注药液 0.1ml。也可右手持注射器左手推注药液，使局部可见半球形隆起的皮丘，皮肤变白，毛孔变大。

（5）注射毕，快速拔出针头，核对后交代患者注意事项。

（6）清理用物，按时观察结果并正确记录。

（五）注意事项

（1）忌用碘酊消毒皮肤，并避免用力反复涂擦。

（2）注射后不可用力按揉，以免影响观察结果。

三、皮下注射法

皮下注射法是将少量药液注入皮下组织的方法。

（一）目的

（1）需迅速达到药效和不能或不宜口服时采用。

（2）局部供药，如局部麻醉用药。

（3）预防接种，如各种疫苗的预防接种。

（二）用物

注射盘、1～2ml 注射器、5～6 号针头、药液按医嘱准备。

（三）注射部位

上臂三角肌下缘、上臂外侧、股外侧、腹部、后背、前臂内侧中段。

（四）操作方法

（1）评估患者的病情、合作程度、对皮下注射的认识水平和心理反应；介绍皮下注射的目的、过程，取得患者配合；评估注射部位组织状态。

（2）准备用物，并按医嘱查对后抽好药液，放入铺有无菌巾的治疗盘内，携物品至患者处，再次核对。

（3）协助患者取坐位或卧位，选择注射部位，皮肤做常规消毒（2%碘酊以注射点为中心，呈螺旋形向外涂擦，直径在5cm以上，待干，然后用75%乙醇以同法脱碘2次，待干）或安尔碘消毒。

（4）持注射器排尽空气。

（5）左手示指与拇指绷紧皮肤，右手持注射器、示指固定针栓，针尖斜面向上，与皮肤呈30°~40°，过瘦者可捏起注射部位皮肤，快速刺入针头2/3，左手抽动活塞观察无回血后缓缓推注药液。

（6）推完药液，用干棉签放于针刺处，快速拔出针后，轻轻按压。

（7）核对后协助患者取舒适卧位，整理床单位，清理用物，必要时记录。

（五）注意事项

（1）持针时，右手示指固定针栓，切勿触及针梗，以免污染。

（2）针头刺入角度不宜超过45°，以免刺入肌层。

（3）对皮肤有刺激作用的药物，一般不做皮下注射。

（4）少于1ml药液时，必须用1ml注射器，以保证注入药量准确无误。

（5）需经常做皮下注射者，应建立轮流交替注射部位的计划，以达到在有限的注射部位吸收最大药量的效果。

四、肌内注射法

肌内注射法是将少量药液注入肌肉组织的方法。

（一）目的

（1）给予需在一定时间内产生药效，而不能或不宜口服的药物。

（2）药物不宜或不能静脉注射，要求比皮下注射更迅速发生疗效时采用。

（3）注射刺激性较强或药量较大的药物。

（二）用物

注射盘、2~5ml注射器、6~7号针头、药液按医嘱准备。

（三）注射部位

一般选择肌肉较丰厚、离大神经和血管较远的部位，其中以臀大肌、臀中肌、臀小肌最为常用，其次为股外侧肌及上臂三角肌。

1. 臀大肌注射区定位法

（1）十字法：从臀裂顶点向左或向右侧画一水平线，然后从该侧髂嵴最高点做一垂直线，将臀部分为4个象限，选其外上象限并避开内角（内角定位：髂后上棘至大转子连线）即为注射区。

（2）连线法：取髂前上棘和尾骨连线的外上1/3处为注射部位。

2. 臀中肌、臀小肌注射区定位法

（1）构角法：以示指尖与中指尖分别置于髂前上棘和髂嵴下缘处，由髂嵴、示指、中指所构成的三角区内为注射部位。

（2）三指法：髂前上棘外侧三横指处（以患者的手指宽度为标准）。

（3）股外侧肌注射区定位法：在大腿中段外侧，膝上10cm，髋关节下10cm处，宽约7.5cm。此处大血管、神经干很少通过，范围较大，适用于多次注射或 2 岁以下婴幼儿注射。

（4）上臂三角肌注射区定位法：上臂外侧、肩峰下 2～3 横指处。此处肌肉不如臀部丰厚，只能做小剂量注射。

（四）患者体位

为使患者的注射部位肌肉松弛，应尽量使患者体位舒适。

（1）侧卧位下腿稍屈膝，上腿伸直。

（2）俯卧位足尖相对，足跟分开。

（3）仰卧位适用于病情危重不能翻身的患者。

（4）坐位时因患者座位稍高，便于操作。非注射侧臀部坐于座位上，注射侧腿伸直。一般多为门诊患者所取。

（五）操作方法

（1）评估患者的病情、合作程度、对肌内注射的认识水平和心理反应；介绍肌内注射的目的、过程，取得患者配合；评估注射部位组织状态。

（2）准备用物，并按医嘱查对后抽好药液，放入铺有无菌巾的治疗盘内，携物品至患者处，再次核对。

（3）协助患者取合适卧位，选择注射部位，常规消毒或安尔碘消毒注射部位皮肤。

（4）排气，左手拇指、示指分开并绷紧皮肤，右手执笔式持注射器，中指固定针栓，用前臂带动腕部的力量，将针头迅速垂直刺入肌内，一般刺入 2.5～3.0cm，过瘦者或小儿酌减，固定针头。

（5）松左手，抽动活塞，观察无回血后，缓慢推药液。如有回血，酌情处理，可拔出或进针少许再试抽，无回血方可推药。推药同时注意观察患者的表情及反应。

（6）注射毕，用干棉签放于针刺处，快速拔针并按压。

（7）核对后协助患者穿好衣裤，安置舒适卧位，整理床单位。清理用物，必要时做记录。

（六）Z 径路注射法和留置气泡技术

1. Z 径路注射法　注射前以左手示指、中指和环指使待注射部位皮肤及皮下组织朝同一方向侧移（皮肤侧移 1～2cm），绷紧固定局部皮肤，维持到拔针后，迅速松开左手，此时位移的皮肤和皮下组织位置复原，原先垂直的针刺通道随即变成 Z 形。该方法可将药液封闭在肌肉组织内而不易回渗，利于吸收，减少硬结的发生，尤其适用于老年人等特殊人群。以及刺激性大、难吸收药物的肌内注射。

2. 留置气泡技术　方法为用注射器抽吸适量药液后，再吸入 0.2～0.3ml 的空气。注射时，气泡在上，当全部药液注入后，再注入空气。其方法优点：将药物全部注入肌肉组织而不留在注射器无效腔中（每种注射器的无效腔量不一，范围从 0.07～0.30ml），以保证药量的准确；同时可防止拔针时，药液渗入皮下组织引起刺激，产生疼痛，并可将药液限制在注射肌肉局部而利于组织的吸收。

（七）注意事项

（1）切勿将针梗全部刺入，以防从根部衔接处折断。万一折断，应保持局部与肢体不动，速用止血钳夹住断端取出。若全部埋入肌肉内，即请外科医生诊治。

（2）臀部注射，部位要选择正确，偏内下方易伤及神经、血管，偏外上方易刺及髋骨，引起剧痛及断针。

（3）推药液时必须固定针栓，推速要慢，同时注意患者的表情及反应。如系油剂药液更应持牢针栓，以防用力过大针栓与乳头脱开，药液外溢；若为混悬剂，进针前要摇匀药液，进针后持牢针栓，快速推药，以免药液沉淀造成堵塞或因用力过猛使药液外溢。

（4）需长期注射者，应经常更换注射部位，并用细长针头，以避免或减少硬结的发生。若一旦发生硬结，可采用理疗、热敷或外敷活血化瘀的中药如蒲公英、金黄散等。

（5）2 岁以下婴幼儿不宜在臀大肌处注射，因幼儿尚未能独立行走，其臀部肌肉一般发育不好，有可能伤及坐骨神经，应选臀中肌、臀小肌或股外侧肌注射。

（6）两种药液同时注射又无配伍禁忌时，常采用分层注射法。当第一针药液注射完，随即拧下针筒，接上第二副注射器，并将针头拔出少许后向另一方向刺入，试抽无回血后，即可缓慢推药。

五、静脉注射法

（一）目的

（1）药物不宜口服、皮下或肌内注射时，需要迅速发生疗效者。

（2）做诊断性检查，由静脉注入药物，如肝、肾、胆囊等检查需注射造影剂或染料等。

（二）用物

注射盘、注射器（根据药量准备）、7~9号针头或头皮针头、止血带、胶布，药液按医嘱准备。

（三）注射部位

1. 四肢浅静脉　肘部的贵要静脉、正中静脉、头静脉；腕部、手背及踝部或足背浅静脉等。

2. 小儿头皮静脉　额静脉、颞静脉等。

3. 股静脉　位于股三角区股鞘内，股神经和股动脉内侧。

（四）操作方法

1. 四肢浅表静脉注射术

（1）评估患者的病情、合作程度、对静脉注射的认识水平和心理反应；介绍静脉注射的目的、过程，取得患者配合；评估注射部位组织状态。

（2）准备用物，并按医嘱查对后抽好药液，放入铺有无菌巾的治疗盘内，携物品至患者处，再次核对。

（3）选静脉，在注射部位上方6cm处扎止血带，止血带末端向上。皮肤常规消毒或安尔碘消毒，同时嘱患者握拳，使静脉显露。备胶布2~3条。

（4）注射器接上头皮针头，排尽空气，在注射部位下方，绷紧静脉下端皮肤并使其固定。右手持针头使其针尖斜面向上，与皮肤呈15°~30°，由静脉上方或侧方刺入皮下，再沿静脉走向刺入静脉，见回血后将针头与静脉的角度调整好，顺静脉走向推进0.5~1.0cm后固定。

（5）松止血带，嘱患者松拳，用胶布固定针头。若采血标本者，则止血带不放松，直接抽取血标本所需量，也不必胶布固定。

（6）推完药液，以干棉签放于穿刺点上方，快速拔出针头后按压片刻，无出血为止。

（7）核对后安置舒适卧位，整理床单位。清理用物，必要时做记录。

2. 股静脉注射术　常用于急救时加压输液、输血或采集血标本。

（1）评估、查对、备药同四肢静脉注射。

（2）患者仰卧，下肢伸直略外展（小儿应有人协助固定），局部常规消毒或安尔碘消毒皮肤，同时消毒术者左手示指和中指。

（3）于股三角区扪股动脉搏动最明显处，予以固定。

（4）右手持注射器，排尽空气，在腹股沟韧带下一横指、股动脉搏动内侧0.5cm垂直或呈45°刺入，抽动活塞见暗红色回血，提示已进入股静脉，固定针头，根据需要推注药液或采集血标本。

（5）注射或采血毕，拔出针头，用无菌纱布加压止血3~5min，以防出血或形成血肿。

（6）核对后安置舒适卧位，整理床单位。清理用物，必要时做记录，血标本则及时送检。

（五）注意事项

（1）严格执行无菌操作原则，防止感染。

（2）穿刺时务必沉着，切勿乱刺。一旦出现血肿，应立即拔出，按压局部，另选它处注射。

（3）注射时应选粗直、弹性好、不易滑动而易固定的静脉，并避开关节及静脉瓣。

（4）需长期静脉给药者，为保护静脉，应有计划地由小到大、由远心端到近心端选血管进行注射。

（5）对组织有强烈刺激的药物，最好用一副等渗生理盐水注射器先行试穿，证实针头确在血管内后，再换注射器推药。在推注过程中，应试抽有无回血，检查针梗是否仍在血管内，经常听取患者的主诉，观察局部体征，如局部疼痛、肿胀或无回血时，表示针梗脱出静脉，应立即拔出，更换部位重新注射，以免药液外溢而致组织坏死。

（6）药液推注的速度，根据患者的年龄、病情及药物的性质而定，并随时听取患者的主诉和观察病情变化，以便调节。

（7）股静脉穿刺时，若抽出鲜红色血，提示穿入股动脉，应立即拔出针头，压迫穿刺点 5～10min，直至无出血为止。一旦穿刺失败，切勿再穿刺，以免引起血肿，有出血倾向的患者，忌用此法。

（六）特殊患者静脉穿刺法

1. 肥胖患者　静脉较深，不明显，但较固定不滑动，可摸准后再行穿刺。
2. 消瘦患者　皮下脂肪少，静脉较滑动，穿刺时须固定静脉上下端。
3. 水肿患者　可按静脉走向的解剖位置，用手指压迫局部，以暂时驱散皮下水分，显露静脉后再穿刺。
4. 脱水患者　静脉塌陷，可局部热敷、按摩，待血管扩张显露后再穿刺。

六、动脉注射法

（一）目的

（1）采集动脉血标本。
（2）施行某些特殊检查，注入造影剂如脑血管检查。
（3）施行某些治疗，如注射抗癌药物做区域性化疗。
（4）抢救重度休克，经动脉加压输液，以迅速增加有效血容量。

（二）用物

（1）注射盘、注射器（按需准备）7～9 号针头、无菌纱布、无菌手套、药液按医嘱准备。
（2）若采集血标本需另备标本容器、无菌软塞，必要时还需备酒精灯和火柴。一些检查或造影根据需要准备用物和药液。

（三）注射部位

选择动脉搏动最明显处穿刺。采集血标本常用桡动脉、股动脉。区域性化疗时，应根据患者治疗需要选择，一般头面部疾病选用颈总动脉，上肢疾病选用锁骨下动脉或肱动脉，下肢疾病选用股动脉。

（四）操作方法

（1）评估患者的病情、合作程度、对动脉注射的认识水平和心理反应；介绍动脉注射的目的、过程，取得患者配合；评估注射部位组织状态。
（2）准备用物，并按医嘱查对后抽好药液，放入铺有无菌巾的治疗盘内，携物品至患者处，再次核对。
（3）选择注射部位，协助患者取适当卧位，消毒局部皮肤，待干。
（4）戴手套或消毒左手示指和中指，在已消毒范围内摸到欲穿刺动脉的搏动最明显处，固定于两指之间。
（5）右手持注射器，在两指间垂直或与动脉走向呈40°刺入动脉，见有鲜红色回血，右手固定穿刺针的方向及深度，左手以最快的速度注入药液或采血。
（6）操作完毕，迅速拔出针头，局部加压止血 5～10min。
（7）核对后安置患者舒适卧位，整理床单位。清理用物，必要时做记录，如有血标本则及时送检。

（五）注意事项

（1）采血标本时，需先用 1：500 的肝素稀释液湿润注射器管腔。

（2）采血进行血气分析时，针头拔出后立即刺入软塞以隔绝空气，并用手搓动注射器使血液与抗凝剂混匀，避免凝血。

（张全玲）

第三节 外周静脉通路的建立与维护

一、外周留置针的置入

（1）经双人核对医嘱，对患者进行评估，告知患者用药的要求，征得同意后，开始评估血管，血管选择应首选粗直弹性好的前臂静脉，注意避开关节。

（2）按六步法洗手、戴口罩。按静脉输液，进行物品准备，包括利器盒、6cm×7cm 透明贴膜、无菌贴膜、清洁手套，22～24G 留置针，要注意观察准备用物的质量有效期。

（3）将用物推至床边，经医患双向核对，协助患者取舒适体位。再次选择前臂显露好，容易固定的静脉。

（4）核对液体后，开始排气排液，连接头皮针时，要将头皮针针尖插入留置针肝素帽前端，进行垂直排气，待肝素帽液体注满后再将头皮针全部刺入，回挂于输液架，准备无菌透明敷料。

（5）用含碘消毒剂，以穿刺点为中心进行螺旋式、由内向外皮肤消毒 3 次，消毒范围应大于固定敷料尺寸。

（6）将止血带扎于穿刺点上方 10cm 处。戴清洁手套。再次排气，双向核对，调松套管及针芯。

（7）穿刺时，将针头斜面向上，一手的拇指、示指夹住两翼，以血管上方 15°～30°进针，见到回血后，压低穿刺角度，再往前进 0.2cm，注意进针速度要慢，一手将软管全部送入，拔出针芯，要注意勿将已抽出的针芯，再次插入套管内。

（8）穿刺后要及时松止血带、松拳、松调节器。

（9）以穿刺点为中心，无张力方法粘贴透明敷料，要保证穿刺点在敷料中央。脱手套，在粘贴条上注明穿刺的时间和姓名，然后覆盖于白色隔离塞上，脱去手套，用输液贴以 U 形方法固定延长管。

（10）调节滴速，填写输液卡。核对并告知患者注意事项。

二、外周静脉留置针封管

（1）按六步法洗手、戴口罩。

（2）准备治疗盘：无菌盘内备有 3～4ml 肝素稀释液、无菌透明敷料（贴膜）、棉签、含碘消毒液、弯盘。

（3）显露穿刺部位，关闭调节器。

（4）分离头皮针与输液导管后，用肝素稀释液以脉冲式方法冲管，当剩至 1ml 时，快速注入，夹闭留置针，拔出针头。用输液贴以 U 形方法固定延长管。

（5）整理床单位，取下输液软袋及导管按要求进行处理。

三、外周静脉留置针置管后再次输液

（1）经双人核对医嘱后，按照六步法洗手、戴口罩。准备用物，包括 75% 乙醇、小纱布、输液贴、头皮针、输入液体、弯盘。

（2）查对床号姓名，对患者说明操作目的，观察穿刺局部，查对液体与治疗单，排气排液。

（3）揭开无菌透明敷料、反垫于肝素帽下，用 75% 乙醇棉球（棉片）摩擦消毒接口持续 10s（来回摩擦 10 遍）。

（4）再次排气排液后，将头皮针插入肝素帽内，打开留置针及输液调节器，无菌透明敷料固定肝素帽，头皮针导管。

（5）调节滴速，填写输液卡。整理好患者衣被，整理用物并做好观察记录。

四、外周静脉留置针拔管

（1）按六步法洗手后，准备治疗盘，内装：棉签、无菌透明敷料、含碘消毒液、弯盘。

（2）显露穿刺部位，去除固定肝素帽的无菌透明敷料，轻轻地将透明敷料边缘搓起，以零角度揭开敷料，用含碘消毒液消毒穿刺点2遍。

（3）用干棉签按压局部，拔出留置针，无渗血后用输液贴覆盖穿刺点。

（4）整理床单位并做好拔管记录。

（张全玲）

第四节　中心静脉通路的建立与维护

一、中心静脉穿刺置管术

中心静脉置管术是监测中心静脉压（CVP）及建立有效输液给药途径的方法，主要是经颈内静脉或锁骨下静脉穿刺，将静脉导管插到上腔静脉，用于危重患者抢救、休克患者、大手术患者、静脉内营养、周围静脉穿刺困难、需要长期输液及需经静脉输入高渗溶液或强酸强碱类药物者。局部皮肤破损、感染，有出血倾向者是其禁忌证。

（一）锁骨下静脉穿刺

锁骨下静脉是腋静脉的延续，起于第一肋骨的外侧缘，成年人长3~4cm。

1. 选择穿刺点　锁骨上路、锁骨下路。后者临床常用。

2. 穿刺部位　为锁骨下方胸壁，该处较为平坦，可进行满意的消毒准备，穿刺导管易于固定，敷料不易跨越关节，易于清洁和更换；不影响患者颈部和上肢的活动，利于置管后护理。

3. 置管操作步骤　以右侧锁骨下路穿刺点为例。

（1）穿刺点为锁骨与第一肋骨相交处，即锁骨中1/3段与外1/3交界处，锁骨下缘1~2cm处，也可由锁骨中点附近进行穿刺。

（2）体位：平卧位，去枕、头后仰，头转向穿刺对侧，必要时肩后垫高，头低位15°~30°，以提高静脉压使静脉充盈。

（3）严格遵循无菌操作原则，局部皮肤常规消毒后铺无菌巾。

（4）局部麻醉后用注射器细针做试探性穿刺，使针头与皮肤呈30°~45°向内向上穿刺，针头保持朝向胸骨上窝的方向，紧靠锁骨内下缘徐徐推进，可避免穿破胸膜及肺组织，边进针边抽动针筒使管内形成负压，一般进针4cm可抽到回血。若进针4~5cm仍见不到回血，不要再向前推进以免误伤锁骨下动脉，应慢慢向后退针并边退边抽回血，在撤针过程中仍无回血，可将针尖撤至皮下后改变进针方向，使针尖指向甲状软骨，以同样的方法徐徐进针。

（5）试穿确定锁骨下静脉的位置后，即可换用导针穿刺置管，导针穿刺方向与试探性穿刺相同，一旦进入锁骨下静脉位置，即可抽得大量回血，此时再轻轻推进0.1~0.2cm，使导针的整个斜面在静脉腔内，并保持斜面向下，以利导管或导丝推进。

（6）让患者吸气后屏气，取下注射器，以一只手固定导针并以手指轻抵针尾插孔，以免发生气栓或失血，将导管或导丝自导针尾部插孔缓缓送入，使管腔达上腔静脉，退出导针。如用导丝，则将导管引入中心静脉后再退出导丝。

（7）抽吸与导管相连接的注射器，如回血通畅说明管端位于静脉内。

（8）取下输液器，将导管与输液器连接，先滴入少量等渗液体。

（9）妥善固定导管，无菌透明敷料覆盖穿刺部位。

（10）导管放置后需常规行X线检查，以确定导管的位置。插管深度，左侧不宜超过15cm，右侧不宜超过 12cm，以能进入上腔静脉为宜。

（二）颈内静脉穿刺

颈内静脉起源于颅底，上部位于胸锁乳突肌的前缘内侧；中部位于胸锁乳突肌锁骨头前缘的下面和颈总动脉的后外侧；下行至胸锁关节处与锁骨下静脉汇合成无名静脉，继续下行与对侧的无名静脉汇合成上腔静脉进入右心房。

1. 选择穿刺点部位　颈内静脉穿刺的进针点和方向，根据颈内静脉与胸锁乳突肌的关系，分为前路、中路、后路 3 种。

2. 置管操作步骤

（1）以右侧颈内中路穿刺点为例，确定穿刺点位，锁骨与胸锁乳突肌的锁骨头和胸骨头所形成的三角区的顶点，颈内静脉正好位于此三角区的中心位置，该点距锁骨上缘 3~5cm。

（2）患者平卧，去枕、头后仰，头转向穿刺对侧，必要时肩后垫一薄枕，头低位 15°~30° 使颈部充分外展。

（3）严格遵循无菌操作原则，局部皮肤常规消毒后铺无菌巾。

（4）局部麻醉后用注射器细针做试探性穿刺，使针头与皮肤呈 30°，与中线平行直接指向足端。进针深度一般为 3.5~4.5cm，以进针深度不超过锁骨为宜。边进针边抽回血，抽到静脉血即表示针尖位于颈内静脉。如穿入较深，针已对穿颈静脉，则可慢慢退出，边退针边回抽，抽到静脉血后，减少穿刺针与额平面的角度（约 30°）。

（5）试穿确定颈内静脉的位置后，即可换用导针穿刺置管，导针穿刺方向与试探性穿刺相同。当导针针尖到达颈静脉时旋转取下注射器，从穿刺针内插入引导钢丝，插入时不能遇到阻力。有阻力时应调整穿刺位置，包括角度、斜面方向和深浅等。插入导丝后退出穿刺针，压迫穿刺点同时擦净钢丝上的血迹。需要静脉扩张器的导管，可插入静脉扩张器扩张皮下或静脉。将导管套在引导钢丝外面，导管尖端接近穿刺点，引导钢丝必须伸出导管尾端，用手抓住，右手将导管与钢丝一起部分插入，待导管进入颈静脉后，边退钢丝边插导管。一般成年人从穿刺点到上腔静脉右心房开口处约 10cm，退出钢丝。

（6）抽吸与导管相连接的注射器，如回血通畅说明管端位于静脉内。

（7）用生理盐水冲洗导管后即可接上输液器或 CVP 测压装置进行输液或测压。

（8）妥善固定导管，用无菌透明敷料（贴膜）覆盖穿刺部位。

二、外周静脉置入中心静脉导管

外周静脉置入中心静脉导管，是指经外周静脉穿刺置入的中心静脉导管，其导管尖端的最佳位置在上腔静脉的下 1/3 处，临床上常用于 7d 以上的中期和长期静脉输液治疗或需要静脉输注高渗性、有刺激性药物的患者，导管留置时间可长达 1 年。

（一）置管操作步骤

（1）操作前，要先经双人核对医嘱。再对患者进行穿刺前的解释工作，得到患者的理解配合。

（2）对患者的穿刺部位静脉和全身情况进行评估。血管选择的标准：在患者肘关节处，取粗而直、静脉瓣少的贵要静脉、正中静脉或头静脉，要注意避开穿刺周围有皮肤红肿、硬结、皮疹和感染的情况。当血管选择好以后，要再次向患者告知穿刺时可能发生的情况以及穿刺配合事项，经同意，签署知情同意书。

（3）操作前，要按照六步法进行洗手、戴口罩。准备用物，具体包括：治疗盘内装有 75% 乙醇、含碘消毒液、生理盐水 100ml、利多卡因 1 支。治疗盘外装有三向辨膜 PICC 穿刺导管套件 1 个、PICC 穿刺包（穿刺包内装有测量尺、无菌衣、无菌手套 2 副、棉球 6 个、镊子 2~3 把、止血带、大单 1 条、治疗巾 2 块、洞巾 1 块、20ml 空针 2 副、5ml 空针 1 副、1ml 空针 1 副、大纱布 3 块、小纱布 2 块、剪刀、10cm×12cm 无菌透明敷料 1 张）、免洗手消毒液。

（4）查对患者床号与姓名，嘱患者身体移向对侧床边，打开 PICC 穿刺包，手臂外展与身体呈 90°，拉开患者袖管，测量置管的长度与臂围，具体测量方法是：从穿刺点沿静脉走行，到右胸锁关节，再向下至第3肋间，为置入导管的长度。接着，在肘横纹上10cm处，绕上臂一圈，测出臂围值，做好测量的记录。

（5）戴无菌手套，取出无菌巾垫于穿刺手臂下方，助手协助倒消毒液。消毒皮肤要求是先用乙醇棉球，以穿刺点为中心进行螺旋式摩擦消毒，范围为直径大于等于10cm，当去除皮肤油脂后，再用碘剂以同样的方法，顺时针方向与逆时针方向分别交叉，重复两次进行消毒。建立无菌屏障。铺治疗巾，将止血带放于手臂下方，为扩大无菌区域，还应铺垫大单、铺洞巾。

（6）穿无菌衣、更换无菌手套，先抽取20ml生理盐水2次，再用2ml，最后用1ml注射器抽取利多卡因0.5ml。打开PICC穿刺导管套件，用生理盐水预冲导管，用拇指和示指轻轻揉搓瓣膜，以确定导管的完整性。再分别预冲连接器、减压套筒、肝素帽和导管外部，最后，将导管浸入生理盐水中充分润滑导管，以减少对血管的刺激。打开穿刺针，去除活塞，将穿刺针连接5ml注射器。

（7）扎止血带，并嘱患者握拳，在穿刺点下方，皮下注射利多卡因呈皮球状，进行局部麻醉。静脉穿刺时，一手固定皮肤，另一手持针以进针角度呈15°～30°的方向进行穿刺。见到回血后，保持穿刺针与血管的平行，继续向前推进1～2mm，然后，保持针芯位置，将插管鞘单独向前推进，要注意避免推进钢针，造成血管壁的穿透。

（8）松开止血带，嘱患者松拳，以左手拇指与示指固定插管鞘，中指压住插管鞘末端处血管，防止出血，接着，从插管鞘内撤出穿刺针。一手固定插管鞘，另一手将导管自插管鞘内缓慢、匀速地推进。当插入20cm左右时，嘱患者头侧向穿刺方，转头并低头，以确保穿刺导管的通畅。在送管过程中，左手的中指要轻压血管鞘末端，以防出血。当导管置入预定的长度时，在插管鞘远端，用纱布加压止血并固定导管。将插管鞘从血管内撤出，连接注射器抽回血，冲洗导管。双手分离导管与导丝衔接处，一手按压穿刺点并固定导管，另一手将导丝以每次3～5cm均匀的速度轻轻抽出，然后撤出插管鞘。当确认预定的置入长度后，在体外预留5～6cm，以便于安装连接器。

（9）修剪导管长度，注意勿剪除毛茬，安装连接器。先将减压套筒套到导管上，将导管连接到连接器翼形部分的金属柄上，使导管完全平整的套住金属柄，再将翼形部分的倒钩和减压套筒上的沟槽对齐锁定，最后，轻轻牵拉导管以确保连接器和导管完全锁定。用生理盐水以脉冲式方法进行冲管，当推至所剩1ml液体时，迅速推入生理盐水，连接肝素帽。

（10）导管的固定，是将距离穿刺点0.5～1.0cm处的导管安装在固定翼的槽沟内。在穿刺点上方，放置一块小纱布吸收渗血，使导管呈弧形，用胶带固定接头，撤出洞巾，再用无菌透明敷料固定导管，要注意无菌透明敷料下缘与胶带下缘平齐。用第2条胶带以蝶形交叉固定于贴膜上，用第3条胶带，压在第2条胶带上，将签有穿刺时间与患者姓名胶带固定于第3条胶带上。用小纱布或输液贴，包裹导管末端，固定在皮肤上。为保护导管以防渗血，用弹力管状绷带加压包扎穿刺处。

（11）向患者交代注意事项，整理用物并洗手。摄胸部X线片，以确定导管末端的位置，应在上腔静脉下1/3处。

（12）最后在病历上填写置管情况并签名。

（二）PICC置管后输液

（1）输液前，要先进行双人核对医嘱和治疗单，按照六步洗手法进行洗手、戴口罩。准备治疗盘，盘内装有：乙醇棉片、无菌贴膜、已经连有头皮针的含20ml生理盐水的注射器、预输入的液体、弯盘、治疗单以及免洗手消毒液。

（2）进入病房先查对床号姓名，并与患者说明操作的目的，观察穿刺部位，必要时测量臂围。

（3）查对液体与治疗单，常规排气、排液。揭开输液无菌透明敷料反垫于肝素帽下。用75%乙醇棉球，擦拭消毒接口约10s。再接入头皮针抽回血，确定导管在血管腔内后，以脉冲式方法冲洗导管，当推至所剩液体为1ml时，快速推入。

（4）分离注射器，连接输液导管，松调节器。最后，用无菌透明敷料固定肝素帽和头皮针，在固定头皮针时，固定完毕后，整理患者衣被，调节滴数，交代注意事项并做好记录。

（三）PICC 冲洗与正压封管

为了预防导管堵塞，保持长期使用，给药前后使用血液制品，静脉采血后应冲管。休疗期应每周冲洗 1 次并正压封管。

（1）用六步法洗手、戴口罩。

（2）准备治疗盘，内装贴膜、含 10～20ml 生理盐水注射器 1 副、弯盘。

（3）经查对床号姓名，观察穿刺部位，关闭输液调节器。

（4）揭开输液无菌透明敷料反垫于肝素帽下分离输液导管与头皮针，接 10～20ml 生理盐水注射器，以脉冲式方法冲洗导管。推至最后 1ml 时，进行正压封管。具体方法是：将头皮针尖斜面退至肝素帽末端，待生理盐水全部推入后，拔出头皮针，用无菌透明敷料固定肝素帽。

（5）整理患者衣被，做好观察记录。

（四）PICC 维护操作

为保证外周中心静脉导管的正常使用，应保证每天对患者进行消毒维护。

（1）要按六步洗手法进行洗手、戴口罩。

（2）准备用物：治疗盘内装有石油烷、免洗手消毒液、棉签、皮尺、胶布、肝素帽、头皮针连接预冲注射器、弯盘、PICC 维护包（包内装有无菌手套 2 副，75% 乙醇、碘敷棉棒各 3 根，乙醇棉片 3 块、小纱布 1 块、10cm×12cm 高潮气通透贴膜 1 张、胶带 4 条）。

（3）查对床号和姓名，与患者说明导管维护的目的。观察穿刺部位情况，必要时测量臂围。

（4）揭敷料时，要注意由下往上揭，以防带出导管，同时还要避免直接接触导管。消毒双手，用石油烷擦除胶布痕迹。

（5）戴无菌手套：用消毒棉片消毒固定翼 10s。用 75% 的乙醇棉棒，去除穿刺点直径约 1cm 以外的胶胨，再用碘伏棉棒，以穿刺点为中心进行皮肤消毒 3 次，消毒范围应大于无菌透明敷料范围，包括消毒导管。预冲肝素帽，去除原有肝素帽，用 75% 乙醇棉片擦拭导管末端。

（6）将注满生理盐水的肝素帽连接导管，用生理盐水以脉冲式方法进行冲管，当冲至剩 1ml 液体时，将头皮针拔出，使针尖位于肝素帽内，快速推入，然后拔出头皮针。

（7）更换无菌手套，安装固定翼，随后将导管呈弧形进行胶带固定接头。用透明敷料固定导管，固定时，要保证贴膜下缘与胶带下缘平齐，第 2 条胶带以蝶形交叉固定于无菌透明敷料上，第 3 条胶带压在第 2 条胶带上，第 4 条签上姓名与时间后固定于第 3 条胶带上。用无菌小纱布包裹导管末端，用胶带固定于皮肤，做好维护记录。

三、植入式输液港建立与维护

（一）操作前准备

1. 置管部位的选择　置管部位的选择要综合比较其他发生机械性并发症、导管相关性血流感染的可能性。置管部位会影响发生继发导管相关性血流感染和静脉炎的危险度。置管部位皮肤菌群的密度是造成 CRBSI 的一个主要危险因素。由经过培训的医生依不同的治疗方式和患者体型来选输液港植入的途径：大静脉植入、大动脉植入、腹腔内植入及输液座放于皮下。输液港导管常用的植入部位主要为颈内静脉与锁骨下静脉。非随机实验证实了颈内静脉置管发生相关性感染的危险率高。研究分析显示，床旁超声定位的锁骨下静脉置管与其他部位相比，可以显著降低机械性并发症。对于成年患者，锁骨下静脉对控制感染来说是首选部位。当然，在选择部位时其他的一些因素也应该考虑。目前临床应用较多的是锁骨下静脉，实际植入的位置要根据患者的个体差异决定。植入位置解剖结构应该能保证注射座稳定，不会受到患者活动的影响，不会产生局部压力升高或受穿衣服的影响，注射座隔膜上方的皮下组织厚度在 0.5～2.0cm 为适宜厚度。

2. 经皮穿刺导管植入点选择　自锁骨中外 1/3 处进入锁骨下静脉，然后进入胸腔内血管。

（二）输液港的选择

由医生依不同的治疗方式和患者体型做出选择。标准型及急救凹形输液港适用于不同体型的成年人及儿童患者。双腔输液港适用于同时输入不兼容的药物。术中连接式导管可于植入时根据需要决定静脉导管长度。

输液港种类有多种选择：①单腔末端开口式导管输液港或单腔三向瓣膜式导管输液港。②小型单腔末端开口式导管输液港或小型单腔式三向瓣膜式导管输液港。③双腔末端开口式导管输液港或双腔三向瓣膜式导管输液港。

输液港附件——无损伤针的选择：①蝶翼针输液套件适用于连续静脉输注。②直形及弯形无损伤针适用于一次性静脉输注。

（三）穿刺输液操作步骤

（1）向患者说明操作过程并做好解释工作。

（2）观察穿刺点和局部皮肤有无红、肿、热、痛等炎性反应，若有应随时更换敷料或暂停使用。

（3）消毒剂及消毒方法：先用乙醇棉球清洁脱脂，向外用螺旋方式涂擦，其半径 10~12cm。以输液港为圆心，再用碘伏棉球消毒 3 遍。

（4）穿刺输液港：触诊定位穿刺隔，一手找到输液港注射座的位置，拇指与示指、中指呈三角形，将输液港拱起；另一手持无损伤针自三指中心处垂直刺入穿刺隔，直达储液槽基座底部。穿刺时动作要轻柔，感觉有阻力时不可强行进针，以免针尖与注射座底部推磨，形成倒钩。

（5）穿刺成功后，应妥善固定穿刺针，不可任意摆动，防止穿刺针从穿刺隔中脱落。回抽血液判断针头位置无误后即可开始输液。

（6）固定要点：用无菌纱布垫在无损伤针针尾下方，可根据实际情况确定纱布垫的厚度，用无菌透明敷料固定无损伤针，防止发生脱落。注明更换无菌透明敷料的日期和时间。

（7）输液过程中如发现药物外渗，应立即停止输液，并即刻给予相应的医疗处理。静脉连续输。

（8）退针，为防止少量血液反流回导管尖端而发生导管堵塞，撤针应轻柔，当注射液剩下最后 0.5ml 时，为维持系统内的正压，以两指固定泵体，遍推注边撤出无损伤针，做到正压封管。

（9）采血标本时，用 10ml 以上注射器以无菌生理盐水冲洗，初始抽至少 5ml 血液并弃置，儿童减半，在更换注射器抽出所需的血液量，诸如备好的血标本采集试管中。

（10）连接输液泵设定压力超过 25psi（磅/平方英寸）时自动关闭。

（11）以低于插针水平位置换肝素帽。

（12）封管，以加压的形式从圆形注射港的各角度边推注药液边拔针的方法拔出直角弯针针头暂停输注，每月用肝素盐水封管 1 次即可。

（四）维护时间及注意事项

1. 时间 如下所述：

（1）连续性输液，每 8h 冲洗 1 次。

（2）治疗间歇期，正常情况下，每 4 周维护 1 次。

（3）动脉植入、腹腔植入时，每周维护 1 次。

2. 维护注意事项 如下所述：

（1）冲、封导管和静脉注射给药时必须使用 10ml 以上的注射器，防止小注射器的压强过大，损伤导管、瓣膜或导管与注射座连接处。

（2）给药后必须以脉冲方式冲管，防止药液残留注射座。

（3）必须正压封管，防止血液反流进入注射座。

（4）不能用于高压注射泵推注造影剂。

（张全玲）

第五节　平衡和协调的康复

一、平衡训练

平衡能力是当我们身体的重心遭到破坏时，机体做出快速反应重新调整重心的过程。它不仅是身体的保护性反应，也为所有技巧性运动提供了基础。偏瘫后卧床时间越长，平衡反应就越差。因为卧位是人体受支撑面积最大、重心最低、需要的平衡反应最小的体位，它可以对重力完全没有反应。当卧床时间长的患者首次直立时会因恐惧影响机体的灵活性，使平衡反应降低至零。因此最好在发病后的 1 周内就应帮助患者练习直立位，开始向不同的方向做离开中线的活动，然后再回到直立位。在患者没有自我保护能力时，治疗师要给予最大的帮助，使其不致跌倒，因为跌倒的经历会进一步加重患者的恐惧心理。

维持良好的平衡能力需要诸多条件，包括：①视觉。②前庭功能。③本体感觉、触觉。④中枢神经系统的功能。⑤视觉及空间感知能力。⑥主动肌与拮抗肌的协调动作。⑦肌力与耐力。⑧关节的灵活度和软组织的柔韧度等。其中任何条件的不足均会影响平衡能力。

（一）平衡训练的基本原则与注意事项

1. 支撑面积由大变小即从最稳定的体位（姿势）逐步过渡至最不稳定的体位（姿势）　如仰卧位→侧卧位→坐位→站立位，双足分开站立位→双足前后→并拢站立位→单足站立→足尖站立位，使用辅助器具（拐杖等）或用手支撑→不使用辅助器具和手支撑。

2. 从静态平衡、自动态平衡到被动态平衡　平衡训练应首先从最容易的静态平衡姿势开始，逐步过渡到动态平衡训练（自我使重心从小到大的多方向摆动），最后练习被动态平衡（外力推拉，利用平衡板和训练球等破坏支撑面的稳定性）。

3. 身体重心逐步由低到高　主要是通过改变患者的训练体位来变换身体重心距支撑面的高度，如仰卧位→侧卧位→坐位→手膝位→双膝跪位→站立位。

4. 从有意识地保持平衡至无意识地保持平衡　如开始时先告诉患者在推动时要求其保持平衡，然后可在患者不注意的情况下突然发力推动患者，并要求患者继续保持平衡。

5. 从睁眼时训练到闭眼时训练　例如开始训练时，要求患者两眼睁开站立，并注视地面所划直线行走，然后要求患者闭眼（去除视觉代偿）站立，并向正前方行走。

总之，平衡训练应由易到难有顺序地进行，由最稳定体位至最不稳定体位；支撑面由大至小；重心由低至高；由静态至动态；由睁眼下训练至闭眼下训练；由无头颈参与活动至有头颈参与活动。训练应在严密保护下反复进行，防止患者受伤。但应尽可能减少外力支撑，以便患者自我调整。可通过镜子、口令（如"向左、向右"）等帮助矫正姿势。

（二）训练方法

1. 不使用器具的平衡训练

（1）坐位平衡训练：包括静态平衡训练、自动态平衡训练和被动态平衡训练。被动态平衡训练可通过被动摆动患者的躯干（向前、后、左、右旋转）、下肢（左、右、上、下）和上肢（向前、后、左、右、上、下）进行，以便训练患者的坐位平衡反应。

①重心向患侧倾斜：做向两侧倾斜的活动可先让患者坐在床边进行。治疗师站在患者面前，一手扶托患者颈后部以增加患者的安全感；另一只手帮助患肢向患侧放直至肘关节支撑到治疗床上。治疗师通过自己放在颈后部的前臂向下加压，促进头的直立反应。当体重通过患侧肘部时，嘱患者继续向患侧用力，此时可刺激肩周肌群的共同收缩，从而加强患侧肩关节的稳定性。在此体位下也可让患者练习耸肩以增加岗上肌的力量。岗上肌作为防止肱盂关节半脱位的主要作用肌，在早期就应该加强它的训练，若耸肩时有肩胛回缩，可再回到卧位练习上肢的前伸、上举，然后进行坐位下的身体重心转换，指导患者

身体重心从肘部逐渐前移至手掌，继而使身体回到直立位。这一锻炼方法对那些由于中线结构障碍，身体总是倒向患侧者尤其重要。学会肘关节持重就比较容易学会重心向健侧转移。

②重心向健侧倾斜：用重心向患侧倾斜的方式使健侧肘关节接触床，但当从健侧回到直立位时，要避免健侧肘关节支撑。治疗师应轻轻握住健侧手背慢慢抬起来，避免健手向下推的力量使身体坐直，这样才能调动患侧的主动调节能力。随着能力的提高可让患者离开床，坐在凳子上做上述活动。

③不伴有上肢支撑的重心转移：治疗师坐在患者的患侧，一只手放在患侧腋下使患肩向上并拉长患侧躯干肌；另一只手放在健侧躯干侧屈肌上指示侧屈肌收缩。重复进行这一活动，治疗师逐渐减少帮助并鼓励患者主动保持这一体位。重心向健侧转移时，避免用健手支撑，治疗师的一只手在患侧躯干侧屈肌上加压以刺激其收缩，另一只手向下压患肩促进患侧躯干缩短，重心向两侧转移时头应始终保持直立。治疗师应逐渐减少帮助，直到站在患者面前只指导上肢活动来引导运动方向。

④双腿交叉重心向两侧转移：坐位时双腿交叉使支撑面积进一步减小，在此体位下重心向两侧转移为以后的功能活动，如为穿、脱鞋袜打下基础。治疗师站在患者面前，用一侧上肢环绕患者肩后，另一只手放在对侧大转子处帮助该侧臀部从床上抬起来。重复这一动作时，注意患者的头不要抵抗治疗师的上肢。这种重心转换需要向两侧进行，重心总是转向位于下方的腿比较容易，即患腿在上时重心向健侧移。上述能力提高后，可让患者坐到长凳上，通过"臀部"练习重心转换。

⑤刺激躯干和头的自发性平衡反应：治疗师坐在患者面前的凳子上，患者的双脚放在治疗师的腿上。治疗师用一只手慢慢将患者的双膝向一侧推，当重心完全移向该侧时，引发躯干和头的平衡反应。为了安全起见，治疗师的另一只手握住患者的健侧上肢，如果患者头和躯干不足以维持平衡，可利用此上肢的外展而不致跌倒。在患者能力提高后，可以增加运动速度，并做突然改变方向的活动以引发自发的平衡反应。

⑥双手交叉向前够脚尖：在坐位平衡恢复到Ⅰ级以后，患者应该练习躯干较大范围的主动活动。患者坐在凳子上，双脚平放在地上，治疗师引导患者躯干向前双手去摸其脚尖。运动的幅度要先小后大，开始时以患者躯干前倾后能回到直立位为宜，并且注意躯干前倾过程中足跟不能离地。

（2）手膝位（爬行）平衡训练：此训练可作为立位平衡训练和平地短距离移动动作前的准备训练。患者取膝手位，在能控制静止姿势后，进行身体前后及左右的移动动作，如能较好地进行前面的活动，则让患者将一侧上肢或一侧下肢抬起，随着稳定性的加强，再将一侧上肢和另一侧下肢同时抬起并保持姿势的稳定，以增加训练的难度。

（3）双膝立位平衡训练：由于支撑面积减小、重心提高，双膝立位平衡难度比坐位平衡难度大。双膝立位平衡与手膝位训练的目的和适应证相同，此活动除需患者具有头与躯干的控制能力以外，还增加了躯干与骨盆的控制能力。患者取双膝立位，先训练静态平衡，随后进行身体重心的前后移动动作；再训练患者单膝立位平衡的保持，当患者单膝立位静态平衡稳定后，可进行单膝的动态平衡训练，如让患者把一侧下肢抬起的动作，再从单膝立位进展到立位。

（4）站位平衡训练：站位平衡训练是偏瘫康复治疗中的最重要部分。每个患者都希望恢复行走能力，而站位平衡是正常行走的必要条件。Bobath曾经指出："行走所需的各种能力都应在站位时做好准备。那些尚未恢复站位平衡即开始行走的患者必将加重痉挛模式，使行走既费力又不安全。"站位平衡训练包括双足和单足的支撑静态平衡训练、自动态平衡训练（躯干摆动、上肢和下肢向不同方向移动）和被动态平衡训练（被动向前、后、左、右摆动和旋转躯干、骨盆，被动移动上肢及下肢，训练患者的立位平衡反应）。

①正确完成起坐过程：首次站立的患者往往是以重心偏向健侧的姿势起坐，并且重心不能充分前移。由于运动时需要费力，在起坐过程中就可加重患侧的痉挛，致使很难完成站立的动作。Davies曾经讲过，从一开始就指导患者以正常的运动模式运动，会使日后的康复来得更容易更迅速。患者在凳子上坐稳，双脚平放在地上，治疗师帮助双手交叉向前伸够到面前的凳子。凳子所放的位置要使患者的手放在上面时肘关节能伸直，头向前超过脚。此活动练习的是重心前移而不是向下，当患者重心前移患足有了持重感后就可逐渐摆脱前面的凳子，把重心提高，向更高、更远的方向够治疗师的手或其他目标。经

过反复练习，患足有了足够的持重感后，治疗师可将双手放到骨盆两侧向前向上推骨盆并同时鼓励患者站起来。在起立过程中，髋关节的伸展一定要先于膝关节伸展，这样可以避免膝过伸的产生。一旦产生了膝过伸，患侧持重就很难完成。坐下时上述过程逆转，即先嘱患者屈膝，然后使体重缓慢下落。要避免坐下过程中患者用力屈髋而膝关节由于伸肌张力的影响不能屈曲，当重心后移后患者臀部突然"跌落"在坐位上。这是伸肌模式的不良习惯。

②骨盆前、后倾的练习：骨盆的灵活性是站位平衡能力的组成部分。患者站位，两脚分开，治疗师坐在患者面前的凳子上，用自己的双膝将患者双膝分开使其双腿略外展位。治疗师一手放在患者骶尾处，另一手放在下腹部，在患者伸髋的同时刺激收腹。为了更多地强调患侧持重，能力好的患者可将健腿抬起来做上述运动。

③患腿站立，健腿内收外展：当患者双腿站立时，往往以健腿承受大部分体重的形式站立，即使是治疗师强调体重向患侧移，患者也很难做到，尤其是那些下肢本体感觉障碍的患者，他会很难理解体重的转移。因此当患者站稳后，将健腿抬起来做相应的活动，就能较好地完成患腿持重的练习。治疗师坐在患者面前，稍向患侧的一方，用自己的腿保护患腿，使其持重，然后治疗师一手协助患侧髋关节伸展，在患腿持重的情况下，将健腿做内收外展的动作。

④患腿站立，健腿踏台阶：此方法适用于能力稍好的患者，他的膝关节应该没有明显的过伸。治疗师站在患者身后靠患侧边，用一只手拇指用力压臀大肌刺激患侧髋伸展。髋关节的伸展对矫正膝过伸也有帮助，当患侧下肢关节排列正确后治疗师嘱患者将健足迈向面前的台阶。注意在健腿活动过程中患腿要保持稳定。根据患者的能力和逐渐增加患腿持重的程度，台阶可放在前面、侧面、后面，台阶的高度也可从 5~20cm 高的范围调整。

⑤站位下练习躯干屈曲和伸展：有些患者站立时身体后仰，不能保持直立，或躯干前倾位使体重不能充分通过下肢，此时可在站位下做躯干的屈伸练习。患者站在与大转子同高的治疗床或桌子前，治疗师位于患侧身后，一手放在骶尾处，另一手放在胸前，嘱患者慢慢向下将前臂放到桌子上，稍停之后，将前臂抬离桌面将躯干挺直。治疗师可用自己的手给予协助使躯干伸直，但不应允许患者用上肢支撑使自己直立。在躯干前屈过程中注意患足跟不要离开地面。

2. 利用训练器具进行的平衡训练　如下所述：

（1）利用训练球进行平衡训练：训练球上俯卧位平衡训练：治疗师站在患者后面，双手置于患者两侧髋部，患者俯卧于训练球上，要求患者双腿放松（不负重），躯干呈伸展位，治疗师轻轻向下挤压球部，降低患者肢体肌张力，然后左右推动训练球，训练患者的头部控制及平衡反应。

①双腿负重训练球上坐位训练：治疗师坐在患者前面，双手置于患者两侧肩部，患者坐于球上，双髋关节屈曲、外展，健侧上肢扶在治疗师肩部。让患者自己轻轻左右摇动球，促使双侧髋部均匀负重，维持坐位平衡；然后治疗师用双侧膝部挤压球体两侧并使之振动，可促进患者的正常感觉输入和姿势矫正机制。待患者稳定性加强后，治疗师可指导患者向前晃动训练球直到患者双脚能平放在地上均匀负重，此训练对患者准备学习移动和站起非常重要。

②训练球上坐位单腿负重训练：治疗师坐在患者后面，双手置于患者两侧髋部，患者双足踏地，提起一侧下肢，并举起对侧上肢保持坐位的平衡，让患者学习用另侧肢体来单独保持平衡，然后再换另侧手臂和下肢重复此动作。

③训练球上双腿交叉坐位训练：治疗师坐在患者前面，双手置于患者两侧髋部，患者双手交叉放在自己的膝盖上维持平衡体位。此训练可加强肢体的对称性和正常感觉的输入并诱发平衡反应。

④从训练球上站起训练：患者坐于球上，双足平放在地板上，治疗师站在患者前面，双手抓住患者两侧前臂，指导患者独立起立并转移到轮椅上。

⑤利用训练球进行立位平衡训练：患者立位，治疗师位于患者身后，在骨盆部位给予辅助，指示患者双手交替向下拍打训练球。此训练在加强患者立位平衡的基础上，同时可以增强双手的协调性。待患者的稳定性加强后，治疗师逐渐减少辅助力量。

（2）平行杠内的平衡训练：患者先练习健手握双杠站立，然后练习健手按在双杠上站立，最后让健手离开双杠保持站位，并逐渐延长训练时间。起初患者下肢分开站立，然后下肢前后叉开站立、单足前后交替踏出，最后练习单足站立上下台阶。以上训练均要伴有重心的转移。

（3）利用平衡板进行立位平衡训练：患者双足左右分开站立，治疗师也站在平衡板上位于患者身后，并将双手放在患者的骨盆处给予支撑，然后用双足缓慢摇动平衡板，破坏站立平衡，诱发患者的头部、躯干的调整反应及身体重心的左右转移。患者双足前后分开站立，治疗师立于患者身体一侧，一脚放在平衡板上，缓慢摇动平衡板，以诱发患者的头部、躯干的调整反应及身体重心的前后转移。训练时要注意进行保护，最好在平行杠内进行，以确保患者的安全。初时，治疗师摇动平衡板的幅度要小，速度应缓慢，然后逐渐加大速度和幅度。在训练的初期，可指示患者用双手抓握平行杠，随着稳定性的加强，再逐渐减少辅助量。

（4）利用拐杖保持立位平衡的训练：训练时，治疗师应位于患者患侧进行辅助，患者两足稍分开站立，将身体重心平均分配。指示患者将身体重心左右转移；待重心稳定后，患者将身体前屈，并利用拐杖来保持平衡不致摔倒，然后患者再将拐杖向前上方举起，并停留片刻；随着稳定性的加强，患者保持的时间应逐渐延长。

（5）利用支具，部分减重训练平衡：躯干功能较好、下肢支撑能力差者可佩戴下肢支具进行立位平衡训练。利用部分减重装置和训练球可进行坐位平衡训练和立位平衡训练。

二、协调训练

协调性训练是让患者在意识控制下，训练其在神经系统中形成预编程序，自动地、多块肌肉协调运动地记忆印迹，从而使患者能够随意再现多块肌肉协调、主动运动形式的能力，而且比单块肌肉随意控制所产生的动作更迅速、更精确、更有力。协调性训练的基础是利用残存部分的感觉系统以及利用视觉、听觉和触觉来管理随意运动，其本质在于集中注意力，进行反复正确的练习。主要方法是在不同体位下分别进行肢体、躯干、手、足协调性的活动训练，反复强化练习。

（一）训练注意事项

一定要完成具体的练习任务，即如果行走是主要目标，那么必须反复练习行走；把复杂的活动分解成一系列连贯的单个动作，先练习单个动作，熟练后再练习整个活动；在训练具体任务之前，先进行一些与之相关的动作练习。例如，行走之前，患者先进行脚、踝、髋运动协调性的练习；在练习书写文字之前，先练习勾画不同的图形；利用视觉反馈，增加局部感觉输入。感觉印象的建立是控制与协调的最初目标，因此感觉反馈尤其关键。在训练过程中应特别强调位置觉和触压觉。如果不具备正常的感觉，那么必须利用未受损的感觉进行代偿；学习控制和协调能力最主要的是重复训练，如果一种动作重复得足够多，这种过程将被学会并存储，并且在不断重复训练的过程中，完成这种动作所花费的精力会越来越少。

（二）训练方法举例

1. 双侧上肢交替运动　如下所述：

（1）双侧上肢交替上举活动：如右臂、左臂交替上举，要求高过头，并尽量伸直，速度可逐渐加快。

（2）双侧交替屈肘：双臂向前平举（肩屈曲90°），前臂旋后，左右交替屈肘拍肩、伸肘。速度可逐渐加快。

（3）交替摸肩上举：左侧屈肘，鹰嘴尖朝下，手摸同侧肩，然后上举，左右交替进行。

（4）两臂前平举，左右前臂交替旋前旋后快速进行。

（5）掌心掌背拍手：双手在胸前掌心互击，然后两手手背相击，交替进行。

（6）两臂伸直外展，前臂旋后，交替拍同侧肩膀。

（7）两手在胸前，左手五个手指指腹相继与右手相应的手指指腹相触，快速轮替进行。

（8）双手同时用五个手指轮替地敲击桌面，让其发出有节奏的声音。

（9）用左手握拳敲击右手手掌，然后用右手握拳敲击左手手掌。

（10）双手握拳，轮替用小指、环指、中指、示指指甲部弹击桌面，让其发出类似奔马的声音。

2. 双下肢的交替运动 如下所述：

（1）双脚交替拍打地面，坐位左右交替伸膝、屈膝，坐位抬腿踏步。

（2）高椅坐位，双小腿外展，然后内收；左脚在内收位时放在右脚前，再外展内收，内收位时右脚在左脚前，交替进行。坐位两腿伸直，外展，内收时左腿于右腿上，交替进行。

3. 定位、方向性、稳定性活动 如下所述：

（1）走迷宫。

（2）木钉板训练。

（3）触摸治疗师伸出的手指（不断变换位置）。

（4）接住抛过来的软球。

（5）在纸上画圆圈。

（6）对四肢保持某空间位置时，有晃动者采用 PNF 的节律性稳定技术。

（7）对肢体运动时，稳定性差者采用 PNF 的慢逆转技术。

（8）对移动启动和停止延迟（运动模式转换障碍）者采用快逆转技术。

4. 全身协调性运动 如下所述：

（1）原地摆臂踏步运动。

（2）弓箭步转身运动。

（3）跳跃击掌：两脚与肩同宽站立位，双手平举，跳跃后并足落地，双手上举至头顶两掌心相击，交替进行。

（4）跳绳。

（5）功率自行车练习、划船、打球、障碍步行/太极拳等活动。

5. Frenkel 体操 由 Frenkel H·S. 在 19 世纪设计的对本体感觉丧失所致的步态失调进行训练的方法。在训练时要患者集中注意力，学会用视觉（反馈）代替消失的本体觉，以便达到控制运动提高运动能力的目的。主要采取卧位、坐位、立位和步行 4 种姿势，在不同姿势下的活动由简单到复杂地进行，基本模式达 120 种以上。本方法对脊髓性共济失调的治疗效果优于小脑性共济失调。

（1）仰卧位下训练。

①屈伸一侧下肢：令其由屈膝位开始，足跟在治疗台上滑动，直至下肢伸直。

②外展内收髋关节：屈膝，足跟放在治疗台上不动。

③外展内收髋关节：髋、膝关节伸展，令其下肢在治疗台上滑动。

④屈伸髋、膝关节：足跟从治疗台上抬起。

⑤足跟放在对侧膝部，沿胫骨向足部滑动。

⑥两下肢同时屈伸：令足跟在治疗台上滑动。

⑦两下肢交替屈伸：令足跟在治疗台上滑动。

⑧一侧下肢屈伸，另一侧下肢外展、内收。

（2）坐位下训练。

①让患者用足接近治疗师的手，每次变动手的位置。

②下肢抬起，再踏在预先画好的脚印上。

③一动不动地静坐数分钟（静止）。

④两膝并拢，交替站立、坐下。

（3）立位下训练。

①让患者在一直线上前后移动其足。

②沿弯曲的线步行。

③在 2 条平行线间沿平行线步行。

④尽量准确地踏着预先划好的脚印步行。

6. 其他方法 如下所述：

（1）重物负荷法：对肌力尚可但不随意运动明显者有效，其目的是增加局部的感觉输入。重物置于腕、踝、腰等部位，负荷量由轻至重地试用，找到最合适的负荷量。一般情况下，下肢300～600g，上肢200～400g较合适。

（2）弹性绷带法：其目的是增加局部的感觉输入。用弹性绷带包裹在躯干、骨盆、四肢的适当部位。

（3）震动刺激和皮肤电刺激：其目的是增加局部的感觉输入。

（张全玲）

第二章

医院感染管理

第一节 医院感染监测与报告

一、医院感染的监测

医院感染的监测是长期、系统、连续地收集、分析医院感染在一定人群中的发生、分布及其影响因素，并将监测结果报送和反馈给有关部门和科室，为医院感染的预防、控制和管理提供科学依据。

医院感染监测可分为全面综合性监测和目标监测两大类。全面综合性监测（hospital – wide surveillance）是指连续不断地对所有临床科室的全部住院患者和医务人员进行医院感染及其有关危险因素的监测。目标性监测（target surveillance）是针对高危人群、高发感染部位等开展的医院感染及其危险因素的监测，如重症监护病房医院感染监测、新生儿病房医院感染监测、手术部位感染监测、抗菌药物临床应用与细菌耐药性的监测等。

医院感染发生率的监测包括下列各项：①全院医院感染发生率的监测。②医院感染各科室发病率监测。③医院感染部位发病率的监测。④医院感染高危科室、高危人群的监测。⑤医院感染危险因素的监测。⑥漏报率的监测。⑦医院感染暴发流行的监测。⑧其他监测等。

医院应建立有效的医院感染监测和通报制度，及时诊断医院感染病例，分析发生医院感染的危险因素，采取针对性预防与控制措施。医院感染管理科必须每个月对监测资料进行汇总、分析，每季度向院长、医院感染管理委员会书面汇报，向全院医务人员反馈，监测资料应妥善保存，特殊情况及时汇报和反馈。

当出现医院感染散发病例时，经治医师应及时向本科室医院感染监控小组负责人报告，并于24h内填表报告医院感染管理科。科室监控小组负责人应在医院感染管理科的指导下，及时组织经治医师、护士查找感染原因，采取有效控制措施。确诊为传染病的医院感染，按《传染病防治法》的有关规定报告和控制。

二、医院感染资料收集与整理

1. 医院感染资料收集 患者信息的收集包括患者基本资料、医院感染信息、相关危险因素、病原体及病原菌的药物敏感试验结果和抗菌药物的使用情况、查房、病例讨论、查阅医疗和护理记录、实验室与影像学报告和其他部门的信息。病原学的收集包括临床微生物学、病毒学、病理学和血清学检查结果。

凡符合"医院感染诊断标准"的病历均应填写医院感染病例报告卡，按说明逐项填写。已确诊的医院感染病例即可编号建档。

2. 医院感染资料整理 定期对收集到的各种监测资料进行分析、比较、归纳和综合，得出医院感染的发生率，从中找出医院感染的发生规律，为制订针对性预防措施提供依据。医院感染发生率常用的指标及其统计方法如下：

（1）医院感染发生率：医院感染发生率是指在一定时间和一定人群（通常为住院患者）中新发生的医院感染的频率。其计算公式为：

$$医院感染发生率 = \frac{（同一时期内）新发生医院感染例数}{（同一时期内）处于危险中病人数} \times 100\%$$

$$或 = \frac{同期新发生医院感染例数}{同期住院病人数（或出院病人数）} \times 100\%$$

（2）罹患率：用来统计处于危险人群中新发生医院感染的频率，其分母必须是易感人群数，分子必须是该人群的一部分，常用于表示较短时间和小范围内感染的暴发或流行情况。观察时间的单位可以是日、周或月。其计算公式为：

$$医院感染罹患率 = \frac{同期新发生医院感染例数}{观察期间具感染危险的住院病人数} \times 100\%$$

（3）医院感染部位发生率：用来统计处于特定部位感染危险人群中新发生该部位医院感染的频率。特别要强调的是分母一定是这个部位易感人群（危险人群）数，如术后切口感染发生率，其分母一定是住院患者中接受过手术的患者总体，分子则是手术患者中发生切口感染的病例数。其计算公式为：

$$部位感染发生率 = \frac{同期新发生特定部位感染的例数}{同期处于该部位医院感染危险的人数} \times 100\%$$

（4）医院感染患病率：医院感染患病率又称医院感染现患率，是指在一定时间或时期内，在一定的危险人群（住院病例）中实际感染（新、老医院感染）例数所占的百分比。观察的时间可以是1d或一个时间点，称为时点患病率，若是在一段时间内则称为期间患病率。其计算公式为：

$$医院感染患病率 = \frac{（特定时间）存在的医院感染例数}{观察期间处于感染危险中的病人数} \times 100\%$$

医院感染患病率与医院感染发生率不同，主要区别在于分子上，发生率是指在某一期间内住院人群中发生医院感染的例数所占的比率，而患病率是指某一时间在住院人群中存在的医院感染病例所占的比率；只要观察期间仍为未痊愈的医院感染均为统计对象，而不管其发生的时间。患病率通常都高于发生率。进行现患率调查必须强调实查率，只有实查率达到90%～100%，统计分析的材料才有意义和说服力。实查率的计算公式为：

$$实查率 = \frac{实际调查病人数}{调查期间住院病人数} \times 100\%$$

患病调查率又称现况调查或横断面研究，是很有用的方法，可在较短的时间内了解医院感染的基本情况。在缺乏条件开展全面综合性监测的医院里，可定期或不定期地进行患病率调查，即能用较少的时间和人力投入，达到较快地摸清感染主要情况的目的。患病率调查主要应用了解医院感染概况、发展趋势和初步评价监测效果。它的主要缺点是缺乏完整性和精确性。

（5）构成比：用以说明某一事物的各组成所占的比重或分布，常用百分比表示。其特点是各构成比之和必须等于100%，但可因小数点后四舍五入影响，构成比之和会在100%上下略有波动，可通过近似取舍的方法调整。当总体中某部分的构成比减少时，其他部分的构成比必然会相应增加。因此，构成比不同于发生率，要注意避免以比代率的错误概念。

3. 医院感染资料报告　将医院感染资料汇总，统计分析后绘制成图表来表达，内容简明扼要、重点突出，一目了然，便于对照、比较，这要比用文字来说明优越得多。

统计表的上方应写一突出的简明标题，并注明收集的时间、地点等。表中数据采用阿拉伯数字，数位对齐。表的下方应有"备注"栏，用于文字说明。

统计图有圆形图、直方图、直条图、统计地图和线段图等：圆形图常用来表示事物各组成部分的百分比构成；直条图常用于表达比较性质相似而不连续的资料，以直条的长短来表示数值的大小；线段图用于说明连续性资料，表示事物数量在时间上的变动情况或一种现象随另一种现象变动情况；直方图则用来表示连续变量的频数分布情况。

收集到的资料和信息经过整理分析，除绘制成相应的图表外，还应进行总结并写出报告，送交医院感染管理委员会（或组），讨论以期判明医院感染的来源、危险因素、传播途径和易感人群等，从而提出有效的针对性预防措施。监测结果及报告均需按要求上报和分送有关医护人员。通常，在相关的院务和业务会议上，每个月一次由感染监控人员报告医院感染监测、调查的结果，以作为进一步开展感染管理工作的基础和依据。

三、医院感染暴发流行

1. 医院感染暴发　医院感染暴发是指在某医院、某科室的住院患者中，短时间内突然发生许多医院感染病例的现象。发生下列情况，医疗机构应于 12h 内报告所在地的县（区）级地方人民政府卫生行政部门，同时向所在地疾病预防控制机构报告：

（1）5 例以上的医院感染暴发。

（2）由于医院感染暴发直接导致患者死亡。

（3）由于医院感染暴发直接导致 3 人以上人身损害后果。

医疗机构发生以下情形时，应按照《国家突发公共卫生事件相关工作规范（试行）》的要求在 2h 内进行报告：

（1）10 例以上的医院感染暴发事件。

（2）发生特殊病原体或新发病原体的医院感染。

（3）可能造成重大公共影响或者严重后果的医院感染。

2. 医院感染暴发的调查　主要根据所得的信息资料做好感染病例三间（空间、人间和时间）分布的描述及暴发因素的分析和判断。

（1）空间分布：亦称地区分布，可按科室、病房甚至病室分析，外科还可按手术间来分析。观察病例是否集中于某地区，计算并比较不同地区（单位）的罹患率。

（2）人间分布：亦称人群分布，主要是计算和比较有无暴露史的两组患者的罹患率。外科可按不同的手术医生或某一操作，来描述感染病例在不同人群中的分布情况。

（3）时间分布：根据病例的发生情况，计算单位时间内发生感染的人群或罹患率。单位时间可以是小时、日或月。计算结果可绘制成直条图来表示。

（4）暴发因素的分析：根据对三间分布特点的分析和比较，来推测可能的传染源、传播途径和暴发流行因素，并结合实验结果及采取措施的效果做出综合判断。在分析、比较中找出与暴发流行有关的因素，并进行验证，同时可评估所采取措施的意义。

3. 医院感染暴发调查报告的形式　为了总结经验，吸取教训，杜绝事件再发生，可从下述几个方面写感染暴发流行调查报告。

（1）本次暴发流行的性质、病原体、临床表现和罹患率等。

（2）传播方式及有关各因素的判断和推测。

（3）感染来源的形成经过。

（4）采取的措施及效果。

（5）导致暴发流行的起因。

（6）得出的经验及应吸取的教训。

（7）需要改进的预防控制措施等。

（张雪梅）

第二节　消毒与灭菌

消毒是指杀灭或清除外环境中传播媒介物上的病原微生物及有害微生物，使其达到无害化水平。

灭菌是指杀灭外环境的传播媒介物上所有的活的微生物，包括病原微生物及有害微生物，同时也包括细菌繁殖体、芽孢、真菌及真菌孢子。

一、消毒灭菌原则

（1）医务人员必须遵守消毒灭菌原则，进入人体组织或无菌器官的医疗用品必须灭菌；接触皮肤黏膜的器具和用品必须消毒。

（2）用过的医疗器材和物品，应先去污物，彻底清洗干净，再消毒或灭菌；其中感染症患者用过的医疗器材和物品，应先消毒，彻底清洗干净，再消毒或灭菌。所有医疗器械在检修前应先经消毒或灭菌处理。

（3）根据物品的性能采用物理或化学方法进行消毒灭菌。耐热、耐湿物品灭菌首选物理灭菌法；手术器具及物品、各种穿刺针、注射器等首选压力蒸汽灭菌；油、粉、膏等首选干热灭菌。不耐热物品如各种导管、精密仪器、人工移植物等可选用化学灭菌法，如环氧乙烷灭菌等，内镜可选用环氧乙烷灭菌或质量分数2%戊二醛浸泡灭菌。消毒首选物理方法，不能用物理方法消毒的方选化学方法。

（4）化学灭菌或消毒，可根据不同情况分别选择灭菌、高效、中效、低效消毒剂。使用化学消毒剂必须了解消毒剂的性能、作用、使用方法、影响灭菌或消毒效果的因素等，配制时注意有效浓度，并按规定定期监测。更换灭菌剂时，必须对用于浸泡灭菌物品的容器进行灭菌处理。

（5）自然挥发熏蒸法的甲醛熏箱不能用于消毒和灭菌，也不可用于无菌物品的保存。甲醛不宜用于空气的消毒。

（6）连续使用的氧气湿化瓶、雾化器、呼吸机的管道、早产儿暖箱的湿化器等器材，必须每日消毒，用毕终末消毒，干燥保存。湿化液应用灭菌水。

二、医用物品的消毒与灭菌

1. 消毒作用水平　根据消毒因子的适当剂量（浓度）或强度和作用时间对微生物的杀菌能力，可将其分为四个作用水平的消毒方法。

（1）灭菌：可杀灭一切微生物（包括细菌芽孢）达到灭菌保证水平的方法。属于此类的方法有：热力灭菌、电离辐射灭菌、微波灭菌、等离子体灭菌等物理灭菌方法以及甲醛、戊二醛、环氧乙烷、过氧乙酸、过氧化氢等化学灭菌方法。

（2）高水平消毒法：可以杀灭各种微生物，对细菌芽孢杀灭达到消毒效果的方法。这类消毒方法应能杀灭一切细菌繁殖体（包括结核分枝杆菌）、病毒、真菌及其孢子和绝大多数细菌芽孢。属于此类的方法有：热力灭菌、电离辐射灭菌、微波灭菌和紫外线灭菌等以及用含氯、二氧化氯、过氧乙酸、过氧化氢、含溴消毒剂、臭氧、二溴海因等甲基乙内酰脲类化合物和一些复配的消毒剂等消毒因子进行消毒的方法。

（3）中水平消毒法：是可以杀灭和去除除细菌芽孢以外的各种病原微生物的消毒方法，包括超声波、碘类消毒剂（碘敷、碘酊等）、醇类、醇类和氯已定的复方、醇类和季铵盐（包括双链季铵盐）类化合物的复方、酚类等消毒剂进行消毒的方法。

（4）低水平消毒法：只能杀灭细菌繁殖体（分枝杆菌除外）和亲脂病毒的消毒方法，包括化学消毒剂和通风换气、冲洗等机械除菌法。如单链季铵盐类消毒剂（苯扎溴铵等）、双胍类消毒剂如氯已定、植物类消毒剂和汞、银、铜等金属离子消毒剂等进行消毒的方法。

2. 医用物品的危险性分类　医用物品对人体的危险性是指物品污染后造成危害的程度。根据其危害程度将其分为三类。

（1）高度危险性物品：这类物品是穿过皮肤或黏膜进入无菌的组织或器官内部的器材，或与破损的组织、皮肤黏膜密切接触的器材和用品。例如，手术器械和用品、穿刺针、腹腔镜、脏器移植物和活体组织检查钳等。

（2）中度危险性物品：这类物品仅和皮肤黏膜相接触，而不进入无菌的组织内。例如，呼吸机管道、胃肠道内镜、气管镜、麻醉机管道、子宫帽、避孕环、压舌板、喉镜、体温表等。

（3）低度危险性物品：虽有微生物污染，但一般情况下无害。只有当受到一定量病原菌污染时才造成危害的物品。这类物品和器材仅直接或间接地和健康无损的皮肤相接触，包括生活卫生用品和患者、医护人员生活和工作环境中的物品。例如毛巾、面盆、痰盂（杯）、地面、便器、餐具、茶具、墙面、桌面、床面、被褥、一般诊断用品（听诊器、听筒、血压计袖带等）等。

3. 选择消毒、灭菌方法的原则

（1）使用经卫生行政部门批准的消毒物品，并按照批准的范围和方法在医疗卫生机构和疫源地等消毒中使用。

（2）根据物品污染后的危害程度，选择消毒、灭菌的方法。

①高度危险性物品，必须选用灭菌方法处理。

②中度危险性物品，一般情况下达到消毒即可，可选用中水平或高水平消毒法。但中度危险性物品的消毒要求并不相同，有些要求严格，例如内镜、体温表等必须达到高水平消毒，需采用高水平消毒方法消毒。

③低度危险性物品，一般可用低水平消毒方法，或只做一般的清洁处理即可，仅在特殊情况下，才做特殊消毒要求。例如，当有病原微生物污染时，必须针对污染病原微生物种类选用有效的消毒方法。

（3）根据物品上污染微生物的种类、数量和危害性，选择消毒、灭菌方法。

①对受到细菌芽孢、真菌孢子、分枝杆菌和经血液传播病原体（乙型肝炎病毒、丙型肝炎病毒、艾滋病病毒等）污染的物品，选用高水平消毒法或灭菌法。

②对受到真菌、亲水病毒、螺旋体、支原体和病原微生物污染的物品，选用中水平以上的消毒法。

③对受到一般细菌和亲脂病毒等污染的物品，可选用中水平或低水平消毒法。

④对存在较多有机物的物品消毒时，应加大消毒剂的使用剂量和（或）延长消毒作用时间。

⑤消毒物品上微生物污染特别严重时，应加大消毒剂的使用剂量和（或）延长消毒作用时间。

（4）根据消毒物品的性质，选择消毒方法。选择消毒方法时需考虑，一是要保护消毒物品不受损坏，二是使消毒方法易于发挥作用。

①耐高温、耐湿度的物品和器材，应首选压力蒸汽灭菌；耐高温的玻璃器材、油剂类和干粉类等可选用干热灭菌。

②不耐热、不耐湿以及贵重物品，可选择环氧乙烷或低温蒸汽甲醛气体消毒、灭菌。

③器械的浸泡灭菌，应选择对金属基本无腐蚀性的消毒剂。

④选择表面消毒方法，应考虑表面性质，光滑表面可选择紫外线消毒器近距离照射，或液体消毒剂擦拭；多孔材料表面可采用喷雾消毒法。

三、常用的消毒灭菌方法

1. 液体化学消毒剂的使用规范

（1）戊二醛：戊二醛属灭菌剂，具有广谱、高效的杀菌作用，具有对金属腐蚀性小、受有机物影响小等特点。常用灭菌浓度为 2%，也可使用卫生行政机构批准使用的浓度。适用于不耐热的医疗器械和精密仪器等消毒与灭菌。使用方法包括：①灭菌处理：常用浸泡法。将清洗、晾干待灭菌处理的医疗器械及物品浸没于装有质量分数 2% 戊二醛的容器中，加盖，浸泡 10h 后，无菌操作取出，用无菌水冲洗干净，并无菌擦干后使用。②消毒用浸泡法：将清洗、晾干的待消毒处理医疗器械及物品浸没于装有质量分数 2% 戊二醛或质量分数 1% 增效戊二醛的容器中，加盖，一般 10~20min，取出后用灭菌水冲洗干净并擦干。

使用戊二醛应注意：①戊二醛对手术刀片等碳钢制品有腐蚀性，使用前应先加入质量分数为 0.5% 亚硝酸钠防锈。②使用过程中应加强戊二醛浓度监测。③戊二醛对皮肤黏膜有刺激性，接触戊二醛溶液时应戴橡胶手套，防止溅入眼内或吸入体内。④盛装戊二醛消毒液的容器应加盖，放于通风良好处。

（2）过氧乙酸：过氧乙酸属灭菌剂，具有广谱、高效、低毒、对金属及织物有腐蚀性、受有机物影响大稳定性差等特点。其质量浓度为 160~200g/L。适用于耐腐蚀物品、环境及皮肤等的消毒与灭菌。

常用消毒方法有浸泡、擦拭、喷洒等。①浸泡法：凡能够浸泡的物品均可用过氧乙酸浸泡消毒。消毒时，将待消毒的物品放入装有过氧乙酸的容器中，加盖。对一般污染物品的消毒，用质量浓度为0.5g/L的过氧乙酸溶液浸泡；对细菌芽孢污染物品的消毒用质量浓度为10g/L过氧乙酸浸泡5min，灭菌时浸泡30min。然后，诊疗器材用无菌蒸馏水冲洗干净并擦干后使用。②擦拭法：对大件物品或其他不能用浸泡法消毒的物品用擦拭法消毒。消毒所有药物浓度和作用时间参见浸泡法。③喷洒法：对一般污染表面的消毒用质量浓度为2~4g/L过氧乙酸喷洒作用30~60min。

使用中注意：①过氧乙酸不稳定，应储存于通风阴凉处，用前应测定有效含量，原液质量浓度低于120g/L时禁止使用。②稀释液临用前配制。③配制溶液时，忌与碱或有机物相混合。④过氧乙酸对金属有腐蚀性，对织物有漂白作用。金属制品与织物经浸泡消毒后，及时用清水冲洗干净。⑤使用浓溶液时，谨防溅入眼内或皮肤黏膜上，一旦溅上，及时用清水冲洗。

（3）过氧化氢：过氧化氢属高效消毒剂，具有广谱、高效、速效、无毒、对金属及织物有腐蚀性、受有机物影响大、纯品稳定性好、稀释液不稳定等特点。适用于丙烯酸树脂制成的外科埋植物、隐形眼镜、不耐热的塑料制品、餐具、服装、饮水等消毒和口腔含漱、外科伤口清洗。

常用消毒方法有浸泡、擦拭等。①浸泡法：将清洗、晾干的待消毒物品浸没于装有3%过氧化氢溶液的容器中，加盖，浸泡30min。②擦拭法：对大件物品或其他不能用浸泡法消毒的物品用擦拭法消毒，所有药物浓度和作用时间参见浸泡法。③其他方法：用质量分数为1.0%~1.5%过氧化氢溶液漱口；用质量分数为3%过氧化氢冲洗伤口。

使用中应注意：①过氧化氢应储存于通风阴凉处，用前应测定有效含量。②稀释液不稳定，临用前配制。③配制溶液时，忌与还原剂、碱、碘化物、高锰酸钾等强氧化剂相混合。④过氧化氢对金属有腐蚀性，对织物有漂白作用。⑤使用浓溶液时，谨防溅入眼内或皮肤黏膜上，一旦溅上，及时用清水冲洗。⑥消毒被血液、脓液等污染的物品时，需适当延长作用时间。

（4）含氯消毒剂：含氯消毒剂属高效消毒剂，具有广谱、速效、低毒或无毒、对金属有腐蚀性、对织物有漂白作用、受有机物影响大、粉剂稳定而水剂不稳定等特点。适用于餐（茶）具、环境、水、疫源地等消毒。

常用的消毒方法有浸泡、擦拭、喷洒与干粉消毒等方法。①浸泡方法：将待消毒的物品放入装有含氯消毒剂溶液的容器中，加盖。对细菌繁殖体污染的物品的消毒，用含有效氯0.2g/L的消毒液浸泡10min以上；对经血液传播病原体、分枝杆菌和细菌芽孢污染物品的消毒，用含有效氯2~5g/L消毒液浸泡30min以上。②擦拭法：对大件物品或其他不能用浸泡法消毒的物品用擦拭法消毒。消毒所用药物浓度和作用时间参见浸泡法。③喷洒法：对一般污染的物品表面，用1g/L的消毒液均匀喷洒（墙面：200ml/m²；水泥地面，350ml/m²，土质地面，1 000ml/m²），作用30min以上；对经血液传播病原体、结核杆菌等污染的表面的消毒，用含有效氯2g/L的消毒液均匀喷洒（喷洒量同前），作用60min以上。④干粉消毒法：对排泄物的消毒，用含氯消毒剂干粉加入排泄物中，使含有效氯10g/L，略加搅拌后，作用2~6h，对医院污水的消毒，用干粉按有效氯0.05g/L用量加入污水中，并搅拌均匀，作用2h后排放。

使用过程中应注意：①粉剂应于阴凉处避光、防潮、密封保存；水剂应于阴凉处避光、密闭保存。所需溶液应现配现用。②配制漂白粉等粉剂溶液时，应戴口罩及橡胶手套。③未加防锈剂的含氯消毒剂对金属有腐蚀性，不应用于金属器械的消毒；加防锈剂的含氯消毒剂对金属器械消毒后，应用无菌蒸馏水冲洗干净，并擦干后使用。④对织物有腐蚀和漂白作用，不应用于有色织物的消毒。⑤用于消毒餐具，应即时用清水冲洗。⑥消毒时，若存在大量有机物时，应提高使用浓度或延长作用时间。⑦用于污水消毒时，应根据污水中还原性物质含量适当增加浓度。

（5）乙醇：乙醇属中效消毒剂，具有中效、速效、无毒、对皮肤黏膜有刺激性、对金属无腐蚀性、受有机物影响很大、易挥发、不稳定等特点。其体积分数含量为95%。适用于皮肤、环境表面及医疗器械的消毒等。

常用消毒方法有浸泡法和擦拭法。①浸泡法：将待消毒的物品放入装有乙醇溶液的容器中，加盖。

对细菌繁殖体污染医疗器械等物品的消毒,用体积分数75%的乙醇溶液浸泡10min以上。②擦拭法:对皮肤的消毒,用体积分数75%乙醇棉球擦拭。注意必须使用医用乙醇,严禁使用工业乙醇消毒和作为原材料配制消毒剂。

(6)碘敷:碘敷属中效消毒剂,具有中效、速效、低毒,对皮肤黏膜无刺激并无黄染,对铜、铝、碳钢等二价金属有腐蚀性,受有机物影响很大,稳定性好等特点。适用于皮肤、黏膜等的消毒。

常用消毒方法有浸泡、擦拭、冲洗等方法。①浸泡法:将清洗、晾干的待消毒物品浸没于装有碘仿溶液的容器中,加盖。对细菌繁殖体污染物品的消毒,用含有效碘0.25g/L的消毒液浸泡30min。②擦拭法:对皮肤、黏膜用擦拭法消毒。消毒时,用浸有碘仿消毒液的无菌棉球或其他替代物品擦拭被消毒部位。对外科洗手用含有效碘2.5~5.0g/L的消毒液擦拭作用3min;对于手术部位及注射部位的皮肤消毒,用含有效碘2.5~5g/L的消毒液局部擦拭,作用2min;对口腔黏膜及创口黏膜创面消毒,用含有效碘0.5~1.0g/L的消毒液擦拭,作用3~5min。注射部位消毒也可用市售碘仿棉签(含有效碘1g/L)擦拭,作用2~3min;③冲洗法:对阴道黏膜及伤口黏膜创面的消毒,用含有效碘0.25g/L的消毒液冲洗3~5min。

使用时应注意:①碘敷应于阴凉处避光、防潮、密封保存。②碘敷对二价金属制品有腐蚀性,不应用于相应金属制品的消毒。③消毒时,若存在有机物,应提高药物浓度或延长消毒时间。④避免与拮抗药物同用。

(7)氯己定:包括醋酸氯己定和葡萄糖酸氯己定,均属低效消毒剂,具有低效、速效、皮肤黏膜无刺激性、对金属和织物无腐蚀性、受有机物影响轻微、稳定性好等特点。适用于外科洗手消毒、手术部位皮肤消毒、黏膜消毒等。

常用消毒方法有浸泡、擦拭和冲洗等方法。①擦拭法:手术部位及注射部位皮肤消毒。用5g/L醋酸氯己定-乙醇(体积分数为75%)溶液局部擦拭2遍,作用2min;对伤口创面消毒,用5g/L醋酸氯己定水溶液擦拭创面2~3遍,作用2min。外科洗手可用相同浓度和作用时间。②冲洗法:对阴道、膀胱或伤口黏膜创面的消毒,用0.5~1.0g/L醋酸氯己定水溶液冲洗,至冲洗液变清为止。

使用中应注意:①勿与肥皂、洗衣粉等阴性离子表面活性剂混合使用或前后使用。②冲洗消毒时,若创面脓液过多,应延长冲洗时间。

(8)季铵盐类消毒剂:本类消毒剂包括单链季铵盐和双长链季铵盐两类,前者只能杀灭某些细菌繁殖体和亲脂病毒,属低效消毒剂,例如,苯扎溴铵(新洁尔灭);后者可杀灭多种微生物,包括细菌繁殖体、某些真菌和病毒。季铵盐类可与乙醇或异丙醇配成复方制剂,其杀菌效果明显增加。季铵盐类消毒剂的特点是对皮肤黏膜无刺激、毒性小、稳定性好、对消毒物品无损害等。

使用方法包括:①皮肤消毒:单链季铵盐消毒剂0.5~1.0g/L,皮肤擦拭或浸泡消毒,作用时间3~5min,或用双链季铵盐500mg/L,擦拭或浸泡消毒,作用2~5min。②黏膜消毒:用0.5g/L单链季铵盐作用3~5min,或用双链季铵盐0.1~0.5g/L,作用1~3min;③环境表面消毒:根据污染微生物的种类选择用双链还是用单链季铵盐消毒剂,一般用1.0~2.0g/L,浸泡、擦拭或喷洒消毒,作用时间30min。

使用中应注意:①阴离子表面活性剂,例如肥皂、洗衣粉等对其消毒效果有影响,不宜合用。②有机物对其消毒效果有影响,严重污染时应加大使用剂量或延长作用时间。③近年来的研究发现,有些微生物对季铵盐类化合物有耐药作用,对有耐药性微生物消毒时,应加大剂量。

2. 压力蒸汽灭菌 适用于耐高温、高湿的医用器械和物品的灭菌,不能用于凡士林等油类和粉剂的灭菌。压力蒸汽灭菌器根据排放冷空气的方式和程度不同,分为下排气式压力蒸汽灭菌器和预真空压力蒸汽灭菌器两大类。下排气式压力蒸汽灭菌器,其灭菌原理是利用重力置换原理,使热蒸汽在灭菌器中从上而下,将冷空气由下排气孔排出,排出的冷空气由饱和蒸汽取代,利用蒸汽释放的潜伏热使物品达到灭菌。预真空压力蒸汽灭菌器,其灭菌原理是利用机械抽真空的方法,使灭菌柜室内形成负压,蒸汽得以迅速穿透到物品内部进行灭菌。蒸汽压力达205.8kPa(2.1kg/cm^2),温度达132℃或以上,达到灭菌时间后,抽真空使灭菌物品迅速干燥。应用压力蒸汽灭菌必须注意尽量排除灭菌器中的冷空气,以免影响蒸汽向待灭菌物品内穿透；严格按照要求进行灭菌物品的包装，注意物品在灭菌器中的装量和摆放；合理计算灭菌时间和温度等，并按要求进行监测。

3. 干热灭菌 适用于高温下不损坏、不变质、不蒸发物品的灭菌，用于不耐湿热的金属器械的灭菌，用于蒸汽或气体不能穿透物品的灭菌，如油脂、粉剂和金属、玻璃等制品的消毒灭菌。干热灭菌方法包括：烧灼、干烤。

四、消毒灭菌效果监测

医院必须对消毒、灭菌效果定期进行监测。灭菌合格率必须达到100%，不合格物品不得进入临床使用部门。

1. 化学消毒剂 使用中的消毒剂、灭菌剂应进行生物和化学监测。

（1）生物监测：①消毒剂每季度一次，其细菌含量必须小于100cfu/ml，不得检出致病性微生物。②灭菌剂每个月监测一次，不得检出任何微生物。

（2）化学监测：①应根据消毒、灭菌剂的性能定期监测，如含氯消毒剂、过氧乙酸等应每日监测，对戊二醛的监测应每周不少于一次。②应同时对消毒、灭菌物品进行消毒、灭菌效果监测，消毒物品不得检出致病性微生物，灭菌物品不得检出任何微生物。

2. 压力蒸汽灭菌效果监测 压力蒸汽灭菌必须进行工艺监测、化学监测和生物监测。

（1）工艺监测：应每锅进行，并详细记录。

（2）化学监测：①应每包进行，手术包尚需进行中心部位的化学监测。②预真空压力蒸汽灭菌器每天灭菌前进行 B－D 试验。

（3）生物监测：①应每周进行，新灭菌器使用前必须先进行生物监测，合格后才能使用。②对拟采用的新包装容器、摆放方式、排气方式及特殊灭菌工艺也必须先进行生物监测，合格后才能采用。

3. 紫外线消毒效果监测 应进行日常监测，紫外灯管照射强度监测和生物监测。日常监测包括灯管开关时间、累计照射时间和使用人签名，对新的和使用中的紫外灯管应进行照射强度监测。

（1）新灯管的照射强度不得低于 $90 \sim 100\mu W/cm^2$。

（2）使用中灯管不得低于 $70\mu W/cm^2$。

（3）照射强度监测应每6个月一次。

（4）生物监测必要时进行，经消毒后的物品或空气中的自然菌减少90.00%以上，人工染菌杀灭率应达到99.00%。

（张雪梅）

第三节　手部卫生

手卫生包括洗手、卫生手消毒和外科手消毒。洗手是指用肥皂（皂液）和流动水洗手，去除手部皮肤污垢、碎屑和部分致病菌的过程。卫生手消毒是指用速干手消毒剂揉搓双手，以减少手部暂驻菌的过程。外科手消毒是指外科手术前医务人员用肥皂（皂液）和流动水洗手，再用手消毒剂清除或杀灭手部暂驻菌和减少常驻菌的过程。

一、手部微生物

手部皮肤的细菌分为暂驻菌和常驻菌。暂驻菌主要是寄居在皮肤表面，常规洗手容易被清除的微生物；常驻菌通常是指皮肤上定植的正常菌群。

二、洗手和卫生手消毒

1. 洗手和对卫生手消毒的指征
（1）直接接触每一个患者前后，从同一患者身体的污染部位移动到清洁部位时。

（2）接触患者黏膜、破损皮肤或伤口前后，接触患者的血液、体液、分泌物、排泄物、伤口敷料等之后。

（3）穿脱隔离衣前后，摘手套后。

（4）进行无菌操作，接触清洁、无菌物品之前。

（5）接触患者周围环境及物品后。

（6）处理药物或配餐前。

2. 洗手设施

（1）手术室、产房、导管室、层流洁净病房、骨髓移植病房、器官移植病房、重症监护病房、新生儿室、母婴室、血液透析病房、烧伤病房、感染疾病科、口腔科、消毒供应中心等重点部门应配备非手触式水龙头。有条件的医疗机构在诊疗区域均宜配备非手触式水龙头。

（2）肥皂应保持清洁和干燥：有条件的医院可用皂液，当皂液出现混浊或变色时及时更换，盛换皂液的容器宜为一次性使用，重复使用的容器应每周清洁消毒。

（3）应配备干手物品或设施：可选用纸巾、风干机、擦手毛巾等擦干双手。擦手毛巾应保持清洁、干燥，每日消毒。

三、外科手消毒

外科手消毒要求先洗手、后消毒。不同患者手术之间、手套破损或手被污染时，应重新进行外科手消毒。

1. 冲洗手消毒方法　取适量的手消毒剂涂抹至双手的每个部位以及前臂和上臂下 1/3，并认真揉搓 2～6min，用流动水冲净双手、前臂和上臂下 1/3，无菌巾彻底擦干。流动水应达到 GB5749 的规定。特殊情况水质达不到要求时，手术医师在戴手套前，应用醇类手消毒剂消毒双手后戴手套。手消毒剂的取液量、揉搓时间及使用方法遵循产品的使用说明。

2. 免冲洗手消毒方法　取适量的免冲洗手消毒剂涂抹至双手的每个部位以及前臂和上臂下 1/3，并认真揉搓直至消毒剂干燥。手消毒剂的取液量、揉搓时间及使用方法遵循产品的使用说明。

（张雪梅）

第四节　医院环境和消毒

一、医院环境分类和空气卫生学标准

医院环境分为四类区域，Ⅰ类环境包括层流洁净手术室和层流洁净病房；Ⅱ类环境包括普通手术室、产房、婴儿室、早产儿室、普通保护性隔离室、供应室无菌区、烧伤病房、重症监护病房；Ⅲ类环境包括儿科病房、妇产科检查室、注射室、换药室、治疗室、供应室清洁区、急诊室、化验室、各类普通病室和房间；Ⅳ类指传染科和病房。各区域的空气卫生学标准如下：

Ⅰ类区域：细菌总数小于等于 10cfu/m³（或 0.2cfu 平板），未检出金黄色葡萄球菌、溶血性链球菌为消毒合格。

Ⅱ类区域：细菌总数小于等于 200cfu/m³（或 4cfu 平板），未检出金黄色葡萄球菌、溶血性链球菌为消毒合格。

Ⅲ类区域：细菌总数小于等于 500cfu/m³（或 10cfu 平板），未检出金黄色葡萄球菌、溶血性链球菌为消毒合格。

二、不同区域的空气消毒方法

根据 GB15982 - 1995 中规定的Ⅰ，Ⅱ，Ⅲ，Ⅳ类环境室内空气的消毒方法在此做说明。

1. Ⅰ类环境的空气消毒　这类环境要求空气中的细菌总数小于等于 10cfu/m³，只能采用层流通风，才能使空气中的微生物减到此标准以下。

2. Ⅱ类环境的空气消毒

（1）循环风紫外线空气消毒器：这种消毒器由高强度紫外线灯和过滤系统组成，可以有效地滤除空气中的尘埃，并可将进入消毒器的空气中的微生物杀死。按产品说明书安装消毒器，开机器 30min 后即可达到消毒要求，以后每过 15min 开机一次，消毒 15min，一直反复开机、关机循环至预定时间。本机采用低臭氧紫外线灯制备，消毒环境中臭氧浓度低于 0.2mg/m³，对人安全，故可在有人的房间内进行消毒。

（2）静电吸附式空气消毒器：这类消毒器采用静电吸附原理，加以过滤系统，不仅可过滤和吸附空气中带菌的尘埃，也可吸附微生物。在一个 20~30m² 的房间内，使用一台大型静电式空气消毒器，消毒 30min 后，可达到国家卫生标准。可用于有人在房间内空气的消毒。

（3）注意事项。

①所用消毒器的循环风量（m³/h）必须是房间体积的 8 倍以上。

②有些小型的上述消毒器，经试验证明不能达到上述消毒效果，则不宜用于Ⅱ类环境空气消毒。用户可查验其检测报告和经卫生行政部门发证时批准的使用说明书。

③Ⅱ类环境均为有人房间，必须采用对人无毒无害且可连续消毒的方法。

3. Ⅲ类环境的空气消毒　这类环境要求空气中的细菌总数小于等于 500cfu/m³。可采用下述方法：

（1）消毒Ⅱ类环境使用的方法均可采用。

（2）臭氧消毒：市售的管式、板式和沿面放电式臭氧发生器均可选用。要求达到臭氧浓度大于等于 20cfu/m³，在 RH≥70% 条件下，消毒时间大于等于 30min。消毒时人必须离开房间。消毒后待房间内闻不到臭氧气味时才可进入（大约在关机后 30min）。

（3）紫外线消毒：可选用产生臭氧的紫外线灯，以利用紫外线和臭氧的协同作用。一般按每立方米空间装紫外线灯瓦数大于等于 1.5W，计算出装灯数。考虑到紫外线兼有表面消毒和空气消毒的双重作用，可安装在桌面上方 1m 处。不考虑表面消毒的房间，可吸顶安装，也可采用活动式紫外线灯照射。上述各种方式使用的紫外线灯，照射时间一般均应超过 30min。使用紫外线灯直接照射消毒，人不得在室内。

（张雪梅）

第三章

静脉输液相关知识

第一节　药物的配伍禁忌

一、静脉药物配制的要求

输液是特殊的注射剂，其特点是使用量大且直接进入血液循环，因此，对浓度、澄明度、pH 值等要求均很严格。一般单糖、盐、高分子化合物溶液输液都比较稳定。静脉配制药物的相容性和稳定性的影响就更为复杂，不仅要考虑药物本身的性质，添加药物的配伍禁忌，还要考虑制剂中的附加剂，它们之间或它们与配伍药物之间可能出现的配伍变化。

静脉配制药物稳定性的影响因素如下：

1. 溶媒组成的改变　当某些含非水溶剂的制剂与输液配伍时，由于溶剂的改变会使药物析出。具有关资料显示，现临床上应用注射用头孢哌酮舒巴坦钠过程中的会出现双硫仑样反应，对 12h 内有饮酒史者或使用含乙醇成分的药物或食物者，宜暂缓使用。举例如下：

（1）地西泮（安定）注射液：含 40% 丙二醇、10% 乙醇，当与 5% 葡萄糖或 0.9% 氯化钠或乳酸钠注射液配伍时容易析出沉淀。

（2）间羟胺（阿拉明）：加至葡萄糖生理盐水中，一般情况下无变化，但当间羟胺浓度加至 200mg/L 时，可产生沉淀。

（3）青霉素类：用酸性输液葡萄糖注射液稀释，易导致药物稳定性下降。

（4）克林霉素：1.2 ~ 2.4g 仅用 100ml 输液稀释，浓度超过规定的 1 ~ 3 倍，不但容易发生静脉炎，而且给药速度过快易致心律失常甚至心搏骤停。

2. pH 值的改变　pH 值对药物稳定性影响极大，是注射的一个重要质控指标，不适当的 pH 值会加速药物分解或产生沉淀。两药配制，一般两者 pH 值差距越大，发生配伍变化的可能性也就越大。pH 值变化也可以引起颜色的改变。输液本身的 pH 值范围也是配伍变化的重要因素。各种输液都规定不同的 pH 值范围，且范围较大。如乳酸环丙沙星 pH 值在 3.5 ~ 4.5，在碱性条件下会析出环丙沙星结晶，而头孢拉定溶液 pH 值为 8.0 ~ 9.6，两者混合会因 pH 值产生变化而析出环丙沙星结晶。临床中已知氟喹诺酮类药物与多种碱性药物配伍后，均产生沉淀。因此，建议临床需要先后接瓶滴注时，应更换输液管或在两种药物之间用输液间瓶冲管，以免药物在墨菲滴管内混合而产生沉淀。举例如下：

（1）25% 葡萄糖液（pH 值为 3.2 ~ 5.5）与硫喷妥钠（pH 值为 10.0 ~ 11.0）配伍时可产生浑浊。

（2）红霉素在 pH 值为 4 以下时效价迅速降低，故与 pH 值偏低的药液配伍时，其效力则呈逐步下降的趋势。当红霉素与生理盐水或林格液配合时，放置 3.5h 效价不变。当与 pH 值为 4.5 的葡萄糖液配伍时，放置 3.5h 则减效 15%。

3. 缓冲剂　有些药物会在含有缓冲剂的注射液中或具有缓冲能力的弱酸溶液中析出沉淀。如注射用头孢哌酮钠舒巴坦钠与酸制剂及含胺、胺碱制剂配伍会发生沉淀。

4. 离子作用　离子能加速药物的水解反应。通常阳离子药物和阴离子药物配伍时较易发生变化，如氨茶碱、氯丙嗪、四环素等阳离子型药物与碱性较强或具有较大缓冲容量的弱碱性溶液配伍时，可发生沉淀或结晶。而离子型药物与非离子型药物（葡萄糖液、右旋糖酐等）配伍时，很少发生变化。

5. 直接反应 药物可直接与输液中的一种成分反应。一般在2种药物混合时产生新的化学物，如氯化钙注射液与碳酸氢钠注射液混合后，可生成难溶性碳酸钙沉淀。

6. 盐析作用 主要指胶体溶液的药物（两性霉素 B）中不宜加入盐类药物，否则会发生沉淀。通常可用葡萄糖溶液稀释后静脉滴注。

7. 配制量 配制量的多少影响到浓度，药物在一定的浓度下才出现沉淀。

8. 混合顺序 药物制剂配伍时的混合次序极为重要，可用改变混合顺序的方法来克服有些药物配伍时产生沉淀的现象。输液中同时加入两种药物如氨茶碱与四环素，采取先加入氨茶碱，经摇匀后再加入四环素时，可避免因 pH 值大幅度改变所发生的沉淀。

9. 反应时间 许多的药物在溶液中反应很慢，个别注射液混合几小时才出现沉淀，故在短时间内使用是完全可以的。注射用头孢哌酮钠舒巴坦钠安太乐、普鲁卡因胺、氨茶碱、丙氯拉嗪、细胞色素 C、喷他佐辛（镇痛新）、抑肽酶混合后 6h 发生外观变化。但也有例外的，已知临床在使用的奥美拉唑钠在室温下必须现配现用，否则溶解后药物会出现红色的改变。

10. 氧（O_2）的影响 药物制备输液时，需排除氧（O_2），防止药物被氧化。

11. 光敏感性 药物对光敏感，如注射用水溶性维生素（V 佳林、水乐维他）、依诺沙星注射液（诺佳、依诺沙星）、硫辛酸注射液、注射用顺铂、盐酸吡柔比星、两性霉素 B 等药物。如硫辛酸不能与葡萄糖溶液、林格溶液及所有可能与硫基或二硫键起反应的溶液配伍使用，由于其活性成分对光敏感，应在使用前才将安瓿从盒内取出，配好的输液需要避光，6h 内可保持稳定。

12. 成分的纯度 制剂在配伍时发生的异常现象，并不是由于成分本身而是由于成分的纯度不够而引起的。

二、产生配伍禁忌的一般规律

药物相互配伍应用，因受许多因素的影响，会产生物理或化学的配伍禁忌，情况是复杂多样的，但一般说来也有其大体的规律。

（1）静脉注射的非解离性药物：常见的是一些糖类，主要是单糖，如葡萄糖等，这些药物很少产生配伍禁忌，但应注意其溶液的 pH 值。

（2）无机离子中的 Ca^{2+} 和 Mg^{2+}，常常会形成难溶性物质而沉淀。阴离子不能与生物碱配伍。已知临床中使用的头孢曲松钠与含钙盐会生成颗粒状的沉淀物。

（3）阴离子型的有机化合物：如芳香有机酸、巴比妥酸类、青霉素类的盐等，这些有机化合物的游离酸溶解度均比较小，与 pH 值较低的溶液或具有较大缓冲容量的弱酸性溶液配合时会产生沉淀。

（4）阳离子型的有机化合物：如生物碱类、拟肾上腺素类、盐基性抗组胺药类、盐基性抗生素类、局部麻醉药等，其游离盐基大都溶解度较小，如与高 pH 值溶液或具有大缓冲容量的弱碱性溶液配伍时可能产生沉淀。

（5）阴离子型有机化合物与阳离子型有机化合物的溶液配合时，也可能出现沉淀。

（6）两种高分子化合物可能形成不溶性化合物：常见的如两种电荷相反的大分子物质相遇时会产生沉淀。高分子化合物如抗生素类、水解蛋白、胰岛素、肝素等。

（7）使用某些抗生素时要注意溶液的 pH 值：如青霉素类、红霉素等，溶液 pH 值应与这些抗生素的稳定 pH 值相近，差距越大，分解失效越快。

（8）不要忽略换药时输液管中的配伍禁忌，已知临床使用中奥硝唑注射剂与头孢菌素类注射液前后接瓶滴注，发生颜色变化。如临床中序贯配伍用时须在两种药物溶液转接过程中，接用一定量的隔离液或生理盐水，将输液器中原药液冲洗干净后，才进行更换。

三、避免配伍禁忌发生的方法

药物配伍是在药剂制造或临床用药的过程中，将2种或2种以上药物混合在一起，在配伍时发生不利于质量或治疗的变化则称配伍禁忌。

（1）避免药理性配伍禁忌：除药理作用互相对抗的药物，如中枢兴奋药与中枢抑制药、升压药与降压药、泻药与止泻药、止血药与抗凝血药、扩瞳药与缩瞳药等一般不宜配伍外，还需要注意遇到的一些药理性配伍禁忌。例如，吗啡与阿托品联合使用时会消除吗啡对呼吸中枢的抑制作用，使药效降低。

（2）避免理化性配伍禁忌：须注意酸碱性药物的配伍问题。已知临床中使用依诺沙星（诺佳）后接瓶滴注丹参酮Ⅱ、磺酸钠（诺新康），输液器的墨菲滴管有较多的砖红色沉淀析出，患者前臂注射部位周围出现皮疹，停止输液约15min，皮疹渐消退。丹参酮与不少的氟喹诺酮类的药物存在有配伍禁忌，提示在临床用药过程中，当需要丹参针剂与喹诺酮类药物治疗时，应使用不同输液器，避免直接配伍使用。阿司匹林与碱类药物配成散剂，在潮湿时易引起分解；生物碱盐（如盐酸吗啡）溶液，遇碱性药物可使生物碱析出；维生素C溶液与苯巴比妥钠配伍，能使苯巴比妥析出，同时维生素C部分分解；在混合静脉滴注的配伍禁忌上，主要也是酸碱的配伍问题，四环素族（盐酸盐）与青霉素钠（钾）配伍，可使后者分解，生成青霉素酸析出；青霉素与普鲁卡因、异丙嗪、氯丙嗪等配伍，可产生沉淀等。

（刘　芸）

第二节　静脉药物配制中心的质量控制

一、环境的质量控制

PIVAS的空气净化采用层流净化，各区域分别达到十万级、万级、百级。配置中心的核心部分是洁净度达万级的配置室，每个配置室放置超净台，每个超净台开启后，操作区域的洁净度达百级。其中，放置带有活性炭过滤的生物安全柜的配置室用于配制抗生素和抗肿瘤药物；配置室为水平层流操作台，用于配制营养药物。

为了保证静脉药物配制质量，静脉药物配置中心要远离各种污染源。周围的地面、路面、植物等不应对配制过程造成污染。洁净区采风口设在无污染的相对高处。有防止昆虫和其他动物进入的有效设施。PIVAS的环境管理要求如下：

（1）私人衣物和物品不得带入洁净室。

（2）食物与饮料不得带入洁净区或存放在洁净区的冰箱。

（3）药品和配好的输液需及时转移至指定的储存区。

（4）工作人员工作前和每天工作结束后，清洁和整理工作台及工作架，保持工作台整洁。

（5）在工作区域内应严禁存放可能导致溢漏或破碎的危险物，对于有毒废物或被污染的设备在收集时要同一般废弃物严格地区分开来。

（6）输液注射剂及其他药品的外包装必须在无菌配置区外的缓冲间拆开，以免微粒散落造成污染。

二、配制过程的质量控制

不正确地配制无菌制剂会对患者造成伤害，因此无菌和配制准确是配制质量控制的关键因素。要求做到以下几点：

（1）制订质量管理制度以及配制操作规程。

（2）操作人员应及时填写操作规程所规定的各项记录，填写字迹清晰、内容真实、数据完整。更改时，更改人要在更改处签字，并使被更改部分可清晰辨认。

（3）洁净区的质量管理。

①定期检查设施与设备是否处于正常状态，温度湿度等是否符合要求，并有检查记录。

②定期检测洁净区内空气中的尘粒数、菌落数并有记录。

③严格控制进入洁净区操作人员的数目，以保证洁净区内的清洁度。

（4）药品和器具的管理。

①药品应分类按批号、有效期摆放；需冷藏的药品按要求冷藏放置；药品按有效期采取近期先用原则。

②配制过程使用的注射器等器具要符合静脉用药要求。

③静脉药物配制所用的药品应符合静脉注射要求，不符合静脉注射规格的药品不得参与配制。

④注射剂液体出现沉淀、浑浊、变色、分层、有异物的不得使用。

⑤药品有破损、泄漏、无标签或标签不清的不得使用。

⑥定期检查药品有效期，有效期前使用不完的药品要及时退库；超过有效期的药品不得使用，应退库销毁并记录。

（5）配制过程的质量管理。

①临床药师应仔细审查处方，对有疑问的处方，应进行查核确定；有配伍禁忌的、超剂量的处方，应与处方医师联系，更正后方可进行配制。

②静脉药物的配制应严格遵守相应的操作规程。

③在配制过程中，应防止药液喷溅、渗漏而引发交叉污染。

④对操作台面摆放的多份药品要有有效的阻隔措施，防止药品混淆。

⑤严格按照药品说明书进行配制，如有疑问，报主管领导或上级技术人员协助解决。

⑥配制过程中出现异常的应立即停止配制，待查明原因后再配制。如不能马上查明原因的，应及时建议医师修改处方，改为各药分别配制。

⑦肠外营养液等多种药物混合的静脉药物要严格按规定的加药顺序进行配制，不得随意改变。

⑧需避光的药品必须加避光罩。

⑨发生配制错误的输液不得使用，必须纠正或重新配制。

⑩配制好的输液成品经质量检查人员检查合格并签字后方可放行。配制好的输液成品如有异物及出现沉淀、变色等异常现象者不得使用。

⑪配制好的输液成品应立即进行包装，并用经消毒的专用封闭式输送车，专人运送到护士站，由主班护士签字验收。

⑫各种原因退回的未使用的已配制好的药品，应销毁，不得再使用。

⑬静脉药物配置中心所配制药物出现热原反应者经查明原因，若属于该批药品的问题，应停止使用该批药品并上报主管部门。

⑭定期抽检，进行热原检查、药物含量测定等，确保所配制药品的质量。

⑮经常与临床联系，改进不合理处方，不断提高用药质量，并有记录。

（刘　芸）

第三节　无菌配制技术

一、无菌技术的概念及其意义

无菌技术是指根据生产或操作要求所采取的一系列控制微生物污染的方法或措施，如空气的生物净化技术、灭菌技术等。无菌技术是一个完整的、系统的操作体系，包括无菌环境设施、无菌设备器材及人员的无菌操作等。值得强调的是，整个操作体系的任何一个环节都不能受到微生物的污染。

静脉药物配制的药品将通过静脉给药的方式进入人体内，因此，必须保证药品配制过程中的每一个环节都不会受到微生物的污染，为配制药品的安全应用提供保证。

二、无菌配制技术要求

（一）环境要求

静脉药物配制房间的装修材料应具有表面光洁、不反光、易清洁、易消毒、不起尘、经久耐用等特点。房间要求密封性良好，无卫生死角，空气要进行生物净化，较大面积无菌操作区域内空气的洁净度应为万级，在静脉药物配制的核心区域（如无菌操作区内的超静工作台）的空气洁净度应达到百级。需建立两套独立的给排风系统，排风口要远离其他采风口，排风口应经处理达标后方可排入大气。

配制中心内需将抗生素类药物、细胞毒性药物（包括抗肿瘤药物等）和肠外营养液药物及普通药物的配制分开。抗生素类药物和细胞毒性药物（包括抗肿瘤药物等）的配制需要在生物安全柜中进行。肠外营养药物和其他药物的配制需要在层流净化台中进行。

（二）配制器械的无菌要求

静脉药物配制器械要能够耐受高温蒸汽灭菌或化学气体的灭菌，达到无菌程度。

（三）操作人员的要求

操作人员要经过无菌技术培训，并要求工作期间做到以下几点：

（1）身体健康且不得佩戴任何饰物。

（2）保持双手卫生，并进行消毒洗手。

（3）更换无菌服、无菌袜套及工作帽，戴无菌口罩及无菌乳胶手套。

三、无菌技术操作流程

（一）药物配置场地的消毒

药物配制场地一般可分为两部分：非无菌操作区（控制区）和无菌操作区（洁净区）。应有两套清洁用具分别用于清洗控制区和洁净区，这两套清洁用具使用后应分别用2%消佳净（现配现用）进行消毒。

1. 控制区的要求　根据药品自身堆放的要求置于相应的药架上，并定期清洗药架，注意控制区房间的温度、相对湿度、光线和卫生状况等，防止药品发生霉变、氧化。

2. 洁净区的要求　洁净区的清洁消毒分每天清洗、每周清洗和每月清洗。

（1）每天清洗：①整理超净工作台台面。②用75%乙醇擦洗超净台风机，照明灯开关的按键，超净台工作区的顶部，然后从上到下清洁台面的两壁，最后清洁工作台面。③用75%乙醇擦洗和消毒所有不锈钢设备及货架、对讲机、座椅和门等。④用75%乙醇擦洗和消毒垃圾桶，包括里面和外面，然后套上垃圾袋。⑤用75%乙醇擦洗和消毒传递窗的顶部、两把手、台面。⑥用2%消佳净（现配现用）擦洗地面，不留死角。⑦用2%消佳净（现配现用）清洁消毒一更、二更的橱柜。

（2）每周清洗：①完成日清洗的内容。②检查所有设备的不锈钢表面是否有锈迹，如有则用百洁布擦去。③每周总消毒一次，添加一次性医用耗材等。④每周清洗室内出风口滤网。

（3）每月清洗：①各仪器设备的高处除尘。②用2%消佳净（现配现用）擦洗墙面、天花板和玻璃等。

（二）空气生物净化过滤网的更换

根据空气检测的结果定期专人更换。

（三）人员的无菌操作

1. 进入控制区　配制中心工作人员首先在更衣室内换上工作衣和工作鞋、戴上工作帽后方可进入控制区。工作帽必须盖住所有头发。来访者和维修人员进入控制区前，需得到配制中心负责人的同意并按要求更换衣、帽、鞋方可进入。

2. 进入洁净区　进入洁净区的任何人，都应遵从相关的更衣程序进入。来访者或维修人员进入前，必须得到配制中心负责人的同意。用于维修的工具在带入之前先用乙醇消毒。非授权人员不得进入洁净区域。

（1）进入洁净区规程：①一更：首先在更衣室内换上工作衣和工作鞋；去除手及手腕上的所有饰物；使用消毒肥皂对双手和手臂进行消毒，搓揉30s，用水冲洗90s后将手吹干。②二更：穿好经灭菌的洁净鞋套；穿上选好的连体无尘无菌服，保证衣服不要接触地板，工作帽必须整齐，尽量减少毛发、裸露皮肤的暴露。戴上一次性口罩；跨过长凳，选择一次性手套并戴上，并用乙醇消毒手套。在配药过程中应经常用乙醇消毒并保持手套湿润，以减少微粒的产生。

（2）出洁净区规程：①临时外出：脱下洁净鞋套，脱下连体服，并挂在挂钩上，出洁净区；将一次性手套、工作帽和口罩丢入更衣室外的污物桶内；重新进入洁净区必须按照相关的更衣程序进入洁净区域。②工作结束：将脱下的连体服放入更衣室内指定的运送箱里送去清洗；将一次性手套、工作帽和口罩丢入更衣室外的污物桶内；洁净鞋应每天在指定的水槽内清洗、消毒。

（四）药品的无菌配制

操作人员在控制区将要进行配制的药品放进经过75%乙醇擦洗过的药篮中，从控制区放入传递窗内，经过紫外线消毒30min后，由在洁净区内的操作人员取出，进行配制。配制完毕后，操作人员将已完成的配制药物和包装放入药篮，从洁净区放入传递窗内，由控制区的操作人员取出。

四、静脉药物的无菌配制操作规程

（1）从排药者处接收已排好的静脉输液药品。

（2）核对标签内容与篮子内的药品是否相符。

（3）用70%乙醇消毒输液袋的加药口后放置在层流工作台的中央区域。

（4）撕开一次性注射器的外包装，旋紧针头连接注射器，确保针尖斜面与注射器刻度处于同一方向。将注射器垂直放在层流工作台的内侧。

（5）从安瓿中抽吸药液，加入输液袋中

①用70%乙醇消毒安瓿瓶颈，对着层流台侧壁打开安瓿，不要对着高效过滤器打开，以防药液溅到过滤器上，将打开后的安瓿放在注射器的同一区域，距离5cm。

②注射器针尖斜面朝上，靠在安瓿颈口，拉动针栓，抽吸药液。将药液通过加药口注入输液袋中，摇匀；整个过程应注意保持处于"开放窗口"（指操作用的洁净操作台处于工作状态，并符合洁净度要求）。

注意：如只抽吸部分药液，则必须有标识注明。

（6）溶解西林瓶中的药物，加入输液袋中

①用70%乙醇消毒西林瓶口，放在注射器的同一区域，距离5cm。

②注射器抽吸适量相应溶解注射液，针尖斜面朝上，挤压西林瓶口的胶塞，再将针筒竖直，穿刺胶塞，注入药液，振荡直至溶解完全。

③抽吸药液，将药液通过加药口注入输液袋中，摇匀。整个过程应注意保持处于"开放窗口"。

（7）将配制好的输液袋、空西林瓶、安瓿放入篮子内（注意避免扎破输液袋），在输液袋签字确认。

（8）所有细胞毒性药物配制操作均应在生物安全柜中进行，非细胞毒药物一般在水平层流工作台上进行，并严格按照无菌操作技术操作，保持处于"开放窗口"。

（9）通过传递窗将已配制好的输液袋送出，经核对药师核对。

（刘 芸）

第四节 全肠外营养液（TPN）配制操作规程

全肠外营养制剂（TPN）是将机体所需的营养素按一定的比例和速度以静脉滴注方式直接输入体内

的注射剂，它能供给患者足够的能量，合成人体或修复组织所必需的氨基酸、脂肪酸、维生素、电解质和微量元素，使患者在不能进食或高代谢的情况下，仍可维持良好的营养状况，增进自身免疫能力，促进伤口愈合，帮助机体度过危险的病程。同时它又是微生物的良好营养剂，其混合配制需按一定的规程，并严格遵循无菌操作的要求。如在一般环境中配制全静脉营养液则极易遭到污染，输入人体后将引起感染，后果严重。因此，TPN 的配制要遵守以下的操作规程。

（1）配制全营养液必须在合格的层流工作台进行。

（2）从排药者处接收已排好的静脉输液药品，核对标签内容与篮子内的药品是否相符。

（3）检查一次性静脉营养输液袋包装是否密封完整和有效期，合格才能使用。

（4）首先将不含磷酸盐的电解质和微量元素加入到复方氨基酸中，充分混匀，以避免局部浓度过高。

（5）将磷酸盐加入到葡萄糖溶液中，并充分振荡混匀。

（6）关闭静脉营养输液袋的所有输液管夹，然后分别将输液管连接到葡萄糖溶液和氨基酸溶液中，倒转这两种输液容器，悬挂在水平层流工作台的挂杆上，打开两根输液管夹，待葡萄糖和氨基酸溶液全部流入到静脉营养输液袋后，关闭输液管夹。

（7）翻转静脉营养输液袋，使这两种溶液充分混匀。

（8）将水溶性的维生素溶解到脂溶性的维生素中，充分混匀后加入到脂肪乳中混匀。

（9）连接第三根输液管到含有维生素的脂肪乳液中，打开输液营养管夹，使脂肪乳全部流入到静脉营养输液袋后，关闭输液管夹。

（10）轻轻摇动静脉营养袋，使内容物充分溶解后，将静脉营养输液袋口朝上竖起，打开其中一路输液管夹，待袋子中多余的空气排出后关闭输液管夹。

（11）用密封管夹关闭静脉营养输液袋口，拆开输液管，用备用的塑料帽关闭静脉营养输液袋袋口。

（12）挤压静脉营养输液袋，观察是否有液体渗出，如有则丢弃。

（13）所有这些操作均应在水平层流工作台上进行，并严格按照无菌技术操作，保持处于"开放窗口"。

（14）将标签贴在静脉营养输液袋上，签名认可后，送出成品间，由药师检查核对。

（15）药师应仔细检查有无发黄、变色。出现浑浊、沉淀、剂量不符等现象出现，如有则须丢弃。核对结束后，将静脉营养输液袋装入避光袋中交给病区，如不马上使用，则应放入冰箱中冷藏保存。

（刘　芸）

第五节　化疗药物的安全配制操作规程

化学治疗药物主要包括抗微生物、寄生虫药物和抗恶性肿瘤药物。在普通环境中配制化疗药物，不但不能保证无菌操作，更为严重的是，在配制过程中药物的任何微小散出都将给环境和医护人员的身体造成危害，包括细菌耐药突变与致癌因素污染。因此，化学治疗药物的配制对于人员、环境、设备、工作程序和废弃物的处理等方面都有着特殊要求。

一、化疗药物配制区域及设备准备

（一）化疗药物配制区域和进入人员的要求

（1）只允许授权的工作人员进入，并在区域的入口应有醒目的标记说明只有授权人员才能进入。

（2）尽量避免频繁的物流及人员的进出。

（3）区域内应有适当的警告标签来提醒操作细胞毒药物时应该注意的防护措施。

（4）禁止在药物配制区域进食、喝水、抽烟、嚼口香糖、化妆和储存物品。

（5）区域内张贴化疗药物接触皮肤或眼睛后的处理流程。

（6）在药物配制区域设有水池，并配备冲洗眼睛的喷头，随时准备一些包括生理盐水在内的溶液以备紧急冲洗眼睛用。

（7）所有危险药物的配制都应在生物安全柜中进行。

（8）在配制细胞毒药物时应使用无菌操作。

（二）生物安全柜的准备

（1）所有的细胞毒药物配制工作均应在生物安全柜中完成。在开始配制前先用无菌纱布擦拭安全柜的台面和四壁，用过的纱布与其他生物危害性废物一起处理。将一张一面吸水一面防水的垫布置于安全柜内的工作台面上，该垫在遭溅洒污染或配制工作完成后立即抛弃。

（2）在配制药物前应准备好所有的配制及用药时需要的药品和器材，这样可减少对柜内气流的影响，从而减少对人员的污染。

（3）带有活性炭过滤器的生物安全柜用于配制肿瘤药物。

（三）器材准备

1. 针筒和溶解器　如下所述：

（1）严格固定针筒上可活动部件，防止针栓等与针筒分离。

（2）针筒中的液体不能超过针筒长度的 3/4，防止针栓从针筒中滑落。

（3）在配制细胞毒药物过程中使用的针筒和针头应避免挤压、敲打、滑落，在丢弃针筒时无须将针头套上，应立即丢入防刺容器中再处置，以防药物液滴的产生及针刺伤。

（4）应将污染的器材丢置在放于生物安全柜内的一次性防刺容器中。

2. 个人防护器材　包括：一件长袖、有弹性袖口、无絮状物、前面无透过性的工作服；一副无粉末的乳胶手套，工作服的袖口卷入手套之中；呼吸系统、眼睛、面部的保护器材。

严格执行操作规程，在细胞毒药物配制前做好准备工作：首先药剂师应穿上长袖且弹性收口的反背保护衣，戴无粉末的一次性乳胶手套两副，一副戴于反背衣收口下面，另一副戴于收口上面，保证没有手背或腕部皮肤暴露在外。当外手套遭到污染时应立即更换。若手套被刺破或有大片污染时，则内外两副手套均应更换。手术用口罩和帽子可选择使用，但其对于配制细胞毒药物时产生的粉雾并没有保护作用。

（四）生物安全柜的清洁

（1）已受污染的物品都必须放置在位于生物安全柜内的防漏防刺的容器内。

（2）个人防护器材脱卸后放置在位于准备区域的防漏防刺的容器内，操作人员不得将个人防护器材穿戴出准备区域。

二、化疗药物溅洒（溢出）和废弃物的处理

（一）化疗药物溅洒（溢出）的处理

在化疗药物的配制过程中，所有物品均应小心轻放，有序处理，尽量避免溅洒或溢出的发生。当发生化疗药物溅洒（溢出）时要及时处理。

1. 处理原则　包括以下几点：

（1）在细胞毒药剂制备和储存的地区应具有处理溢出的工具。员工必须熟悉他们的使用方法及程序。

（2）在细胞毒药剂的制备中，可用无菌的塑料包裹有吸收能力的薄布片或有吸收力的麻料来吸收少量的溢出物。

（3）清除溢出物的人员必须穿戴好防护服、双层手套和眼罩，当处理量大时要戴呼吸器。

（4）少量药剂溢出，可用有吸收力强的拖把来清除。较严重的溢出可由吸收力强的垫子或有吸收力的微粒来清除。污染的区域最后用强碱来清洗。

（5）所有被溢出物污染的物料和废弃物必须废弃并按照相关部分列出的处理方法来处理。

（6）被溅出的药剂污染的人员必须脱去被污染的衣服，受到污染的部位必须用肥皂清洗或用清水冲刷。若有针刺伤应按原则处理。

2. 具体操作处理程序　如下所述：

（1）少量溢出的处理：少量溢出是指在安全生物柜以外体积小于等于5ml或剂量小于等于5mg的溢出。当发生小量溢出时，首先正确评估暴露在溢出物环境中的每一个人。如果有人的皮肤或衣服直接接触到药物，必须立即用肥皂和清水清洗被污染的皮肤。处理小量药物溢出的操作程序如下：

①穿好工作服，戴上两副无粉末的乳胶手套，戴上面罩。

②如果溢出药物会产生气化，则需要戴上呼吸器。

③液体应用吸收性的织物布块吸干并擦去，固体应用湿的吸收性的织物布块吸干并擦去。

④用小铲子将玻璃碎片拾起并放入防刺的容器中。

⑤防刺容器、擦布、吸收垫子和其他被污染的物品都应丢置于专门放置细胞毒药物的垃圾袋中。

⑥药物溢出的地方应用清洁剂反复清洗3遍，再用清水洗干净。

⑦需反复使用的物品应当由受训人员在穿戴好个人防护用品的条件下用清洁剂清洗2遍，再用清水清洗。

⑧放有细胞毒药物污染物的垃圾袋应封口，再放入另一个放置细胞毒废物的垃圾袋中。所有参加清除溢出物员工的防护工作服应丢置在外面的垃圾袋中。

⑨外面的垃圾袋也应封口并放置于细胞毒废物专用一次性防刺容器中。

⑩记录以下信息：药物名称、大概的溢出量、溢出如何发生、处理溢出的过程及暴露于溢出环境中的员工、患者及其他人员的姓名。

⑪通知相关人员注意药物溢出。

（2）大量溢出的处理：大量溢出是指在安全生物柜以外体积大于5ml或剂量大于5mg的溢出。如果有人的皮肤或衣服直接接触到药物，其必须立即脱去被污染的衣服并用肥皂和清水清洗被污染的皮肤。溢出地点应被隔离出来，应有明确的标记提醒该处有药物溢出。大量细胞毒药物的溢出必须由受训人员清除，处理程序如下。

①必须穿戴好个人防护用品，包括里层的乳胶手套、鞋套、外层操作手套、眼罩或者防溅眼镜。

②如果是可能产生气雾或汽化的细胞毒药物溢出，必须配戴防护面罩。

③轻轻将吸附性强的吸收药物织物布块或防止药物扩散的垫子覆盖在溢出的液体药物之上。

④轻轻将湿的吸收性垫子或湿毛巾覆盖在粉状药物之上，防止药物进入空气中去，然后用湿垫子或毛巾将药物除去。

⑤将所有的被污染的物品放入溢出包中备有的密封的细胞毒废物垃圾袋中。

⑥当药物完全被除去以后，被污染的地方必须先用清水冲洗，再用清洁剂清洗3遍，清洗范围应从小到大进行。

⑦清洁剂必须彻底用清水冲洗干净。

⑧所有用于清洁药物的物品必须放置在一次性密封的细胞毒废物垃圾袋中。

⑨放有细胞毒药物污染物的垃圾袋应有封口，再放入另一个放置细胞毒废物的垃圾袋中。所有参加清除溢出物员工的个人防护用品应丢置在外面的垃圾袋中。

⑩外面的垃圾袋也应有封口并放置于细胞毒废物专用一次性防刺容器中。

⑪记录以下信息：药物名称、大概的溢出量、溢出如何发生、处理溢出的过程、暴露于溢出环境中的员工、患者及其他人员的姓名。

⑫通知相关人员注意药物溢出。

（3）生物安全柜内溢出：在生物安全柜内体积小于150ml的溢出的清除过程同小量和大量的溢出。在生物安全柜内的药物溢出大于等于150ml时，在清除掉溢出药物和清洗完药物溢出的地方后，应该对整个安全柜的内面进行另外的清洁。处理过程如下：

①使用工作手套将任何碎玻璃放入位于安全柜内的防刺容器中。

②安全柜的内表面，包括各种凹槽之内，都必须用清洁剂彻底地清洗。

③当溢出的药物不在一个小范围或凹槽中时，需用特殊 pH 值的肥皂来清除不锈钢上的溢出物。

④如果溢出药物污染了高效微粒气体过滤器，则整个安全柜都要封在塑料袋中直到高效微粒气体过滤器被更换。

（二）废弃物品的处理

（1）所有尖的废弃物应放在防穿孔的容器中。

（2）所有细胞毒废弃物必须放在合格的袋中并封口，保证不发生泄漏。所有细胞毒废弃物的容器必须标识，以表示细胞毒废弃物的存在。

附：溢出包

在所有细胞毒药物准备、配发、使用、运输和丢置的地方都应准备有溢出包。包中的物件应有：1 件由无渗透性纤维织成的有袖的工作服；1 双鞋套；2 双乳胶手套；1 双备用乳胶手套；1 副化学防溅眼镜；1 个再呼吸面罩；1 个一次性灰尘盘（收集碎玻璃）；1 个塑料小笤帚（将碎玻璃或其他物质扫入盘中）；2 块塑料背面的吸收手巾；250ml 和 1ml 的 spill—control pillow；2 块一次性海绵（一块擦除溢出液体，一块擦洗溢出物祛除后的地板等），1 个装尖锐物的容器；2 个大、厚的一次性垃圾袋。

（刘　芸）

第四章

静脉输液操作并发症的预防及处理

静脉输液是利用液体静压与大气压形成的输液系统内压高于人体静脉压的原理，将无菌溶液或药液直接输入静脉内的方法。静脉输液是临床的基础护理操作，通过静脉输液可迅速、有效地补充机体丧失的体液和电解质，增加血容量，改善微循环，达到维持血压及治疗疾病的目的，是医院治疗抢救患者的重要手段。临床输液操作过程中常出现一些并发症，严重影响用药安全和治疗效果，给患者带来一定痛苦，甚至危及患者生命。因此，将药物稳、准、快、好地输注到患者体内，有效预防或尽早发现、处理相关并发症，是护理工作的重要内容。

第一节 周围静脉输液法操作并发症的预防及处理

周围静脉输液法是将一定量的无菌溶液或药液经周围静脉输入体内的方法。可能发生的并发症包括发热反应、急性肺水肿、静脉炎、空气栓塞、血栓栓塞等。

一、发热反应

（一）临床表现

输液过程中出现发冷、寒战和发热。

1. 轻者 体温 38℃ 左右，伴头痛、恶心、呕吐、心悸，停止输液数小时后多可自行缓解。

2. 重者 高热、呼吸困难、烦躁不安、血压下降、抽搐、昏迷，甚至危及生命。

（二）预防措施

（1）严格执行查对制度：液体使用前仔细检查，查看瓶签是否清晰、液体是否过期、瓶盖有无松动及缺损、瓶身瓶底及瓶签处有无裂纹。检查药液有无变色、沉淀、杂质及透明度的改变。输液器使用前查看包装袋有无破损；禁止使用不合格的输液器具。

（2）严格遵守无菌技术操作原则：安瓿锯痕后需用酒精棉签消毒一次方可折断，以达到消毒的目的；瓶塞、皮肤穿刺部位规范彻底消毒；重复穿刺要更换针头。

（3）严格执行消毒隔离制度采用一次性注射器加药，严格执行一药一具，不得重复使用。

（4）加药时斜角进针，以减少胶塞碎屑和其他杂质落入瓶中的机会；加药对避免使用大针头及多次刺穿瓶塞。

（5）两种以上药物配伍时，注意配伍禁忌，配制后观察药液是否变色、沉淀、混浊。配制粉剂药品时充分摇匀，药物完全溶解后方可使用；药液配制好后检查无可见微粒方可加入液体中。液体现用现配。

（6）配液、输液时保持治疗室、病房的环境清洁，减少探陪人员，避免灰尘飞扬。

（三）处理措施

（1）评估发热程度，给予心理安慰。

（2）发热反应轻者，减慢输液速度，发冷、寒战者给予保暖。

（3）高热者立即减慢或停止输液，予物理降温，观察生命体征，并按医嘱给予抗过敏药物及激素治疗。

（4）发热反应严重者即刻停止输液，遵医嘱予对症处理，并保留输液器具和溶液进行检查。如需继续输液，更换液体及输液器、针头并重新选择注射部生进行穿刺。

二、急性肺水肿

（一）临床表现

（1）输液过程中患者突然出现胸闷、气促、呼吸困难、咳嗽、咳泡沫样痰或咳粉红色泡沫样痰。

（2）严重者稀痰液可从口鼻涌出，听诊肺部布满湿性啰音，心率变快伴心律不齐。

（二）预防措施

（1）输液过程中，注意控制输液速度，尤其是老年人、小儿、心脏病患者速度不宜过快，液量不宜过多。

（2）输液过程中加强巡视，避免因体位或肢体改变而使输液速度加快。

（三）处理措施

（1）立即减慢或停止输液，并立即通知医生，进行紧急处理。

（2）病情允许的情况下协助患者取端坐位，两腿下垂，以减少下肢静脉回心血量，从而减轻心脏负荷。

（3）高浓度给氧（6～8L/min），湿化瓶中加入30%～50%乙醇溶液，以减低肺泡内泡沫表面张力，从而改善肺部气体交换，缓解缺氧症状。

（4）遵医嘱给予强心剂、利尿剂、扩血管药、镇静剂、平喘药。

（5）必要时四肢轮流扎止血带或血压计袖带，以减少静脉回心血量。

三、静脉炎

（一）临床表现

（1）沿静脉走向出现条索状红线，局部组织发红、肿胀、灼热、疼痛，常伴有畏寒、发热等全身症状。

（2）发病后可因炎性渗出、充血水肿、管腔变窄而致静脉回流不畅，甚至阻塞。

（二）预防措施

（1）严格遵守无菌技术操作原则，严防输液微粒进入血管。穿刺部位严格消毒，保持针头无菌。

（2）正确选择输液工具；对需长期静脉输液者有计划地更换输液部位。避免同一部位反复穿刺。妥善固定防止针头摆动对静脉的损伤而诱发静脉炎。

（3）尽量避免下肢静脉输液，因其内有静脉窦可致血流缓慢而易产生血栓和炎症；如不可避免选择下肢静脉输液时，抬高下肢20°～30°，以加快血液回流。瘫痪肢体、手术肢体不宜行静脉输液。

（4）输入对血管壁刺激性强的药物时，尽量选用大血管；药物充分稀释并严格控制其输注的浓度和速度。

（5）严格掌握药物配伍禁忌，联合用药时每瓶药液中不宜超过2～3种药物。

（6）使用外周静脉留置针期间，加强对穿刺部位的理疗和护理，如输液时持续热敷穿刺肢体。静脉留置针留置时间在72h以内。

（7）建议使用一次性精密输液器；连续输液者，每24h更换1次输液器。

（三）处理措施

（1）停止患肢静脉输液并抬高患肢、制动。

（2）根据情况进行局部处理：①局部热敷；②50%硫酸镁溶液行湿热敷；③中药如意金黄散外敷；④云南白药外敷；⑤超短波理疗；⑥如合并全身感染，遵医嘱应用抗菌药物治疗。

四、空气栓塞

（一）临床表现

（1）患者突感异常胸闷不适，胸骨后疼痛，眩晕，血压下降，随即呼吸困难，严重发绀伴濒死感。

（2）听诊心前区有持续、响亮的"水泡声"样杂音，重者因严重缺氧而立即死亡。

（二）预防措施

（1）输液前仔细检查输液器的质量及连接是否紧密，有无松脱。

（2）穿刺前排尽输液管及针头内空气。

（3）输液过程中加强巡视并及时更换或添加药液，输液完成后及时拔针。

（4）加压输液时，专人守护。

（三）处理措施

（1）发生空气栓塞时，立即置患者于左侧卧位和头低足高位，以利于气体浮向右心室尖部，避免阻塞肺动脉入口；随着心脏的跳动，空气被混成泡沫，分次小量进入肺动脉内以免发生阻塞。

（2）立即给予高流量氧气吸入，提高患者的血氧浓度，纠正缺氧状态；同对严密观察患者病情变化，如有异常及时对症处理。

（3）有条件者可通过中心静脉导管抽出空气。

五、微粒污染

（一）临床表现

不溶性微粒的大小、形状、化学性质以及堵塞人体血管的部位、血运阻断的程度和人体对微粒的反应等不同，患者的表现不同。

（1）大于毛细血管直径的微粒可直接阻塞毛细血管，引起局部供血不足，组织缺血、坏死。

（2）红细胞聚集在微粒上，形成血栓，可引起血管栓塞和静脉炎。

（3）微粒进入肺、脑、肾脏等部位的毛细血管内时，可引起巨噬细胞的增殖，形成肉芽肿，引起局部供血不足而影响其功能。

（4）微粒本身是抗原，可引起过敏反应和血小板减少。

（二）预防措施

（1）避免长期大量输液。

（2）配药室采用净化工作台；安瓿锯痕后以酒精擦拭颈段再折断，忌用击、敲的方式开安瓿。

（3）抽吸药液时针头置于安瓿中部，且安瓿不宜倒置；注射器不可反复多次使用；针头不可反复穿刺橡胶瓶塞。

（4）向输液瓶内加药时，将针管垂直静止片刻后注入；输液中尽量避免摆动液体瓶；以减少微粒进入体内。

（5）选择有终端滤器的输液器输液可有效截留输液微粒。

（6）为患者行静脉穿刺时，应用随车消毒液洗手。

（三）处理措施

（1）发生血栓栓塞时，抬高并制动患肢，禁止在患肢输液。

（2）局部热敷、超短波理疗；或采用热量设计功耗（thermal design power，TDP）灯照射，每天2次，每次30min。

（3）严重者手术清除血栓。

六、疼痛

（一）临床表现

（1）药液输入后，患者感觉静脉穿刺部位及周围剧烈疼痛，有时甚至因疼痛难忍而停止输液。

（2）若因药液外漏引起，穿刺部位皮肤可见明显肿胀。

（二）预防措施

（1）注意药液配制的浓度，输注对血管有刺激性的药液时，宜选用大血管进行穿刺，并减慢输液速度。

（2）输液过程中加强巡视，若发现液体外漏，局部皮肤肿胀，拔针后选择其他部位重新穿刺。

（三）处理措施

（1）局部热敷，以减轻疼痛。

（2）疼痛难忍时可遵医嘱采用小剂量利多卡因静脉注射。

（3）因液体外渗引起的局部肿胀，予局部热敷或硫酸镁湿敷。如外渗药液易引起局部组织坏死，使用相应拮抗药物局部封闭治疗。

七、败血症

（一）临床表现

输液过程中患者突然出现畏寒、寒战、高热、恶心、呕吐、腰痛、发绀、呼吸及心率增快；部分患者出现四肢厥冷、血压下降、神志改变等，而全身各组织器官又未发现明确的感染源。

（二）预防措施

（1）配制药液或营养液、维护输液导管时严格遵守无菌技术操作原则。

（2）采用密闭式一次性输液器具。

（3）认真检查输入液体质量，检查瓶身有无裂痕、瓶盖有无松动、瓶签是否清晰及是否过期等。

（4）输液过程中，经常巡视，观察患者情况及输液管道有无松脱等。

（5）不可经输液导管取血化验。

（6）输液器每24h更换1次；经静脉留置针或PICC导管输液时，严格按照规范进行维护。

（三）处理措施

（1）发生败血症后，立即弃用原药液，重新建立静脉通道。

（2）遵医嘱予以抗菌药物治疗。

（3）合并休克者，另外建立一静脉通道给予低分子右旋糖酐扩容，输注血管活性药物维持血压。

（4）合并代谢酸中毒者，给予5%碳酸氢钠纠正酸中毒。

八、神经损伤

（一）临床表现

（1）穿刺时误刺神经、药液外漏损伤神经、夹板固定不当使神经受压等可使受损神经支配的相应肢体出现发冷、发麻、发热、无力、刺痛感等。

（2）重者根据损伤神经的部位，还可出现相应肢体、关节活动功能受限。

（二）预防措施

（1）输入对血管、神经刺激性强的药液时，先用等渗盐水行静脉穿刺，确定针头在血管内后再更换要输注的液体。

（2）输液过程中加强巡视，严密观察药液有无外漏。

（3）选择手背静脉输液时，应熟悉手部神经与血管的解剖结构与走向，进针深度应根据患者体型、胖瘦及血管显露情况而定，尽可能一次成功。长期输液患者应有计划地更换穿刺部位，保护好血管。

（4）使用夹板时，应注意松紧适宜。

（三）处理措施

（1）穿刺中出现剧痛或触电感时，应立即拔针更换穿刺部位，并观察患者肢体有无麻木、疼痛、活动障碍等。

（2）穿刺部位发生红肿、硬结后，严禁热敷，可用冷敷，每天2次。

（3）神经损伤后，患肢不宜过多活动，可用理疗、红外线超短波照射，每天2次，也可遵医嘱予以营养神经的药物如维生素 B_{12}、维生素 B_1 肌内注射。

九、静脉穿刺失败

（一）临床表现

（1）针头未刺入静脉，无回血，滴注药物有阻力；输液点滴不畅，甚至不滴。

（2）针头斜面滑出血管外或一半在血管外，药液注入皮下，局部疼痛及肿胀。

（二）预防措施

（1）选择暴露好、较直、弹性好、清晰的浅表静脉进行静脉注射。

（2）适用型号合适、质量可靠的针头。

（3）评估患者的合作程度，取得患者良好的配合。

（4）严格检查静脉留置针包装及质量，包装有破损或过期者不能使用。

（5）穿刺时动作要稳，进针要快、准，避免反复穿刺，妥善固定，防止穿刺过程中脱出。

（6）穿刺时观察有无回血，并体会针尖刺入血管时的"落空感"以判断是否进入血管；不要盲目进针或退针。

（7）见回血后平行缓慢顺血管的方向进针 $0.1 \sim 0.2 cm$，使外套管的尖端进入血管，再轻轻边退针芯边向血管内送入外套管，但不能将外套管全部送入；如遇阻力，不要强行向内推送，观察静脉走向及有无静脉瓣等，如确定外套管在血管内，即可固定。

（三）处理措施

（1）评估穿刺失败为针头未进入静脉，无回血时，可针头稍退出但不退出皮肤，调整进针角度和方向，穿刺入血管，见回血、无肿胀，则穿刺成功。

（2）评估穿刺失败为针头斜面一半在血管内、一半在管腔外，或者穿破血管，针头在血管外时，立即拔针，局部按压止血。重新选择合适血管穿刺。

十、药液外渗性损伤

（一）临床表现

注射部位出现局部肿胀、疼痛，皮肤温度低。

（二）预防措施

（1）选择合适的血管，避免注射药物外渗。

（2）熟练掌握静脉注射技术，避免因穿刺失败而造成药液外渗。

（三）处理措施

（1）注射时，注意观察有无药液外渗：如发生药液外渗，立即终止注射，拔针后局部按压，另选血管重新穿刺。

（2）因外渗造成局部疼痛、肿胀者：应根据注射药液的性质不同分别进行处理。

①血管收缩药（如去甲肾上腺素、多巴胺、间羟胺）外渗：可采用肾上腺素拮抗剂酚妥拉明 5 ~

10mg 溶于 20ml 生理盐水中做局部浸润，以扩张血管；同时给 3% 醋酸铅局部湿热敷。

②高渗药液（20% 甘露醇、50% 葡萄糖）外渗：可用 0.25% 普鲁卡因 5～20ml 溶解透明质酸酶 50～250U，注射于渗液局部周围，因透明质酸酶有促进药物扩散、稀释和吸收作用。

③对于抗肿瘤药物外渗：应尽早抬高患肢，局部冰敷，使血管收缩并减少药物吸收。

④阳离子（氯化钙、葡萄糖酸钙）溶液外渗：可用 0.25% 普鲁卡因 5～10ml 作局部浸润注射，可减少药物刺激，减轻疼痛。同时用 3% 醋酸铅和 50% 硫酸镁溶液交替局部湿热敷。

⑤药物外渗超过 24h 未恢复，局部皮肤由苍白转为暗红，禁止热敷。

（3）如上述处理无效，组织发生坏死，则由外科处理，预防感染。

十一、导管阻塞

（一）临床表现

静脉滴注不畅或不滴，有时可见导管内凝固的血块。

（二）预防措施

（1）穿刺前连接好输液装置，避免导管折叠。

（2）输液过程中加强巡视，防止因输液压力过小或输液管路弯曲、反折导致滴注不畅及血液回流时间过长而凝固在输液管内导致堵塞。

（3）如遇局部肌肉痉挛的患者，避免在此部位输液；全身抽搐发作的患者静脉输液时应及时控制抽搐。

（三）处理措施

导管或针头阻塞时，重新选择静脉进行穿刺。

十二、注射部位皮肤损伤

（一）临床表现

胶贴周围发红、小水疱；部分患者皮肤外观无异常改变，但在输液结束揭去胶带时可见表皮撕脱。

（二）预防措施

（1）使用一次性输液胶贴。

（2）水肿及皮肤敏感者，穿刺成功后，针尖处压一无菌棉球，再改用消毒后的弹力自黏性绷带固定，松紧以针头不左右移动为宜。

（3）输液结束揭去胶贴时，动作缓慢、轻柔，一手揭胶贴，一手按住与胶贴粘贴的皮肤慢慢分离，防止表皮撕脱。如揭除困难，用生理盐水浸湿后再揭。

（三）处理措施

（1）水疱小于 5mm 时，保留水疱，用生理盐水将皮肤清洗干净，无菌干纱布擦干后覆盖水胶体敷料，每 3～4d 更换敷料 1 次。

（2）水疱大于 5mm 时，络合碘消毒皮肤后用无菌针头抽出水疱内液体，用无菌干纱布擦干后覆盖水胶体敷料，每 3～4d 更换敷料 1 次。

（3）表皮撕脱时，用生理盐水清洗创面，并以水胶体敷料覆盖并封闭创面，每 3～4d 更换敷料 1 次。

（陈　良）

第二节　头皮静脉输液法操作并发症的预防及处理

头皮静脉输液法常适应于小儿。小儿头皮静脉丰富且分支多、互相沟通交错成网状、表浅易见，穿刺后易于固定，且便于患儿的肢体活动。头皮静脉输液法可能发生的并发症包括误入动脉、发热反应、静脉穿刺失败等。

一、误入动脉

（一）临床表现

（1）穿刺时患儿尖叫，呈痛苦貌。

（2）推药时阻力大，且局部迅速可见呈树枝分布状苍白。

（3）滴注时液体滴入不畅或不滴，甚至血液回流至输液管内造成堵塞。

（二）预防措施

（1）加强基本知识学习，熟悉解剖位置，加强技术操练。

（2）尽量在患儿安静或熟睡的情况下穿刺。

（3）输液过程中加强巡视，密切观察患儿反应。

（三）处理措施

发现误入动脉，立即拔针另选血管重新穿刺。

二、发热反应

（一）临床表现

输液过程中或输液后，患儿出现面色苍白、发冷、发热和寒战，体温可达 40～42℃，伴有呼吸加快、脉速、皮肤出现花纹。

（二）预防措施

（1）严格掌握患儿输液指征。

（2）注意患儿体质，早产儿、体弱儿、重度肺炎、痢疾等患儿，输液前应采取适当的保护、隔离措施。

（3）其余预防措施参见本章第一节中发热反应的预防措施。

（三）处理措施

参见本章第一节中发热反应的处理措施。

（陈　良）

第三节　输液泵输液法操作并发症的预防及处理

输液泵输液法是一种通过微电脑控制机械推动液体经输液管路进入体内的方法。输液泵是一种电子机械装置，可精确控制输入液体的速度和单位时间内的总量，并能对输液过程中出现的异常情况通过报警提示，且能及时自动切断输液通路。其临床应用提高了用药的安全性和准确性，减少了临床医护人员的工作强度，提高了工作效率和质量。根据输液泵控制原理可分为蠕动控制型输液泵与针筒微量注射式注射泵。对需快速补液或需严格控制输液量的患者均可应用输液泵，其可能发生的并发症包括：泵管堵塞、药液滴入失控、漏液、触电损伤等。

一、导管阻塞

（一）临床表现

输液泵的各种报警未及时处理而致泵停止工作时间较长，血液回流堵塞导管。此时液体不滴或输注不畅，导管内可见凝固的血块。

（二）预防措施

（1）熟练掌握各种报警指示标识、报警原因及处理方法。

（2）输液过程中加强巡视，及时处理各种报警状态。

（3）告知患者及家属输液泵出现报警时应及时使用呼叫器通知医护人员。

（三）处理措施

（1）查找输液导管、输液泵、患者三方面原因，排除故障。

（2）导管或针头阻塞时，重新选择静脉进行穿刺。

二、药液滴入失控

（一）临床表现

药液滴入快于或慢于病情、药液所要求的速度。

（二）预防措施

（1）使用输液泵时先检查仪器的各功能状态，确保各功能良好后方可使用。

（2）告知患者不要随意触摸输液泵面板，以防改变输液速度。

（3）设置各参数后及时将面板锁定。

（4）输液过程中随时查看输液泵的工作状态，发现问题及时处理。

（三）处理措施

（1）检查输液泵或注射泵的功能是否完好，必要时予以及时更换输液泵。

（2）按要求重设输液速度。

（3）向患者及家属讲解控制输液速度的重要性，嘱其不宜擅自调节控制面板。

三、漏液

（一）临床表现

患者穿刺部位、管路连接处有液体漏出。

（二）预防措施

（1）适当调节输液泵的注入压力，防止压力过高而致管道连接处漏液或管道破裂。

（2）因输液泵无漏液报警提示，较长时间使用输液泵输液加之患者翻身或其他活动易使管道连接处脱落，故应经常检查管路。

（3）输液前应仔细检查各管路及连接部位是否紧密连接。

（三）处理措施

（1）发生漏液后应先查找原因。

（2）更换输液管路。

（陈　良）

第五章

高压氧在急症疾病中的应用

第一节 治疗急性一氧化碳中毒

一、概述

一氧化碳（carbon monoxide，CO）俗称煤气，是含碳物质燃烧不完全而产生的有毒气体，无色、无味、无臭、无刺激性，属于亲血红蛋白类毒物。

急性 CO 中毒（acute carbon monoxide poisoning，ACMP）大多由于煤炉没有烟囱或烟囱闭塞不通，或因大风吹进烟囱，使煤气逆流入室，或因居室无通气设备所致。冶炼车间通风不好、发动机废气和火药爆炸都可导致 CO 中毒。工业上炼钢、炼铁、炼焦，化学工业合成氨甲醛等都要接触一氧化碳。生活过程中在通气不良的室内烧煤取暖，或使用燃气加热器淋浴也可发生 CO 中毒。

二、中毒机制

（1）CO 与血红蛋白的亲和力比氧与血红蛋白的亲和力大 250~300 倍，所以 CO 与 O_2 竞争性地与 Hb 结合，形成大量碳氧血红蛋白（COHb），使 HbO_2 急剧降低。COHb 的解离能力比 HbO_2 解离能力小 3600 倍，所以 COHb 非常稳定。由于 COHb 本身没有携氧能力，又妨碍 HbO_2 解离，阻碍其释氧，也妨碍组织二氧化碳（CO_2）的排出。因此急性 CO 中毒的最主要病理是造成组织缺氧。

（2）COHb 妨碍氧向线粒体弥散，使线粒体缺氧而影响细胞代谢。

（3）CO 可与细胞色素 P450 和 a3 结合，破坏细胞色素氧化酶传递电子的功能，阻碍生物氧化过程。

（4）CO 中毒时全身血管内皮细胞受损。

（5）CO 中毒时神经细胞内 Ca^{2+} 增高，钙超载。

（6）CO 为细胞原浆性毒物，对全身细胞有直接毒性作用。

三、病理生理

1. 分子水平的病理改变

（1）能量减少、H^+ 增多、二氧化碳潴留：由于形成 COHb 引起全身缺氧，细胞色素氧化酶与 CO 结合可导致在细胞线粒体内所进行的生物氧化减弱或停止；碳氧肌红蛋白形成后妨碍氧向线粒体弥散，影响能量代谢使机体能量产生减少、细胞内 H^+ 增多（酸中毒）。另外 COHb 还妨碍二氧化碳排出，导致二氧化碳在体内潴留。

（2）细胞内 Na^+ 增加、K^+ 减少：由于细胞膜通透性增强，同时细胞膜上 $Na^+ - K^+$ 泵因缺乏能量不能转运 Na^+ 和 K^+，以致细胞内 Na^+ 蓄积、K^+ 减少，引起细胞内水肿，并且细胞内 K^+ 的变化会影响细胞能量代谢和电生理功能。

（3）一氧化氮（NO）减少及内皮素（ET）增多：NO 减少、ET 增多会导致平滑肌收缩，引起血管痉挛，继发组织缺血；血小板聚集和黏附性增强，继发血栓形成；多形核细胞黏附和浸润性增强，黏附在微血管内会阻碍微循环和引发炎症反应。

（4）细胞内钙超载：钙超载可以加重细胞内水肿，使细胞的流动性降低，红细胞变僵硬，影响微循环；钙超载也可以激活细胞生物膜上的磷脂酶和环氧合酶、脂氧合酶，促进膜磷脂的花生四烯酸分解，产生大量生物活性物质，影响线粒体内能量代谢。

（5）自由基增多：由于中毒和救治过程中发生缺氧、再供氧、多形核细胞被激活、血小板被活化、钙超载以及抗氧化酶活性减低等变化，使得组织和细胞内氧自由基增多。自由基增多会引发细胞膜脂质过氧化，导致细胞损伤。

2. 细胞水平的损害

（1）细胞内水肿：由于缺氧导致能量匮乏性酸中毒、细胞膜通透性增强及细胞膜上的 Na^+-K^+ 泵因缺乏能量而失活，以致细胞内 Na^+、Ca^{2+} 增加，渗透压升高，造成细胞内水肿。急性 CO 中毒以脑和肺细胞内水肿最明显。

（2）细胞间质水肿：细胞膜通透性增强以及细胞死亡、溃破，细胞内大量胶体物质渗漏，释放到细胞间隙，使细胞间胶体渗透压增高，吸引血液中的水分进入细胞间质，造成细胞外水肿。急性 CO 中毒数小时内处于细胞内水肿阶段，数小时后就会逐渐发展为细胞间质水肿。

（3）血管痉挛：由于血管内皮细胞损坏、死亡，NO 合成减少、ET 产生增加、细胞内钙超载和氧自由基增多等因素，激活细胞生物膜上的磷脂酶、环氧合酶和脂氧合酶，促进花生四烯酸分解，产生多种具有收缩血管作用的生物活性物质，如血栓素 A_2、白三烯等；多形核细胞、血小板黏附、浸润也可释放活性介质。上述因素均可引起血管痉挛，继发组织缺血。

（4）微小血栓形成：由于血管内皮细胞的坏死、脱落使血管内皮粗糙，容易黏附血小板，形成微小血栓；血管痉挛管腔变狭窄及血小板活性增强都可导致血栓形成。

（5）炎症反应增强：由于血管内皮细胞损坏，NO 减少，使多形核细胞活性增强，引发炎症反应。

（6）细胞过度凋亡：中毒后导致的组织细胞缺血缺氧，直接活化凋亡信号级联反应，导致细胞凋亡增加。

3. 器官水平的损害

（1）循环系统变化。

①循环血量改变：当急性 CO 中毒的病理改变尚处于分子水平和细胞水平阶段时，由于缺氧刺激主动脉体和颈动脉体化学感受器，反射性兴奋循环中枢，使心肌收缩力增强、心率加快、心输出量增加、血管扩张、各器官的血流增多。这是机体的一种代偿机制。CO 中毒早期出现剧烈的搏动性头痛就是颅内血管扩张所致。随着缺氧的加重，机体通过神经-体液调节使皮肤和某些内脏血管收缩，脑、心等重要器官的血管扩张，以保障重要器官的血液供应。

②心脏的损害：缺氧时心肌纤维由于能量缺乏、酸中毒等原因以及 CO 对心肌的直接作用，使心肌及其功能遭受损害。大多数重症患者心电图出现心律失常、ST-T 改变等，个别患者可表现明显的 ST 段降低、T 波倒置。血清内心肌酶活性明显增加，提示急性 CO 中毒时心肌有一定程度的损伤。

（2）中枢神经系统变化。

①中毒性脑病：脑病临床表现有意识障碍（昏迷）和精神症状。

②颅内压增高。

③继发性脑血管病。

④迟发脑损害。

（3）呼吸系统变化。

①肺水肿：急性 CO 中毒时可因缺氧和 CO 的毒性作用损害肺组织和心肌，造成心功能不全和肺泡上皮细胞损伤，使肺循环内压力增高，加重肺水肿。另外，淋巴回流减慢也是引发肺水肿的一个因素。

②成人型呼吸窘迫综合征（ARDS）：由于肺泡上皮细胞的损坏，肺泡表面活性物质减少，引起肺泡萎陷，最终发生 ARDS。

（4）其他：消化道出血、休克、DIC 和多器官衰竭。

四、影响因素

1）CO 浓度：空气中 CO 浓度高，进入体内的速度快、量多，中毒重。

2）接触 CO 时间：接触 CO 时间越久，进入机体的 CO 越多。

3）吸烟：在有 CO 的环境中吸烟，会加重 CO 中毒。

4）活动：在有 CO 的环境中活动，会增加血液循环和呼吸，加快 CO 吸收。

5）低氧：呼吸的空气内含 CO 且氧浓度低或中毒患者存在低氧血症，均会加重机体 CO 中毒程度。

6）呼吸气体内含有其他有毒气体。

7）有以下疾病的患者容易发生 CO 中毒，且程度严重，如贫血、饥饿、营养不良、过度疲劳、高温环境、妊娠、高龄、心肌缺血、脑供血不足、甲状腺亢进、发热、糖尿病等。

五、临床表现

1. **按症状轻重分**

（1）轻度中毒：中毒时间短，血液中碳氧血红蛋白为 10%～30%。表现头沉、头晕、耳鸣、恶心、呕吐、心悸、四肢无力、双颞部为主的搏动性头痛，患者脱离中毒环境，吸入新鲜空气后，症状迅速消失。

（2）中度中毒：中毒时间稍长，血液中碳氧血红蛋白占 30%～50%，在轻度中毒症状的基础上，可出现面色潮红，口唇呈樱桃红色，脉速、多汗、全身肌张力增高，大多数患者有轻度意识障碍如烦躁、谵妄、浅昏迷等。如脱离中毒现场，经抢救后意识可迅速恢复，2～3d 后症状可消失。

（3）重度中毒：发现时间过晚，吸入 CO 过多或在短时间内吸入高浓度的 CO，血液碳氧血红蛋白浓度常在 50% 以上，患者呈现中度、深度昏迷。面色潮红，呼吸深快有鼾音，口周有呕吐物或白色或血性泡沫，脉搏快、神志不清，压眶反射、角膜反射随昏迷加深而减弱或消失。双肺大量水泡音。四肢肌张力增强，多伴有阵挛性强直性痉挛。四肢反射活跃或亢进，腹壁反射、提睾反射消失，双侧病理征阳性，大便失禁，尿潴留多于尿失禁。严重患者可发生：肺水肿、成人型呼吸窘迫综合征、急性心力衰竭、尿毒症、DIC 等。

2. **按系统分类**

（1）神经系统。

①中毒性脑病：全脑症状：神经系统抑制症状，如不同程度的意识障碍（昏睡、昏迷）和呼吸、循环抑制；刺激症状：如精神症状、抽搐和癫痫等；局灶表现：如偏瘫、单瘫、震颤等。

②脑水肿：表现为意识障碍、呕吐、颈抵抗，眼底检查可见视盘水肿。

③脑疝：昏迷加深，呼吸不规则，瞳孔不等圆，光反应消失。

④皮层（质）盲：中毒引起双侧枕叶的梗死、缺血。表现为双眼视力减退或黑矇，瞳孔对光反射存在，精神状态较好。

⑤周围神经损害：1%～2% 重度患者在神志清醒后发现某一支周围神经损坏（单发性），比较常见的有股外侧皮神经炎、面神经麻痹、喉返神经损坏和听位神经损坏。

⑥皮肤自主神经营养障碍：少数重症患者在四肢、躯干，尤其是受压部位的皮肤出现大小不等的水泡并可连成片，与烫伤的皮肤改变相似。

（2）呼吸系统。

①急性肺水肿：呼吸急促，口鼻喷出白色或粉色泡沫痰，双肺大水泡音。

②成人型呼吸窘迫综合征（ARDS）：呼吸窘迫、气促、发绀、烦躁、焦虑、出汗，呼吸音可正常，可闻干鸣、哮鸣及水泡音。

（3）循环系统：心律失常；少数病例可发生心源性休克；极少数可出现急性左心衰竭。

（4）泌尿系统。

①氮质血症：由于呕吐、入量不足、脱水、血压降低等引起尿量减少，尿素氮增高。

②急性肾衰竭：肾脏长时间缺血、缺氧或并发挤压综合征、急性筋膜间室综合征时，血（肌）红蛋白尿对肾脏的损害可引起急性肾功能衰竭。临床表现：少尿、无尿，血尿素氮、肌酐增高，高血钾、代谢性酸中毒等。

（5）休克血压低、脉压缩小、脉搏细数，四肢末梢冰凉、潮湿，皮肤苍白，毛细血管再充盈时间延长（大于 5s），少尿或无尿。

此外，不同 CO 浓度、不同暴露时间、血红蛋白被 CO 不同程度饱和，患者的表现也常不一致。

六、并发症

1. 挤压综合征 患者在昏迷期间身体不能活动，肢体受自身压迫（左腿压迫右腿或患者跪在地上躯干重量压迫小腿）时间过久，造成受压肢体肌肉组织缺血、水肿、坏死。坏死的肌肉组织释放大量肌（血）红蛋白、钾等进入血液，经肾排泄时，可引起急性肾功能衰竭。患者表现受压肢体肿胀、皮肤苍白，末梢动脉搏动减弱或消失，肢体肿胀会逐渐延伸加重，出现肌血红蛋白（酱油色、茶色）尿、少尿，血尿素氮、肌酐、钾进行性增高。

2. 急性筋膜间室综合征 急性筋膜间室综合征亦称骨筋膜间隔区综合征。临床较常见，主要是由挤压等因素引起上肢或小腿骨的筋膜封闭区内组织压力升高，造成血循环受阻缺血和神经损害等系列临床病征。

3. 神经和精神障碍 脑出血、脑梗死、癫痫、迟发性脑病可导致神经和精神障碍。

七、辅助检查

（1）血碳氧血红蛋白测定：目前只是作为定性诊断的指标之一。因为血碳氧血红蛋白与患者脱离中毒环境的时间长短以及随后的治疗有密切的关系，所以既不能根据血碳氧血红蛋白值判断病情轻重，也不能因血碳氧血红蛋白阴性而做出否定的诊断。

（2）血、尿常规检查：对临床的诊断、治疗和预后判断有指导意义。

（3）血清酶学检查：血清酶测定、乳酸脱氢酶（LDH）同工酶测定。

（4）动脉血血气分析：Pa（O$_2$）可出现降低；可出现呼吸性碱中毒、代谢性酸中毒及由于病情变化，可能出现各种酸碱失衡。

（5）血尿素氮、肌酐检查。

（6）乳酸、乳酸/丙酮酸测定。

（7）心电图检查：轻、中型急性 CO 中毒心电图改变很轻，绝大多数患者心电图正常。重症患者心电图可表现：窦性心动过速、窦性心动过缓、心律失常（期前收缩、室上性阵发性心动过速、心房颤动、完全或不完全性左、右束支传导阻滞，左前半束支传导阻滞等）、ST－T 改变（ST 段降低但不超过 0.1mV、T 波低平）、T 波改变、Q－T 间期延长、U 波等。值得注意：①轻、中度急性 CO 中毒心电图大多数正常。②中度急性 CO 中毒 40％ ~50％ 心电图正常。③中青年患者（50 岁以前）心电图改变以心律失常多见。④急性 CO 中毒患者心电图改变与其血清酶浓度无明显关系。⑤心电图检查不能反映心脏损坏程度。⑥个别患者心电图呈现明显的 ST 段降低及 T 波倒置。⑦偶见急性 CO 中毒并发急性心肌梗死的个案报道。

（8）多普勒超声心动图检查。

（9）脑电图检查：一般轻度 CO 中毒患者脑电图主要为正常或广泛轻度异常（慢波略多），中、重度患者慢波弥漫性增多、呈广泛中度或重度异常，有时以局部（额叶多见）慢波增多为主。

（10）颅脑 CT 检查：没有昏迷的轻中度 CO 中毒患者头颅 CT 无异常改变。重度中毒由于脑组织水肿以及在脑白质神经纤维脱髓鞘改变，60％ ~80％ 患者头颅 CT 表现大脑白质密度减低，包括，大脑皮质下白质密度减低、双侧苍白球密度减低（重者可波及壳核）、双侧内囊密度减低、广泛性密度减低。

（11）脑 MRI 检查：大脑白质：多为额叶、额顶叶和半卵圆中心白质的水肿和脱髓鞘改变。故 MRI 表现：受累白质呈对称性、弥漫性、斑片状，长或等 T_1（低或等信号）、长 T_2（高信号）改变，FLAIR 和 DWI 显示明显高信号；灰白质界限不清楚，多伴脑水肿，脑沟、裂和脑室缩小。苍白球（基底节区）以细胞变性、坏死为主，故呈对称性、卵圆形，长或等 T_1、长 T_2 信号改变，亦有报道呈短 T_1、长 T_2 信号改变，短 T_1 提式苍白球有出血。大脑皮质和皮质下病损较少见。

（12）甲皱微循环检查：已少用。

八、诊断标准

（1）有 CO 的接触史：这一点非常重要。

（2）典型的临床表现：轻度患者有搏动性头痛，重度患者有意识障碍，黏膜呈樱桃红色以及神经系统表现。临床表现程度可分出轻、中、重度等。①轻度中毒：COHb < 30%，神志清楚，以搏动性头痛为主的症状，脱离现场症状迅速改善。②中度中毒：COHb 在 30% ~ 50% 之间，有意识障碍（谵妄、躁动）及浅昏迷，剧烈头痛、呕吐，无力，经治疗意识迅速恢复。③重度中毒：COHb > 50%，中、重度昏迷并合并有脑水肿、肺水肿等，神经系统阳性体征（肌张力增强、病理征阳性）。

（3）集体发病：多人集体发病可作为诊断的一个次要指标。

（4）COHb 定性阳性。

（5）辅助检查：血清酶明显增高、低氧血症、呼吸性碱中毒或合并代谢性酸中毒，脑 CT 白质弥散性改变以及脑 MRI 典型改变，可做诊断的辅助条件。

九、治疗原则

1. 现场处置　进入中毒现场迅速打开门窗进行通风、换气，断绝煤气来源，迅速抢出患者，安放在空气清新地方。轻症患者予以呼吸新鲜空气，对症处理（止痛、止吐等），患者可迅速恢复。重症患者采取平卧位，解开衣扣，松开腰带，保持呼吸道通畅，注意保暖。如呼吸、心跳已停止，应立刻进行心肺复苏。立刻送医院继续治疗，途中应坚持心肺复苏。

2. 常规治疗

（1）加速 CO 排除、改善机体缺氧：立即吸氧。轻度中毒者可给予鼻导管吸氧，中、重度者，应积极给予常压面罩吸氧，有条件立即给予 HBO 治疗。

在无氧气设备的医院采用静脉滴注过氧化氢可提高 $Pa(O_2)$，加速 CO 排出。一般以 3% 过氧化氢 15ml 加入 100ml 全血静脉滴注；或 0.3% ~ 0.5% 过氧化氢 100 ~ 150ml 静脉滴注，每日数次。目前已很少使用。

呼吸抑制时，可吸含 3% ~ 5% 二氧化碳的氧气，既可兴奋呼吸又能增加 $Pa(O_2)$，亦可静脉滴注呼吸兴奋药物。

（2）降低颅内压：可使用甘露醇、山梨醇、50% 葡萄糖脱水降低颅内压。心力衰竭患者可使用呋塞米脱水。

（3）纠正失衡：纠正酸碱失衡和保持水、电解质平衡。

（4）糖皮质激素：合理使用激素可减轻组织水肿、降低颅内压，具有抗炎症、抗过敏、抗休克和降低体温的作用。

（5）扩充血容量：及时使用低分子或小分子右旋糖酐、血浆或清蛋白等胶体溶液，胶体液具有抗凝、解聚、扩容、疏通微循环等作用。

（6）抗氧化剂（自由基清除剂）：用于抢救的有维生素 C、维生素 E、甘露醇、银杏制剂等，依达拉奉可用于静脉滴注。

（7）脑细胞赋能剂：三磷酸腺苷、辅酶 A，可以促进组织细胞的氧化反应，增加组织能量合成；细胞色素 C 可增加生物氧化呼吸链上的电子传递；还可用维生素 B_1、维生素 B_6、维生素 B_{12}、精氨酸等。

（8）钙拮抗药可以阻止 Ca^{2+} 进入细胞内，减轻钙超载，并有扩张血管的作用。

（9）镇静和冬眠：对于连续抽搐和难控制的高热患者应及时使用镇静剂，如地西泮、苯巴比妥钠、氯丙嗪肌内注射或静脉滴注。

（10）注意感染：预防及控制感染。

（11）促醒药物：在脑水肿、肺水肿以及引起昏迷的直接原因已基本消除，患者有苏醒先兆时可使用改善脑细胞代谢，促进精神活动的药物，如甲氯芬酯、胞磷胆碱。

3. 体外反搏治疗　部分学者建议使用此方法。

4. 并发症的治疗　治疗包括预防应激性溃疡、肺感染、深静脉血栓等。

5. 护理　加强基础护理对昏迷的患者尤为重要。注意定时翻身拍背，抬高床头并注意鼻饲营养的速度、温度和数量，可防止压疮和吸入性肺炎的发生。

十、高压氧治疗

1. CO 中毒的高压氧治疗历史　由于 CO 与氧竞争性结合血红素分子，导致机体缺氧，这是 CO 中毒的主要原因，因此，补充氧就被推荐作为其治疗方法之一。最早采用氧治疗 CO 中毒开始于 1868 年。初期采用的是常压氧。"无血生命实验"的成功为 HBO 治疗 CO 中毒奠定了坚实的理论基础。人们先在动物实验中观察到 HBO 治疗的显著疗效后，不断有试验在人体进行 HBO 治疗 CO 中毒的研究。有关采用 HBO 治疗人体 CO 中毒的报道最先发表于 1960 年。早期的临床证据大部分来自于病例报道和回顾性研究，均支持采用 HBO 治疗 CO 中毒。就采用 HBO 治疗还是常压氧治疗，当时存在着争论，因为 Raphael 等人在 1989 年发表的文章中指出，采用 HBO 治疗和常压氧治疗的急性 CO 中毒患者，其主观转归无显著差异。然而，有研究表明，HBO 治疗能预防 CO 中毒后导致的神经系统后遗症。水下和高气压医学会（UHM）推荐采用 HBO 治疗有意识丧失（暂时或持续）、神经系统症状、心血管功能异常或严重代谢性酸中毒的 CO 中毒患者。

2. 治疗机制　一旦患者脱离 CO 环境，CO 缓慢地从血红蛋白解离并释放。在介绍 HBO 治疗机制的章节中，我们已经指出，HBO 下血液溶解的氧量成倍增加。血液溶解的氧量就足够组织和细胞的代谢需求。氧分压的增加，能降低 COHb 的半衰期。常压下给予纯氧时，COHb 的清除半衰期（320min）缩短 5 倍，而在 3ATA 下，该半衰期可降低至 23min。半衰期并不是一个常数，其长短取决于多个影响因素。

早期，我们认识 HBO 治疗 CO 中毒的机制仅为加速 CO 从 Hb 的解离。随着对 CO 中毒病理生理学机制了解的深入和 HBO 治疗研究的进展，发现除此之外还有其他机制参与了 HBO 对 CO 中毒的保护作用。HBO 治疗 CO 中毒的主要机制：①加速 Pa（O_2）解离，促进 CO 排除。②加速碳氧血红蛋白解离，恢复细胞色素 a3 的活性，改善细胞的生物氧化。③迅速纠正机体缺氧。④迅速改善组织代谢性酸中毒。⑤降低颅内压。⑥控制和治疗肺水肿。⑦减轻细胞水肿。⑧减轻钙超载。⑨修复血管内皮细胞，恢复 NO 产生。⑩稳定血小板，减轻继发血栓形成。⑪稳定多形核细胞，减轻炎反应。⑫减轻细胞过度凋亡。⑬高浓度氧对需氧菌也有一定的抑制作用，与抗生素并用，可增加抗生素的抗菌能力；HBO 还具有抗休克，促进心、肾、肝功能恢复。

3. HBO 治疗 CO 中毒治疗流程　由于各个研究存在着方法学的差异，因此不可能对所有的研究数据进行汇总分析，以建立针对 HBO 治疗 CO 中毒的指南。有关 CO 中毒 HBO 治疗的研究，在 CO 暴露时间、末次 CO 暴露至 HBO 治疗间隔时间、随访方案、患者对随访的依从性、由自杀导致的 CO 中毒患者比例、常压治疗方案、HBO 治疗方案、神经学功能检测方法等上均存在着差异。然而，基于临床经验和非对照研究的疗效，也制订了相关临床治疗指南（"决策树"），有助于 CO 中毒的诊断和治疗。

4. HBO 治疗 CO 中毒患者的选择　根据北美 HBO 协会的调查，大部分机构治疗的 CO 中毒患者存在昏迷（98%）、暂时性 LOG（77%）、局灶性神经功能缺陷（94%）、心理计量测试异常（91%），而这些症状与 COHb 水平无关。虽然 92% 的机构采用 HBO 对有头痛、恶心和 COHb 水平为 40% 的患者治疗，仅 62% 的机构采用特异性 COHb 最小值作为 HBO 治疗无症状 CO 中毒的唯一指标。第一次欧洲共识会议有关高气压医学的讨论，认为 HBO 推荐用于 CO 中毒后每个昏迷患者、每个 CO 暴露时出现意识丧失的患者、有异常神经心理学症状的患者和妊娠患者。

水下和高气压医学协会报告列出了治疗的适应证（表 5-1）。但有关 HBO 治疗的方案并未涉及，如治疗的压力、治疗疗程等。CO 中毒时，HBO 治疗的适应证较广，包括暂时性和长期的意识丧失、神经功能异常、心血管功能异常和严重的代谢性酸中毒，虽然我们不能判断神经后遗症的高危人群，但那些年龄较大或较小的患者、有神经功能异常的患者、有意识丧失患者、COHb 水平大于 25% 的患者，可能存在高风险。临床 CO 暴露病史是选择 HBO 治疗的主要原因，其次才是 COHb 水平。

表 5-1　HBO 治疗 CO 中毒的指征

强烈建议采用 HBO 治疗	可以采用 HBO 治疗
有意识丧失病史	心血管功能异常（缺血、心肌梗死和心律失常）
神经系统症状	代谢性酸中毒
精神状态改变	年龄较小或较大
昏迷	神经心理学检测异常
局灶性神经功能缺陷	常压氧治疗后症状持续
惊厥	
COHb 水平 >25%（孕妇 >15%）	

5. 治疗压力　HBO 治疗可在单人舱，也可在多人舱。对于重症患者，可选用配备急救设备的大舱。对于严重 CO 中毒患者，2.5~3.0ATA 治疗 90min，一个疗程即可，如果症状持续，可以增加疗程。不满足 CO 中毒 HBO 治疗标准的患者，医生可考虑通过面罩给予 100% 氧呼吸 6~12h。有关常压氧和 HBO 治疗的疾病转归仍然存在着争议。对于 HBO 治疗，虽然治疗方案存在差异，但大多数治疗压力在 2~3ATA 之间。由于氧分压增加有导致氧惊厥的风险，一般将 3ATA 作为治疗压力上限。然而，因为 HBO 治疗 CO 中毒患者时的氧惊厥发生率高于其他疾病患者（在 2~3ATA 时分别为 1.8% 和 0.01%），因此，一般推荐采用低于 3ATA 的压力治疗，该压力下治疗，利大于弊。需要指出的是，CO 中毒本身也能诱发惊厥，因此，大部分 HBO 治疗的 CO 中毒患者，惊厥可能并不是由氧暴露导致的。

6. HBO 治疗次数　目前，有关 HBO 治疗的最佳次数仍不清楚。Raphael 认为，2 次 HBO 治疗与单次 HBO 治疗并未显示出优势。因此，大部分的 HBO 中心对高风险患者采用 1 次治疗方案，只有在单次治疗后未能完全恢复的患者采用多次治疗。然而 Gorman 等的研究发现，与单次治疗相比，多次治疗的患者其认知后遗症的发生率显著下降。有关是否采用多次 HBO 治疗，应该基于 HBO 治疗的原则：如果患者症状能进一步改善，则可增加治疗次数；连续 2 次治疗后患者并无症状改善，则可停止治疗。因此，有残余神经症状的患者可继续接受治疗直至缓解。但也有学者提出，为减少 CO 中毒后遗症的发生率，凡曾有过意识障碍史的患者，至少连续 HBO 治疗 3 个疗程（30 次）。

7. 治疗时间窗　HBO 治疗 CO 中毒时，其疗效与治疗的时间窗相关，如果延迟治疗，患者症状可能不会完全恢复或出现后遗症等。但有关人体 CO 中毒后的 HBO 治疗时间窗尚不清楚。Thom 在大鼠试验中发现，如果在 CO 中毒 90min 内给予 HBO 治疗能防止脂质过氧化。大部分的临床试验将治疗的截止时间点设定为 6h。这主要基于 Goulon 等的研究显示，6h 作为 HBO 治疗的时间窗可能将 HBO 治疗的疗效最大化。在英国，CO 中毒至 HBO 治疗之间的时间窗平均为 9h。Domachevsky 的研究中，作者将 12h 作为截止点，12h 以内的作为定性暴露，而 12h 以后的患者定为慢性暴露。尽管这样，Weaver 对 CO 中毒后 24h 的患者采用 HBO 治疗，也获得一定疗效。

8. 婴儿和孕妇 CO 中毒治疗　婴儿对 CO 中毒更佳易感，因为与成人的 Hb A 相比，婴儿的 Hb F 与 CO 的结合能力更强。数学模型显示，婴儿 COHb 水平要比母亲 COHb 水平高 10%~15%。由于 COHb 的饱和可导致组织氧供的下降，表明婴儿 CO 中毒受到的影响要大于儿童和成人。隐匿性 CO 中毒对于婴儿来说可能是一个急性、危及生命的事件。实验动物研究显示，低水平 CO 暴露，导致产生 10% CO-Hb，并不会对胎儿的发育造成很大影响，但在妊娠的晚期可能产生影响，因为此时主要依赖于血液红细胞的携氧。

HBO 用于孕妇的治疗仍然存在争议，因为缺少临床经验，而且对胎儿和新生儿并发症（视网膜病变、致畸和宫腔内血液分流）有所顾虑。但是诸多研究者认为，孕妇 CO 中毒时仍推荐采用 HBO 治疗，因为 CO 中毒导致的危害要远远大于 HBO 治疗对孕妇的不良影响。母亲 COHb 水平超过 15%，表明胎儿可能存在宫内窘迫。该指标与其他 HBO 治疗 CO 中毒的标准，都是采用 HBO 治疗孕妇 CO 中毒的指征。临床实践中，婴儿和儿童使用的方案常常与成人相同，与非孕妇相比，孕妇 HBO 治疗的时间要长，因为胎儿 CO 的解离时间较长。Margulies 发现，CO 中毒孕妇采用 100% 氧治疗，时间可延长 5 倍。Van Hoesen 等人对一名 17 岁妊娠 37 周的 CO 中毒孕妇进行 HBO 治疗，患者 COHb 水平为 47.2%，治疗压力 2.4ATA，时间为 90min。患者顺利康复，并产下一健康婴儿。基于 HBO 在婴儿和孕妇 CO 中毒的治疗，其中毒后的长期后遗症和妊娠期治疗的疗效仍是未来需要关注的。

十一、急性 CO 中毒的转归

轻度急性 CO 中毒患者，脱离中毒现场，呼吸新鲜空气或氧气，对症处理，症状可迅速消失，不会留任何后遗症。中度急性 CO 中毒患者迅速脱离中毒现场，吸氧及抢救，大部分患者于数日内痊愈，一般不会留后遗症，个别患者于症状消失后遗留下神经衰弱或神经官能症，极少数老年患者也可能发生迟发脑病。重度急性 CO 中毒患者大多有脑水肿、肺水肿、休克、呕血等，其预后受病情轻重、发现的早晚、抢救治疗是否及时、妥当等因素的影响。

1. 痊愈 大部患者脏器损坏不太严重、并发症较少，抢救及时，治疗得力，于 2~3d 内清醒意识逐渐恢复，智力迅速改善，肢体活动恢复。患者可于 1~2 周内恢复工作，不留后遗症。

2. 植物状态 有些重度患者虽经抢救，休克、脑水肿、肺水肿、继发感染得到控制，脑水肿消退，但由于大脑皮质损伤严重，仍处于高度抑制状态。患者生命体征平稳，但神志不清。表现无意识地睁眼闭眼，眼球可活动，能睁眼四顾。对疼痛有躲避反映。睫毛、角膜、压眶、瞳孔对光反射及吞咽、咳嗽反射均存在，可不自主地吞咽食物。患者双上肢屈曲、双下肢伸直、肌张力增强，腱反射亢进，双侧椎体束征阳性。患者一切条件反射消失，无自主活动。重新复显成人已消失的吸吮反射（触患者口唇可诱发吸吮动作）、强握反射等，称这种现象为去皮质状态、去皮质综合征、植物状态等。少数重症 CO 中毒患者在治疗过程中会经过植物状态。植物状态持续多久与患者年龄、身体状况、中毒轻重以及治疗有关。进入植物状态的患者可有以下几种预后：①痊愈。②成为植物人。③留下后遗症：如神经衰弱综合征、痴呆、肢体瘫痪、锥体外系损坏（震颤麻痹、扭转痉挛、手足徐动等）、癫痫等。④死亡：在植物状态的患者因营养不良、感染、ARDS、多器官衰竭而死亡。

3. 后遗症 少数患者因病情危重或治疗不得当，虽未经过植物状态，但遗留下各种后遗症。

4. 迟发脑病 少数患者经治疗迅速清醒、恢复，经过 4~9d 的假愈期后发生迟发脑病。

5. 神经精神障碍 少数患者甚至倾向表现为各种幻觉、思维不连贯及精神错乱等精神症状或神经症，经治疗可慢慢改善。

6. 死亡 少数重度 CO 中毒患者虽经治疗或治疗不当，未能渡过脑水肿、脑疝、肺水肿、休克、感染、急性肾功能衰竭等难关，早期死亡。

十二、急性 CO 中毒的预防

（1）使用或生产煤气的车间、厂房要加强通风，完善对 CO 的检测报警设施，加强对 CO 的检查。

（2）定期检查煤气发生炉、煤气管道等设施，一旦发现漏气，及时检修。检修时如有大量的煤气泄漏，应戴防毒面具。

（3）加强宣传有关预防煤气中毒知识及注意事项。

（4）应定期进行煤气中毒患者现场抢救方法的演习。

（5）对从事与煤气有关的工作人员，定期进行身体检查。

（6）在我国北方地区，冬季取暖时应宣传如何预防煤气中毒；并组织基层检查，外地聚居人口应作为安全检查的重点对象。

（7）加强煤气热水器的选购、安装、使用等注意事项的宣传教育。

十三、一氧化碳中毒迟发型脑病

1. 简介　急性 CO 中毒后可出现 2 个神经学综合征：持续性神经综合征（persistent neurologicalsyndrome）和迟发性神经综合征（delayed neurological symdrome，DNS）。后者在出现神经精神异常表现之前往往有一个明显的间歇期，又称之为假愈期。DNS 首次在 1962 年报道，当时称之为缺氧性脑病，主要表现为神经系统和精神症状，一般在急性 CO 中毒完全康复后的 4~9d（2~40d 不等）出现。症状主要有精神错乱、认知和神经功能受损、暂时性耳聋、视野改变、失认、暂时性空间识别能力下降、锥体外系症状、植物性昏迷。

急性 CO 中毒的患者中，有 3%~40% 可出现 DNS。不同患者 DNS 的预后也不一致。约 13% 的患者有神经精神异常，约 30% 的患者出现个性变化，有超过 40% 的患者记忆受损。Ginsburg 和 Romano 报道，CO 中毒的神经系统后遗症发病率为 15%~40%。意识丧失、年龄较大、暴露时间较长和代谢性酸中毒是出现神经系统后遗症的预测因素。Ikeda 等人的研究认为，CO 中毒导致的弥漫性脑水肿是其预后较差的一个预测因素。

2. 发病机制

（1）血管损伤和脑循环障碍：中枢神经系统对缺氧最为敏感。急性 CO 中毒后造成组织损伤和血脑屏障功能障碍，引起脑水肿，最终导致颅内压增高、脑内微循环障碍和脑功能衰竭。继发的脑内微循环障碍，又可使血液供应较少的苍白球内侧部发生缺血性软化、大脑皮质下白质发生广泛的脱髓鞘病变。这可能是导致迟发型脑病的原因之一。此外，急性 CO 中毒时，内皮细胞因缺氧导致损伤，内膜粗糙引起血小板聚集，形成微血栓，引起脑白质弥散性缺血、缺氧，发生脱髓鞘改变，继之脑部的小动脉管壁内皮细胞因缺氧而变性，形成闭塞性动脉内膜炎，导致血栓形成或出血。这种继发的血管病变所需的时间，大体与"假愈期"一致。

（2）细胞毒性损伤机制：CO 除能与血红蛋白结合外，还能与含铁色素蛋白以很高亲和力结合，并能与细胞色素氧化酶结合，使该酶失去功能，从而氧的利用受到抑制，致使细胞内窒息。体内 COHb 水平恢复正常后，细胞间残留的 CO 通过线粒体的持续抑制而继续发挥毒性作用，这是迟发性神经精神症状出现的一个重要原因。

（3）神经递质异常：谷氨酸是一种最主要的兴奋性氨基酸，也是脑组织中含量最高的氨基酸。CO 中毒后谷氨酸升高，作用于 NMDA 受体，引起细胞内 Ca^{2+} 超载。后者再激活一氧化氮合成酶（NOS），导致 NO 增加和核酸、蛋白质等生物大分子及细胞膜破坏，使得谷氨酸释放进一步增加，从而形成谷氨酸 - Ca^{2+} - 自由基之间的恶性循环，造成迟发性神经细胞的损伤。此外，研究提示，迟发性脑病患者血中 5 - 羟色胺（5 - HT）、乙酰胆碱（Ach）、多巴胺（DA）和脑脊液中 5 - HT、DA 水平明显下降，而脑脊液 Ach 水平升高。治疗后均有不同程度的恢复，表明 5 - HT、Ach、DA 的合成、储存和释放紊乱等可能参与了本病的发展过程。

（4）神经免疫损伤机制：研究发现，急性 CO 中毒后迟发型脑病患者血清中 IgA、IgG、IgM 水平明显升高。据此，有研究者提出本病与免疫功能异常相关。此外，研究还发现本病机制可能涉及髓鞘碱性蛋白变性、脂质过氧化产物丙二醛产生以及血浆中的髓过氧化物酶活化等，最终导致巨噬细胞和 CD_4^+ T 淋巴细胞浸润、中性粒细胞和血小板聚集等免疫反应的发生，造成脑组织损伤。

（5）再灌注损伤机制和自由基学说：CO 中毒急性期，缺血缺氧导致自由基水平升高，恢复供氧一段时间后自由基的产生更加突出，致使脑内过氧化作用增强，破坏脑组织的脂质成分而造成脑部病变。

（6）细胞凋亡：在对 CO 中毒患者尸检时发现，脑组织皮质、海马、基底节区存存细胞凋亡增加。实验研究表明，急性 CO 中毒后，脑细胞存在凋亡，凋亡在中毒后 3d 明显增加，5~7d 达高峰。迟发性脑损伤发生的时间与凋亡发生的高峰时间极为一致，当神经元大量凋亡丢失时，则出现明显神经系统症状。

（7）CO/NO 信号转导机制：CO 中毒的实质是组织缺氧。缺氧可使内皮细胞肿胀，同时氧自由基大量增加可加重血管内皮细胞损伤，从而使 NO 合成和释放减少，大量自由基亦有抑制 NOS 作用。内源性 CO 的产生与血红蛋白加氧酶（HO）系统密切相关。CO/HO 系统能够激活并调节许多蛋白激酶如酪氨酸激酶、蛋白激酶 A、促分裂原活化蛋白激酶等，而这些酶与大脑神经细胞的损伤有较明确的关系。

3. 诊断

（1）临床表现：CO 中毒后迟发性脑病其临床表现以智能障碍、精神症状、震颤、肌张力障碍、大小便失禁、瘫痪为主，癫痫、自主神经症状及视力下降等也不少见。临床常见 4 种表现：①精神意识障碍：呈痴呆状、谵妄状或去大脑皮质状态。②锥体外系神经症状：是由于基底节和苍白球损害出现震颤麻痹综合征。③锥体系神经损害：如偏瘫、病理反射阳性或二便失控。④大脑皮质局灶性功能障碍：如失语、失眠或继发性癫痫。

上述 4 种表现可以单独出现，也可以某一种表现为主，兼有两种或两种以上的其他表现，但以智能障碍－痴呆型最为多见。

（2）辅助检查

①CT 是 CO 中毒最常用的检查手段之一。急性 CO 中毒迟发脑病 CT 阳性发现率为 20% ~ 60%，有 20% 的迟发脑病患者脑 CT 无异常发现。CT 的异常表现以皮质下广泛的白质低密度改变，及基底节局灶性低密度为特征。脑萎缩为 CO 中毒后部分脑水肿患者的晚期表现，以髓质性为主。脑实质内出现低密度灶是 CO 中毒后脑 CT 主要改变，尤以基底节区和大脑白质为常见。这与该处血管较少，血液供应相对不足有关。现已公认，双侧苍白球的对称性低密度灶是 CO 中毒的特征性 CT 表现，而非特异性。有研究显示，海马回病变是 CO 中毒迟发脑病和急性 CO 中毒的特异表现。CT 表现对判断预后有一定价值。中毒后脑 CT 无异常者预后一般较好，持续存在苍白球低密度和 1 个月后髓质仍为广泛低密度者预后较差。

②头部 MRI 在确定急性 CO 中毒对脑损害程度、病变部位、病灶数目、病灶大小、病变出现时间上均明显优于头部 CT。MRI 最早在发病后 4h 即可发现异常改变，其阳性率高达 22.2%，是同期 CT 检查阳性率的近 10 倍。病史不详的急性 CO 中毒昏迷患者，MRI 检查可早期明确诊断，对迟发性脑病预后评估也具很高价值。

③脑电图异常率高，但缺乏特异性，主要表现为多量对称分布的低幅或高幅 e 波或/（和）a 波，部分呈 e 波或/（和）a 节律，少数为平坦波。结合临床可帮助诊断。

4. 治疗

（1）高压氧治疗 2009 年，赵春美等应用 HBO 治疗 CO 中毒迟发脑病 254 例，治疗方法是采用单人纯氧舱，治疗压力 0.2MPa（2.0ATA），每次 100min，每日 1 次，每 10 次为 1 个疗程。实验组 HBO 治疗最少 5 次，最多 131 次。同时，采用改善微循环药物及神经营养药物治疗，早期多数患者使用地塞米松治疗。疗效判定：痊愈：临床症状、体征消失，生活基本或完全自理；显效：临床症状、体征减轻，生活部分自理；无效：症状、体征无明显变化，生活不能自理。结果显示：病情越轻、病程越短、疗程越长其疗效越显著（见表 5－2、表 5－3、表 5－4）。

表 5－2 HBO 治疗不同严重程度 CO 中毒迟发性脑病后转归

项目	例数	痊愈		显效		无效		死亡		总有效率
		例数	%	例数	%	例数	%	例数	%	%
轻型	60	37	61.7[ab]	18	30	5	8.3	0	0	91.7
中型	130	67	51.5[c]	48	36.9	15	1.54	0	0	88.5
重型	64	21	32.8	26	40.6	16	25	1	1.6	73.4

注：a 与中型比较 $P > 0.01$；b 与重型比较 $P < 0.01$；c 与重型比较 $P < 0.05$。

表 5-3　不同 HBO 疗程治疗 CO 中毒迟发性脑病后转归

疗程	例数	痊愈		显效		无效		死亡		总有效率
（个）		例数	%	例数	%	例数	%	例数	%	%
<3	122	33	27.0[ab]	54	44.3	34	27.9	1	0.8	71.3
3~6	90	62	68.9[c]	26	28.9	2	2.2	0	0	97.8
>6	42	30	71.4	12	28.6	0	0	0	0	100

注：a 与 3~6 个疗程比较 $P < 0.01$；b 与 >6 个疗程比较 $P < 0.01$；c 与大于 6 个疗程比较 $P < 0.01$。

表 5-4　HBO 治疗不同病程 CO 中毒迟发性脑病的转归

疗程	例数	痊愈		显效		无效		死亡		总有效率
（d）		例数	%	例数	%	例数	%	例数	%	%
<60	202	104	51.5	74	36.6	23	11.4	1	0.5	88.1
60~90	34	14	41.2	12	35.3	8	23.5	0	0	76.5
>90	18	7	38.9	6	33.3	5	27.8	0	0	72.2

注：痊愈率三者比较均 $P > 0.05$。

2010 年，台湾 Chang 等通过 HBO 治疗急性 CP 中毒迟发脑病患者前后脑电图、智力测试表、脑部 MRI、脑部 SPECT 等方面的研究，结果发现，治疗后所有迟发脑病的患者均有显著的改善，脑电图、智力测试表、$^{99m}Tc - ECD$ 等检查基本正常，但脑部 MRI 示白质区仍有明现脱髓鞘的病理改变。

所以，HBO 治疗急性 CO 中毒迟发性脑病，在临床症状及客观检查指标上均有明显改善，其作用的可能机制为：改善脑血管内皮细胞的氧供和营养状况，促使血管内膜修复，促进侧支循环的形成，从而减轻或避免了脑部闭塞性血管内膜炎、微血栓形成等不良后果。HBO 下增加血脑屏障的通透性，纠正局部缺氧状态，增加脑组织的有氧氧化和能量，对髓鞘的再生有促进作用。HBO 治疗后，机体免疫机能抑制，减轻自身免疫反应，有利于控制脱髓鞘病变的发展。

HBO 对 CO 中毒迟发性脑病的治疗，一般采用多次治疗，治疗的原则是：若患者症状能进一步改善，则可增加治疗次数；连续 2 次治疗后患者并无症状改善，则可停止治疗。

（2）药物治疗：CO 中毒后迟发性脑病已经明确存在脱髓鞘改变，因此正规足量的激素治疗是有必要的。文献报道，大剂量甲基强的松龙治疗以抑制免疫反应，同时具有缓解水肿和对抗抗自由基损伤的作用。针对微栓子学说，有研究者主张使用改善微循环治疗，并取得了较好疗效。另外有研究报道，低分子肝素钠与纳络酮联合运用具有抗凝、促醒、促进脑细胞功能恢复的作用。此外，由于自由基损伤在 DNS 的发病中可能起到了重要作用，有研究者将抗氧化剂（如依达拉奉）联合 HBO 治疗 DNS，一方面，HBO 有诱导自由基产生作用；另一方面，DNS 本身的致病可能存在自由基的损伤。因此，联合抗氧化剂的 HBO 治疗可作为 DNS 治疗的一个选择。

（陈　良）

第二节　治疗气体栓塞

气栓症（air embolism）是空气进入体血管引起的一系列病理生理变化变化所导致的疾病。该病首先被 Morgagni 报道，此后，每年均陆续有所报道。

一、病因

导致气栓症的主要原因是医师在医疗操作中误使气泡进入心血管系统，其次是在高压暴露、潜水、潜艇脱险时，减压不当引起。

（1）医疗过程中气泡误入：心血管术中、血管内给药、体外循环操作、肺组织穿刺活检、使用激光施行支气管内肺肿瘤切除术、剖宫产手术、血液透析等医疗操作中均有气泡侵入血管的可能。

（2）减压或上升过快导致肺损伤使气体进入：高气压暴露期间，遇有紧急情况时减压过快或减压阀失灵，致迅速大量漏气；在潜水或潜艇脱险中快速上升；减压期间屏气或呼吸道不畅通时；飞行员在飞行训练中迅速减压。

（3）使用密闭循环式呼吸装具时的意外事故：使用密闭循环式呼吸装具时的意外事故使呼吸袋内供气失常或意外事故造成肺内压过度变化，致肺破裂，气体进入血管。有以下两种情况：①呼吸袋内充气过多，或呼吸袋受猛烈撞击，致使肺内压过高。②呼吸袋内供气中断致空瘪，猛烈吸气致肺内压过低。

（4）外伤时气体进入：患者行心肺复苏过程中肺损伤、头颈部受伤、高海拔意外事故等外伤。

二、发病机制

存在压力的情况下，由于静脉内呈负压，一定条件下气体可被吸入静脉或经肺进入动脉。当空气缓慢注入静脉时，对于直径在 $22\mu m$ 以内的气泡，肺通常是一个有效的过滤器。动物研究发现，注射高达 $0.5 \sim 1.0ml/kg$ 的气泡，动物能够耐受。对于人体，以 $10ml/min$ 的速度持续静脉注射氧也能耐受，然而，以 $20ml/min$ 的速度注射则可导致出现症状。也有研究显示，注入的空气量超过 $1.5ml/kg$ 时，即可超过肺的过滤功能，气泡就会通过左心进入动脉系统产生气栓。与恒定的速度注射相比，团注更有可能导致临床症状的发生。如果气泡的直径达到 $30 \sim 60\mu m$，就会阻塞动脉循环。此外，在气-血界面，因气泡有较大的表面张力，致使其不易变形，从而栓塞毛细血管。

在发生肺气压伤时，由于肺内气压迅速上升（或减压）使肺体积膨胀。当肺泡内压高于胸壁外 $8 \sim 11kPa$（$60 \sim 80mmHg$）时，就会造成肺泡破裂，气体进入胸膜腔引起气胸，同时也可进入血管（主要是动脉）。潜水员上升时一般呈直立姿势，这一姿势易使心内气泡进入主动脉、颈动脉直至脑循环。

三、病理生理学

气栓在脑内小动脉和细动脉滞留，阻碍血液流动，导致局部缺血、缺氧和造成脑水肿。即使气泡溶解，在受损伤的组织也会发生"无灌流"现象。另一方面，气泡具有异物样效应，在血管内引起一系列生物化学反应，如血小板活化，释放包括前列腺素在内的血管活性物质等。气泡在血管壁的直接接触也会损伤血管内皮细胞，若气泡驻留，它将被血小板包绕，纤维素也会在气泡周边沉积，导致气泡被禁锢。有研究者曾将空气直接注入豚鼠的脑血管内，发现气泡能够越过血-脑屏障，而血脑屏障自我修复却要在缺血缺氧后 $3 \sim 4h$ 才能进行。若气栓大小不足以引起明显的脑梗死，则有可能造成灰-白质交界部位的皮质深处坏死。随着血管扩张，有些血管发生痉挛，部分气体经毛细血管由动脉进入静脉。典型的脑缺血后的变化是出现受气泡影响的动脉供血区域脑血流（CBF）衰减和脑电消失，许多因素导致血脑屏障的通透性降低，而气栓却可直接导致血-脑屏障的通透性增加。短暂的局部缺血通常并不导致细胞死亡，其病理变化大多是可逆的；同样，脑水肿变化大多也是可逆的。动脉气栓主要影响脑血管，其次是冠状动脉。

四、临床特征

动脉气体栓塞的临床表现有意识丧失、意识模糊、局部神经功能缺陷、心律失常或心肌缺血，而静脉气体栓塞的症状有低血压、呼吸急促、低碳酸血症、肺水肿或心脏骤停等。

发病时，患者往往突然出现意识方面的变化，并且很快可能发展到昏迷。临床上常见的是神经系统或心血管系统方面的表现。气栓的临床特征取决于患者的体位、空气进入的部位、气泡的体积等。如果患者在致病条件下呈斜倚靠后的体位，空气就容易进入冠状动脉；如果患者是直立体位，气泡更容易进入脑动脉。

如果潜水员在气体栓塞之前存在惰性气体负载（由于潜水），则可加速出现神经系统的表现，这些表现在减压病的潜水员更为常见，如由脊髓损伤导致的截瘫。

气栓常易进入大脑中动脉，引起局部性癫痫、肢体瘫痪、半身感觉减退或失语等；少数患者有呼吸困难，甚至呼吸抑制；当有大量气栓时，可出现休克。其他还可以有气胸或心肌局部缺血的表现。气栓后，有些患者在舌上还会出现苍白区（即 Liebermeister 症）。有些气栓症的患者只是精神智力功能方面有某些细微变化，而没有神经系统方面的典型表现，对此类患者容易漏诊。

Boussuges 等统计了 113 例气栓病例的临床表现，其中，71% 的患者出现神经系统的表现；43% 的患者出现呼吸系统的表现；33% 的患者出现血液流变方面的改变，潜水时发生的气栓症，有 50% 的气栓属于气压性疾病（如减压病、肺气压伤）的一部分。发生脑气栓的患者中有 19%～50% 可能会留有神经系统后遗症。

五、诊断

根据病史和神经系统方面的表现一般不难诊断，尤其是减压后突然出现神经系统表现的患者，诊断则更容易。对于气栓症的诊断需要尽早做出，因为栓塞与再加压治疗之间的间隔时间越短，其治疗的预后越好。外科手术期间若怀疑有气栓发生，可用 Doppler 超声波检测气泡，以便尽早确诊，并及时采取措施防止空气进一步进入血管。此外，脑电图（EEG）监测有助于急性脑功能障碍的早期诊断。Drenthen 等对 12 只空气栓塞模型猪的 EEG 研究后认为：EEG 监测对了解脑功能受损程度、脑气栓的诊断及脑对治疗方案的反应等将有所帮助，并且对确定高气压治疗的压力、时间有重要的指导价值。CT 扫描可对脑损害提供诊断依据。Dexter 等建议，如果诊断时怀疑患者有较大的脑动脉气栓，必须做 CT 检查。目前尚不推荐将影像学检查作为气栓症的诊断手段，而且该检查的敏感性较低，也不会对治疗产生影响，同时有可能因为检查而导致延误治疗。因此，进行影像学检查的目的一般用于排除其他与气栓症有类似临床表现的疾病。

脑动脉内的气泡有时在颅脑手术中能够见到，甚至气泡还可在动脉抽血样本中获得证实。对于血管内未观察到气泡的患者，也不能排除气栓症的诊断。对那些高度怀疑气栓症的病例应该进行加压鉴别。如果气泡造成肌肉损伤，出现血浆中肌酸激酶增高时，则预示着病情严重。

六、治疗

1. 紧急措施　之前有研究者推荐，对于动脉气栓的患者，采用头朝下的体位，从而减少因为气泡的浮力进一步导致脑栓塞，而且由于静水压的增加可一定程度导致气泡的缩小。对于静脉气体栓塞，也有研究推荐侧卧位。随着研究的深入，改变了原来的做法。研究认为，浮力对静脉和动脉内气体的影响很小，而且头朝下的体位可导致脑水肿的恶化。因此，除非是短暂的（小于等于 10min）头朝下体位（在有大量气体进入循环的情况下，这有可能导致增加气泡的清除），一般建议患者处于平卧位。

气体栓塞的紧急治疗包括气道管理、血压维持和尽可能地给予高分压氧。低血压可导致机体损伤的恶化。给予高分压氧，不仅能维持机体的氧耗，而且能促进气泡的吸收。一氧化二氮（N_2O）可导致气泡体积的增加，因此，如果怀疑麻醉患者出现气体栓塞，应该中断给予 N_2O，而给予氧疗。

迅速给患者实施常压吸氧的同时，给予 10mg 地塞米松以预防脑水肿。高气压设备对气栓症的治疗是必需的物质条件，因此，发病后应该尽快将患者送到有高气压治疗条件的单位实施高气压治疗或 HBO 治疗。如果患者必须采用空运方式运送，患者最好被置于一便携式运载加压舱内，在 0.2～0.3MPa（2～3ATA）的状态下运送，飞行途中高度也应该尽可能低。

高气压或 HBO 治疗原理：①加压至 0.6MPa（6ATA）时，气泡的体积会减小至原来的 1/6（约 17%），待气泡的表面积减少到最初的 30% 时，气泡在气－血界面的激活效应也相应减小。②HBO 对纠正血管栓塞造成的缺血缺氧具有至关重要的作用，在 0.28MPa（2.8ATA）呼吸纯氧使动脉氧的水平显著提高。③吸氧可加快氮从气泡中向外扩散，起到消泡和置换效应。④HBO 的缩血管效应有利于消除和缓解脑水肿。

2. 高气压治疗及其方案　Dexter 等推测，当气泡大到足以被 CT 发现时，其自然吸收的时间至少为 15h。气泡栓塞和气栓吸收很慢都会引起脑血流阻断或减少。如果气栓大到已能显影，就必须对患者实施高气压治疗。目前认为高气压的最佳治疗压力为 0.6MPa（6ATA），并在此压力下停留时间应大于等于 30min，当减压至 0.28MPa（2.8ATA）时，再采用吸氧治疗。高气压治疗（含减压至 2.8ATA 吸氧治疗）的方案一般按美国海军"加压治疗表" 6A 方案实施。患者接受治疗时间越早，效果越好。Blanc 等总结分析了 86 位气栓患者治疗的情况建议：患者在 6h 内实施高气压治疗效果最好。Bacha 等统计，没有高气压治疗的气栓症患者病死率为 30%，如果高气压治疗在气栓症发生后 12h 内实施，患者的病死率可低于 14%，而如果病理损害已经到了不可逆的阶段，治疗将无效。

3. 高压氧治疗及其方案 HBO 治疗动脉气体栓塞的疗效确切。一项针对 597 名动脉气体栓塞的患者进行的综述显示，HBO 治疗组患者的转归明显优于无再加压治疗的患者。有些气栓症的患者可能出现症状的自发性缓解，特别是首次给予氧疗后。但由于之后可能出现症状的继发性恶化，因此，即使在没有症状的患者，也应该使用 HBO 治疗。静脉气体栓塞很少采用 HBO 治疗，除非同时出现动脉气体栓塞。此外，如果静脉气体栓塞导致肺水肿，HBO 治疗也可改善临床症状。气泡可在体内存在数天，有报道显示，在气栓症出现数小时至数天后 HBO 治疗仍然有效。

Meijne 等率先对应用 HBO 治疗气栓症进行了实验研究。他们将空气注入兔子的颈动脉后采用 HBO 治疗，结果动物的生存率显著提高。研究者以气栓狗为模型，分别研究了高气压和 HBO 治疗的效果，通过观察动物在治疗过程中的感觉诱发电位（SEP）和脑血流（CBF）的变化评价治疗效果，结果发现，0.28MPa（2.8ATA）HBO 治疗和先用空气加压到 0.6MPa（6ATA）然后减压到 0.28MPa（2.8ATA）再吸氧，疗效无显著差异，认为清除体内空气的作用主要是通过氧的置换效应获得的，用 HBO 治疗即能达到效果。McDermott 等通过观察皮质感觉诱发电位研究各种不同压力的方案对猫动脉气栓的严重性进行评估，也发现 0.6MPa（6ATA）高压治疗并不比单纯 0.28MPa（2.8ATA）吸氧治疗的效果优越。Fukaya 等提出，对静脉气栓的治疗主要采用支持疗法，而对动脉气栓的治疗则应首先考虑 HBO 治疗，同时采用支持疗法。

可见，HBO 也是治疗气栓症的有效手段。HBO 治疗的方案一般采用 0.28MPa（2.8ATA）治疗 90min，或者应用美国海军加压治疗表 6A 中减压至 0.28MPa 的后续方案治疗。对于心脏和神经外科的一些复杂的手术，不能因为发生气栓而中断操作，在此情况下，HBO 治疗可以在手术完成后进行。Toscano 等报道 2 例心脏手术患者在术中出现广泛的气栓症表现，但直到手术结束才对其实施 HBO 治疗，结果 2 位患者病情都获得好转。采用 Doppler 气泡检测仪检测显示：接受心脏手术的患者大动脉气栓很少见，均都存在脑动脉微血管气栓，因此推荐心脏手术一旦完成应对患者实施 HBO 治疗。

值得注意的是：气栓症一旦发现，应尽快治疗，但在有些不具备加压治疗条件的地方，气栓症患者得不到高气压或 HBO 治疗就会延误病情，对此类患者应该争取高气压延迟治疗。有报道显示，患者在静脉气栓发生后 21h 进行 HBO 治疗，虽然已呈去大脑样状态，但最终获得完全恢复。另一组继发于心肺手术的 5 例气栓症病例，事故发生后 15～60h 进行 HBO 治疗，治疗方案为 0.25～0.28MPa（2.5～2.8ATA）90min，5 名患者中 3 例部分或明显恢复，1 例无变化，1 例死亡。由此可见，治疗时机非常重要。

需要指出的是，目前，对于采用高气压治疗气栓症尚无定论。有研究者认为，气栓症没有必要采用大于 2.8ATA 的空气（氮氧混合气）进行治疗，因为采用高气压治疗的疗效不比 HBO 治疗的疗效好（见上），因此推荐通常采用 HBO 治疗即可。但也有案例报道气栓症患者对高气压治疗反应更好。笔者认为，一般情况下采用 HBO 治疗即可，若患者治疗的反应较差，可增加压力，进行高气压治疗。在没有潜水加压舱的单位，或者如果患者的情况不允许暴露于这么高压力或舱室条件不能满足这个压力时，也可直接进行 HBO 治疗。在患者的转运途中，需要给予常压吸氧治疗。

4. 辅助治疗 下列药品常用于高压治疗的辅助治疗。

（1）抗凝血药物：该类药物具有防止血小板集聚的作用。常用的药物有肝素或口服阿司匹林，但在用药期间应定期检测患者凝血时间或凝血活酶时间等指标。

（2）类固醇：该类药物主要针对脑水肿。对气栓症的患者，加压的初始阶段效果一般很好，但随之可能发生脑水肿，而类固醇则可以延迟脑水肿的发生；但由于类固醇可能加速氧的毒性效应，因此使用时应该慎重。

（3）血液稀释剂：气栓具有浓缩血液的作用，采用血液稀释剂治疗，如葡萄糖、生理盐水，能够有效降低血液浓度，加快恢复气泡栓塞区域的血液灌流。

（4）抗惊厥药物：脑气栓症患者容易发生癫痫样惊厥表现，常用药为利多卡因，不仅能够控制癫痫，而且可以减小气栓病灶和预防因气栓造成的心律失常。

（5）改善脑代谢的措施：气栓导致血供障碍，减少了神经元血氧供应、能量产生减少、乳酸增加。应用 HBO 本身可使脑代谢正常化，适当使用能量合剂也有助于改善脑代谢。但要改变对气栓症患者常规补充葡萄糖的习惯，有证据表明，当缺血脑组织葡萄糖的水平增加时，乳酸的产生也相应增加，因此，对气栓症的患者控制血葡萄糖显得同样重要。

（刘桂霞）

第三节　治疗急性颅脑损伤

急性颅脑损伤（acute craninocerebral trauma，ACT）是临床常见急症之一。随着国民经济、交通、建筑业的迅速发展以及暴力冲突所致损伤案例的增多，我国颅脑外伤的发生率也逐年增加。流行病学调查资料显示，当今我国颅脑外伤的发病率已超过 100/10 万。近 20 年来，颅脑损伤的基础和临床防治应用研究取得了很大的进步，临床常应用外科手术联合药物及基因治疗，并结合物理、康复疗法治疗颅脑损伤患者，但对急性颅脑损伤的效果不甚理想，以致颅脑损伤的病死率和致残率居高不下，其总病死率一直保持在 30% ~50%。

HBO 医学是从潜水医学发展而来的一门边缘学科，近年来在临床医学上的应用迅猛发展。在 HBO 的特殊环境中，除对机体的功能进行调整外，其对功能丧失和结构损伤的组织，尤其是中枢神经系统功能损害的治疗作用越来越引起人们的关注。临床实践证实，HBO 治疗有助于颅脑损伤的治疗与康复，可降低病死率，提高存活质量，对意识和神经功能的恢复有明显的促进作用。HBO 对颅脑损伤造成的迁延性昏迷、脑损伤后遗症和精神障碍也有一定治疗效果。

一、HBO 治疗颅脑损伤的原理

颅脑损伤虽然可能由不同的病因导致，但其病理变化相似，均存在缺血、缺氧→再灌损伤→脑水肿→脱髓鞘病变→脑梗死→脑软化、脑萎缩的病理变化，从而导致患者神经功能障碍。HBO 治疗通过以下多个环节对颅脑损伤进行干预，从而发挥治疗作用。

1. 增加血氧含量，提高血氧分压　缺血、缺氧是颅脑损伤的共同病理基础，脑组织功能的发挥依赖于氧气的供给。在常温常压下，组织内保存氧的余量平均仅为 13ml/kg，如果完全阻断血流和氧供，10~15s 就可耗尽大脑组织所有的氧气。HBO 条件下血液内物理溶解氧量大大增加，血氧张力随吸入气中氧分压的增加而成倍提高，例如，在 0.2MPa 氧压下上述两者均可增至常呼吸空气时的 14 倍左右。在颅脑损伤的急性期进行 HBO 治疗，可以迅速地改善脑组织的供氧，纠正其缺氧状态。

2. 收缩脑血管，降低颅内压　颅脑损伤治疗中，最棘手的问题是难以控制的急性脑血管扩张和脑水肿所致的颅内压升高，而 HBO 在这方面有其独特的作用。HBO 通过影响脑组织血管的血流量来达到减轻脑水肿，降低颅内压的作用。

HBO 对颅脑损伤患者的血管呈现双向影响。一方面，HBO 下通气过度，引起二氧化碳分压降低，正常血管出现反应性收缩，脑血流量下降，起到减轻脑水肿、降低颅内压的作用；另一方面 HBO 又可使缺血组织的血管扩张，微循环得到改善，从而增加对病灶区的血供。这两方面共同作用，使病灶区含高浓度氧的血流量增加，脑水肿得到改善；加上 HBO 可以纠正脑组织的缺氧状态，从而切断了脑组织缺血－缺氧－水肿的恶性循环，从而达到降低颅内压，加快神经功能恢复的作用。

此外，HBO 可以影响纤溶活性，血凝系统被抑制而抗凝系统则被激活，并不像脱水剂那样形成高渗状态。所以 HBO 在减轻脑水肿、降低颅内压的同时，不会产生脑栓塞、电解质紊乱等不良作用。

3. 减轻自由基与再灌注损伤 脑缺血、缺氧可通过：①线粒体呼吸链损伤途径。②花生四烯酸代谢途径。③白细胞途径产生自由基。再灌注后氧供充分，也可大量生成自由基，引起瀑布式的自由基连锁反应。自由基主要攻击脂质膜中不饱和脂肪酸的多个不饱和双键，使之发生过氧化反应，导致脂质膜损伤，通透性增加，各种细胞器解体，加重细胞毒性脑水肿；攻击血管内皮细胞膜，加重血管源性脑水肿。HBO 可以阻止或减轻自由基和缺血再灌注对神经元的损伤，从而保护神经细胞并促进神经纤维的再生和传导功能的恢复，使颅脑损伤患者神经功能得到恢复。

4. 影响内源性神经干细胞的增殖、分化 神经干细胞能够自我更新，具有分化成神经元、神经胶质细胞的潜能，从而参与修复缺损神经的过程。内源性神经干细胞终生存在于侧脑室室管膜下区和海马齿状回等脑内某些特定的区域。当损伤发生时，这些内源性神经干细胞可被激活，对损伤的脑组织起到修复作用，但其修复能力有限，需外来的适当刺激才能扩大其增殖修复能力，产生真正的治疗效果。有研究发现 HBO 治疗颅脑损伤大鼠时，脑内内源性神经干细胞有增多的现象，且神经干细胞可迁移到脑损伤的部位并分化为成熟的神经元。如果这些增生的神经元替代损伤的神经元，形成突触连接，并与周围组织形成神经网络，就可以促进颅脑损伤患者的神经功能的恢复。

5. 对脑细胞凋亡的影响 颅脑损伤后脑组织细胞的死亡分两类：①由于原发性或继发性的有害因子极度刺激，造成细胞病理性死亡，即坏死。②程序性细胞死亡，即凋亡。细胞凋亡是不同于细胞坏死的一种细胞死亡方式，是机体在生长发育和受到外来刺激时清除多余、衰老和受损伤的细胞以保持机体内环境平衡的一种自我调节机制，是细胞内外因素激活细胞本身自杀程序而引起的，凋亡过程受一系列相关基因调控。细胞凋亡在颅脑损伤后 4h 出现，并持续 4 周以上。凋亡是颅脑损伤患者的神经细胞损伤（特别是迟发性神经细胞损伤）的一种重要形式。

多数研究认为，HBO 可以减少神经元细胞的凋亡，促进神经功能的恢复。其机制可能为 HBO 通过调节神经生长因子、Bcl-2 家族、肿瘤坏死因子 $-\alpha$、热休克蛋白、即刻早期基因、碱性成纤维细胞生长因子、神经营养素 -3 的表达而发挥作用。

6. 改善脑干网状激活系统功能，促进昏迷觉醒 脑损伤时由于剪应力造成脑干扭曲损伤，脑干血管调节障碍和缺血缺氧，当氧分压过低时导致昏迷。脑干的网状结构向下影响脊髓功能，向上可影响大脑半球的高级神经活动。其血液供应主要由椎动脉承担，HBO 下颈动脉血流量降低，而椎动脉血流量相应增加。200kPaHBO 下，椎动脉血流量增加，使脑干网状结构系统氧分压增加，有利于上行激活系统功能恢复，从而促进昏迷苏醒和神经功能恢复。

此外，HBO 对脑外伤后的神经功能保护可能与下列因素有关：①增加氧弥散距离。②维护神经细胞的能量代谢，减轻缺血缺氧对脑组织的损伤。③促进微血管形成及侧支循环的建立，加快受损脑组织的功能恢复。④减轻缺血细胞膜上离子泵损伤，使细胞内外的离子分布趋于正常状态，保持细胞膜的稳定。⑤影响线粒体的功能，发挥神经保护作用。最近实验发现，HBO 治疗早期能上调二甲基精氨酸水平，同时产生内源性的一氧化氮合酶抑制剂，从而导致血管收缩，是其早期能对神经元产生保护作用的原因。Wang 等提出，HBO 增加脊髓组织的 Mn-SOD、过氧化氢酶及 Bcl-2，来保护缺血再灌注的脊髓组织。也有学者通过研究发现 HBO 能通过影响 CD18 表面的极化，从而降低中性粒细胞的黏附，限制中性粒细胞和内皮细胞的相互作用，来发挥对神经元的保护作用。HBO 治疗能调整诱导型一氧化氮合酶、神经元胶质细胞源性神经营养因子、血管内皮细胞生长因子、血小板源性生长因子、肿瘤坏死因子以及和前列腺素 2、血浆中内皮素的表达水平，可能是其对颅脑损伤产生治疗作用的基础。

二、HBO 对颅脑损伤的治疗作用

HBO 可以通过提高血氧分压、增加氧弥散距离、影响脑血流量、减轻氧化应激反应以及影响内源性神经干细胞和神经元的凋亡等机制，对颅脑损伤患者起到以下治疗作用：

1. 局限不可逆的损伤痛灶 HBO 可以迅速纠正受损脑组织的缺氧状态，并作用于脑血管，使缺血脑组织的血供得到恢复，颅内压降低，阻断后续的一系列反应对正常脑细胞以及发生可逆性损伤脑细胞的损害，对颅脑损伤的不可逆受损起到局限化的作用，为颅脑损伤患者的神经功能恢复提供必要的条件。

2. 促进可逆性病灶的恢复 发生颅脑损伤后，围绕坏死中心的周边缺血组织会出现"缺血半影区"，该区域相对缺氧，其神经功能低下或处于抑制状态，组织解剖形态基本正常，但保持着正常的离子平衡和结构上的完整，若适当增加脑血流量其功能可恢复。HBO 环境中，"缺血半影区"血流量增加，水肿消退，部分损伤后处于可逆状态的神经细胞恢复功能。

3. 加快颅脑损伤后神经功能的恢复 HBO 通过刺激脑干网状激活系统，加快颅脑损伤致昏迷的患者苏醒；并通过改善神经元的能量代谢，减少神经元细胞凋亡，促进内源性神经干细胞的增殖和分化，形成功能正常的神经元细胞，来减轻颅脑损伤神经患者的神经功能缺失，加快其神经功能恢复。

4. 减轻颅脑损伤后相关并发症和后遗症 颅脑损伤后，常会发生肺部感染、水电解质紊乱、应激性消化道溃疡出血、颅内高压、偏瘫、外伤性癫痫、外伤性头痛等并发症和后遗症，影响颅脑损伤的治疗效果和患者的生活质量。HBO 通过对炎性反应、内分泌系统、脑血管血液流变学、脑细胞电生理等方面进行干预，发挥防止和减轻这些并发症和后遗症的作用。

5. 提高机体整体防御功能 颅脑损伤患者面临合并感染、水电解质失调、营养障碍等多种并发症而加重原发病。HBO 可及时纠正机体代谢障碍，防止心肌缺血缺氧，防止肺水肿和肺内感染，改善肝肾功能，保持水电解质平衡，改善营养等，有利于提高整体抗病能力。

三、临床治疗方案

1. 一般选择原则 应用 HBO 治疗颅脑损伤，应在有效循环、呼吸的基础上充分发挥 HBO 的作用。只有在循环、呼吸建立的条件下实施 HBO 治疗，才能促进循环、呼吸、脑功能的恢复。对气管切开和气管插管的患者行 HBO 治疗，特别在氧舱内使用气动呼吸机是一条有效的途径。在排除禁忌后尽早对颅脑损伤患者进行 HBO 治疗，有利于其神经功能的恢复。

从理论上讲，HBO 治疗的最佳时机应该是在脑水肿高峰发生之前，即不超过伤后 48h。

2. 临床常用方案 临床对颅脑损伤患者进行 HBO 治疗时，常选用 200～250kPa 氧压下面罩间歇吸纯氧 60～80min，间歇 10min，每天 1 次，一般需 20～30 次；病情严重者可每天 2 次，病情稳定后改为每日 1 次，需 60～80 次。如为单人氧舱则直接吸氧 90min（包括加、减压时间的吸氧），每天 1 次，治疗次数视病情而定。

3. 临床应用的注意事项

（1）只要生命体征稳定、无 HBO 治疗的禁忌证，应创造条件尽早治疗。

（2）在进行 HBO 治疗前，应完善相关检查。既可避免有禁忌证的患者进行 HBO 治疗而发生危险，又可对颅脑损伤患者的预后做出较准确的判断。

（3）对于昏迷未醒、神经功能缺损明显的患者，建议 HBO 治疗至少维持 60 次左右。

（4）治疗压力不宜过高，一般以 1.8～2.0ATA 为宜。

（5）中枢性高热、继发性癫痫、带有侧脑室或腰大池引流管的患者，经适当处理后可以进行 HBO 治疗。

（6）HBO 治疗有氧中毒（常发生于中枢神经、肺）、压力性损伤（常发生于中耳、鼻窦、内耳、肺、牙齿）、禁闭焦虑、视觉影响（表现为近视和白内障的产生）等常见的不良反应，甚至会发生脑梗死等严重的并发症。临床应用中应严格掌握 HBO 治疗压力—吸氧时限，根据病情制订合理的 HBO 治疗方案，防止这些并发症的发生。

（7）减压过程中颅内压可出现"反跳现象"，因此应尽量减慢减压速度，必要时给予激素或脱水剂，以避免脑疝的发生。

（8）病程长或康复期患者治疗时为防止外伤性癫痫的发作，进舱前应通过静脉滴注或口服给予抗癫痫药物。癫痫没有有效控制的患者不宜行 HBO 治疗，对有规律发作的患者，选择在发作间歇期进行治疗。

（9）颅脑损伤患者病理机制较为复杂，病情发展迅速，在进行 HBO 治疗的同时，应给予神经营养药物、脱水剂、脑血管扩张剂等药物，以及时阻断颅脑损伤的进一步病理变化，为患者的神经功能恢复打下基础，同时也应注意水电解质平衡、补充营养等。

（10）注意医患沟通，既要让家属了解 HBO 的好处，使其建立治疗的信心，又要让他们充分认识到 HBO 治疗过程中可能出现的危险。同时，让其了解整体的治疗方案，协助对颅脑损伤患者的护理和远期治疗，以收到更好的疗效。

四、HBO 治疗对急性颅脑损伤患者预后的影响

有关 HBO 治疗急性颅脑损伤的临床研究目前仍相对较少，且研究中的样本数量也比较少，这是寻找 HBO 治疗急性颅脑损伤的循证医学证据时面临的主要问题。

我国学者在研究中发现，HBO 治疗（0.25MPa，40~60min/次，10 次/疗程共 3 个疗程）能显著提高急性颅脑损伤患者的 GES（Glasgow coma scale）评分，从治疗前的平均 5.1 分上升到第 1 个疗程后的 10.1 分，3 个疗程结束后，患者的平均 GCS 评分可达 14.6 分，而对照组相应时间的平均 GCS 评分分别为 5.3 分、8.1 分和 9.5，其第 1 个疗程和第 3 个疗程结束后的平均 GSC 评分均显著小于 HBO 治疗组，说明 HBO 治疗对改善患者病情的进展有一定的帮助。

就患者的远期预后而言，目前已有的研究均倾向于认为 HBO 治疗能有效地降低患者的死亡率，尤其是在 Rockswold 的前瞻性临床随机对照研究中，亚组分析结果还表明，对于 GCS 评分为 4~6 分和颅内压大于 2.67kPa（20mmHg）的重症颅脑损伤患者，HBO 更能有效地降低患者的死亡率。然而问题在于，HBO 治疗在降低患者死亡率的同时，却没能有效地提高预后良好患者的比例。结果均表明，HBO 治疗与对照组之间患者预后良好的比例无显著差异，无论是在 HBO 治疗结束还是在伤后半年或一年。这即说明 HBO 治疗即便能挽救患者的生命，患者也可能是处于预后不良的状态（植物状态或重度残疾）。这也使得 HBO 治疗颅脑损伤患者的费用-效益受到了一定的影响。

在以上所列举的临床研究中，其研究对象均为急性颅脑损伤患者，从起病至接受第一次 HBO 治疗的时间窗不超过 3d，所用的 HBO 压力均为 2.5ATA。虽然目前仍无临床研究表明哪种压力的 HBO 对颅脑损伤患者的疗效最好，且已有的研究之间的异质性较大，不适合进行荟萃分析；但以上的数据在一定程度上仍可说明 2.5ATA 的 HBO 对颅脑损伤患者具有一定的疗效，尤其是在降低严重颅脑损伤患者死亡率方面。

另外，也有研究表明，对于病情相对稳定的亚急性期颅脑损伤患者（伤后 1 个月左右），HBO 仍可以在原有治疗的基础上进一步促进患者的康复；尤其是对于 GCS 评分为 4 的患者，HBO 治疗 6 个月后其 GCS 评分的改善更为显著。

五、HBO 对颅脑损伤后遗症的疗效

颅脑损伤后遗症也称创伤后综合征，具有多种临床表现，如头痛、癫痫、自主神经功能紊乱（如心悸、血压波动、多汗等）、皮质高级神经活动障碍（如注意力不集中、记忆力下降、情绪波动等）、神经精神症状（如失眠、焦虑、易怒、抑郁等）、认知功能障碍等。对于这些疾病的治疗往往缺少有效的方法。有关 HBO 对这些疾病的疗效的研究也相对较少。目前仅有一些 HBO 改善患者神经精神症状的循证医学证据供参考。

Isakov 等发现，HBO 能缓解颅脑损伤后的一些神经精神症状。一项前瞻性研究表明，经过 HBO 治疗后，颅脑损伤儿童在日常生活自理能力、社会活动、语言交流和运动能力上都有显著的改善；而对于成人颅脑损伤患者，其在神经心理上的各种缺陷均可通过 HBO 治疗得到一定的改善。HBO 的这种疗效可能也与其改善颅脑损伤慢性期大脑的血供和能量代谢、促进神经再生等有关。另有一项病例报告指出，HBO 治疗能缓解颅脑损伤患者伤后出现的易怒、头痛、睡眠障碍和认知障碍等，对促进患者的康复、改善患者的生活质量有很大的帮助。但需要指出的是，以上几项研究在设计上存在着一定的缺陷，其证据价值有限，仅供参考。

（刘桂霞）

第四节　治疗急性脊髓损伤

脊髓损伤是常见严重创伤之一。据统计，全世界脊髓损伤年发生率为（20～40）/100万，我国脊髓损伤人数已突破百万，全球脊髓损伤人数已超过300万。随着交通运输及建筑等行业的快速发展，脊髓损伤发病率更有不断升高的趋势，其严重致残性及多见于青壮年的特点，给家庭及社会带来沉重的负担。我国已将脊髓损伤研究列为国家中长期科技发展纲要重点支持项目。脊髓损伤的治疗主要包括常规药物、手术、HBO、康复等综合治疗。HBO疗效确切，已成为综合治疗脊髓损伤不可缺的重要方法。

1965年，Maede等首先应用HBO治疗实验性脊髓损伤，收到肯定的治疗效果。Gelderd等发现，HBO治疗脊髓损伤，可增加脊髓组织中氧分压，使缺血的脊髓组织内和神经纤维网中氧浓度增加，保护神经纤维网，促进血液循环的改善。Holbach等在1977年首先报道HBO治疗脊髓损伤的临床疗效观察，认为多次HBO治疗有助于改善术后神经功能障碍。HBO是无创、安全的物理疗法，可在多方面逆转脊髓损伤后的继发病理生理过程，因此，作为治疗脊髓损伤一种具有前途的方法，国内外学者对其关注日渐增加。近年来，HBO治疗脊髓损伤的动物实验与临床研究均取得了一定进展。

一、脊髓损伤的机制与治疗

脊髓损伤可分为原发性脊髓损伤与继发性脊髓损伤。前者是指外力直接或间接作用引起脊髓血管和神经的损伤。后者由Allen于1911年提出，并沿用至今，指在原发性损伤发生数分钟后，产生一系列细胞和分子的"瀑布"式反应，造成脊髓水肿、椎管内小血管出血形成血肿、压缩性骨折以及破碎的椎间盘组织等形成脊髓压迫所造成的进一步损害。有研究表明，继发性损伤的参与机制主要有：微循环障碍、脂质过氧化与自由基学说、氨基酸学说、钙离子介导、电解质失衡及炎症机制、细胞凋亡机制等，继而导致神经元变性坏死。原发性损伤多为不可逆，但减轻继发性损伤是提高脊髓损伤疗效的关键所在。目前，脊髓损伤治疗主要包括外科手术治疗（减压、复位、内固定）、药物治疗（脱水剂、激素、神经生长因子、内源性损伤因子拮抗剂等）、以及HBO、局部低温、电刺激等物理疗法。脊髓损伤的基因治疗、干细胞移植等实验研究也在探索之中。迄今为止，脊髓功能障碍的治疗仍是世界性医学难题。近年越来越多的临床观察发现，HBO治疗可以改善脊髓损伤的修复环境，是提高脊髓损伤患者机体功能和生活质量的重要治疗手段之一。

二、高压氧治疗急性脊髓损伤的作用机制

HBO作为现代医学中的一门新兴学科，已广泛应用于临床。研究证实，HBO可以纠正继发性损伤关键环节中的炎症反应、微循环障碍等，从许多方面阻止脊髓损伤后的病理变化。HBO治疗脊髓损伤的主要作用机制在于：明显提高脊髓组织氧张力和血氧弥散能力，缓解毛细血管损伤或血流障碍；减轻组织水肿和出血；加快血流速度，增加纤维蛋白原溶解度，减少血栓形成，改善骨髓组织的血液循环；提高细胞膜脂结构的抗氧化能力；调节微循环功能；加快侧支循环的建立，促进传导束功能的恢复。

1. 明显增加损伤脊髓组织氧张力　缺血缺氧是脊髓损伤后进行性损害的一个关键因素。动物实验表明，脊髓急性损伤后，其组织内的血流量明显降低。HBO能使血含氧量显著增加，血氧张力增高，血氧弥散距离增加，组织氧储备量增加，从而改善脊髓损伤部位的缺氧状态。Ducker等测定了犬脊髓损伤后其组织内氧张力改变情况，正常为5.07kPa，伤后2h下降至3.12kPa，4h为1.69kPa。Maeda等的实验中，从伤后1h一直监测至72h，发现脊髓的氧张力严重低下，不能满足正常需要。此外，呼吸0.1～0.3MPa的纯氧，脊髓组织氧分压与治疗压力有线性关系。Kelly等发现，常压下，正常脊髓组织氧分压在吸纯氧时增高，受损脊髓吸纯氧无反应；但在0.2MPa（2ATA）的HBO下，脊髓氧分压大幅度升高。

2. 加快血流速度，抑制血凝系统　对兔脊髓损伤后行血流动力学检查发现，全血黏度升高，红细胞电泳时间显著延长，引起血流缓慢，使脊髓损伤范围进一步扩大。经HBO治疗后，一方面可使血液

稀释，血流速度加快，气体交换量增加；另一方面可使纤维蛋白原溶解度增加，减少血栓形成的危险性，改善脊髓组织的血液循环。所有脊髓损伤研究的动物实验中，凡经 HBO 治疗的动物，病理学检查均未发现有血栓形成。

3. 调节微循环功能　脊髓损伤后，由于微血管形态的改变，造成微循环功能障碍，是脊髓损伤后的中心性进行性出血坏死的重要一环。HBO 可增强微循环调节功能，促进微血管功能恢复；促进伤部微血管增生；促进受损内皮细胞功能恢复，改善血－脊髓屏障，维持血管结构完整性。

4. 减轻脊髓水肿　脊髓损伤早期，因局部血液循环障碍，缺血缺氧造成组织水肿，后者反过来加剧缺血缺氧，形成恶性循环，越演越烈。HBO 能改善血－脊髓屏障功能异常，其血管收缩作用使血流量减少，使循环功能恢复，减轻水肿。

5. 保护神经细胞，促进神经纤维再生　脊髓损伤后，产生大量自由基，更加重损伤。研究发现，损伤脊髓区丙二醛和钙离子量显著增加，HBO 可使两者明显下降，提示 HBO 可以抑制自由基介导的脂质过氧化，提高细胞膜脂结构的抗氧化能力，减少细胞外钙离子内流，保护脊髓细胞和组织结构。Gelderd 等研究了 HBO 对鼠脊髓横断伤的疗效，认为 HBO 可使缺血的脊髓组织和神经毡的氧浓度增加，防止神经毡破坏，促进神经纤维再生，延长损伤后神经细胞的再生期。

6. 促进传导束功能恢复　传导是脊髓的主要功能，只要有 30% 的白质贯通，通过代偿脊髓功能就可完全恢复。Higgins 等实验证明，损伤早期 0.2MPa（2ATA）的 HBO 治疗 3h，可防止猫脊髓上行性长传导束功能的进行性破坏。其他研究者也通过测定脊髓诱发电位，证明早期使用 HBO 可加快损伤后脊髓上、下行传导束功能的恢复。

7. 减少脊髓实质坏死　脊髓损伤后，经 HBO 治疗，中央囊性坏死范围显著小于对照组，组织坏死程度减轻，促进临床功能恢复。

三、临床研究

1977 年，Holbach 等首先报道了 HBO 治疗 13 例脊髓压迫性损伤患者，都是术后遗留神经功能障碍的患者，6 例有显著好转，认为对于压迫性脊髓损伤，应进行多次 HBO 治疗。国外其他报道大多在 20 世纪 70 年代末和 80 年代初，都为急性脊髓损伤，HBO 治疗的平均次数为 4～10 次，总有效率不到 50%。国内报道如下：①HBO 治疗的急性损伤都由外伤引起。②治疗的慢性损伤主要包括未及时救治的和处理不当遗留压迫的外伤，及骨质或椎间盘病变导致脊髓的慢性压迫，常见的为脊髓型颈椎病。③有手术指征者，先行外科处理。④HBO 治疗越早，效果越好。⑤如为非完全损伤，适当的 HBO 治疗可产生一定的疗效。⑥如为完全损伤，HBO 治疗无效。HBO 还被应用于辅助大网膜移植治疗外伤性截瘫。结果显示，伤后病程在 1～10 个月的 3 例有明显进步，病程超过 21 个月的 2 例无效。HBO 还被作为一种诊断手段，判断压迫性颈脊髓病患者术后效果，因 HBO 治疗该类患者的效果与预后有很高的相关性。

目前，国内许多医疗单位都把 HBO 用于脊髓损伤的功能恢复治疗，取得了较好的效果。但其应用还存在许多问题：①对急性损伤，不能尽早开始治疗。②对慢性损伤，由于存在神经细胞损伤不可逆的观点，人们对 HBO 治疗脊髓损伤的效果没有一个确切概念。③不能准确预计疗程和确切判断预后。④治疗没有一定的方案可循，治疗几次算几次。⑤缺乏有说服力的临床对照研究。

四、HBO 治疗脊髓损伤的具体环节

1. 治疗时机　一般都在外科解除压迫后行 HBO 治疗，但如不能及时手术，则可先行 HBO 治疗，越早越好。脊髓受打击力越大，出血坏死就越早、越严重。胥少汀等在犬脊髓损伤的实验中，认为 HBO 治疗必须在伤后 24h，最好是 6h 内进行。如错过了治疗时机，脊髓功能恢复缓慢，有研究者认为两年后方能定论，在这段时间内行 HBO 治疗，或多或少会有益处。

2. 治疗压力　常规为 0.20～0.25MPa。实验证明，用 0.2MPa 的 HBO 处理 6h，0.3MPa 下 3h，0.4MPa 下 60min，0.5MPa 下 30min 可导致正常脊髓不同程度的损伤，可能由组织氧张力过高所引起。

3. 治疗过程　常规为 60~100min。为预防氧中毒，每吸氧 20~40min 后，间歇 5~10min 换吸压缩空气。治疗中必须考虑到压力—时程效应。

4. 治疗次数　24h 之内的损伤，每间隔 2~4h 其行 3 次 HBO 治疗；24~72h 之内的，间隔 4h，每天 2 次治疗；3d 之后，1 次/d。根据治疗是否及时和损伤的严重程度，决定疗程数。损伤轻、治疗及时，可治疗 1~2 个疗程，反之则至少治疗 3~4 个疗程；对慢性压迫症，甚至可持续 10 个疗程以上。

5. 疗效评价　疗效评价主要有患者自觉症状、神经功能评分、体感诱发电位检测。

五、HBO 治疗脊髓损伤的研究方向

1. 治疗机制的研究　针对脊髓损伤机制的研究进展，明确 HBO 在其中的确切作用，对决定 HBO 临床应用的时机、疗程等都有指导意义。

2. 优化最佳治疗方案　进行临床和动物随机对照研究，进一步优化 HBO 治疗急、慢性脊髓损伤的最佳方案。

3. 确定远期疗效　进行临床和动物随机对照研究，以确定 HBO 治疗脊髓损伤的远期效果。因有研究者认为 HBO 只缩短病程，不改变预后。

4. 明确毒性　多疗程治疗脊髓损伤时，HBO 有无潜在毒性作用。

5. 开展 HBO 结合神经移植的研究　神经移植治疗脊髓损伤是目前的热门课题。适当压力 - 时程的 HBO 对脊髓损伤后行神经移植术的疗效，前景看好。

（刘桂霞）

第五节　治疗心、肺复苏后脑功能障碍

心脏骤停后综合征（post cardiac arrest syndrome，PCAS）是一个独特而复杂的病理生理学过程，它包括：①心脏骤停后脑损伤。②心脏骤停后心肌功能障碍。③全身性缺血/再灌注反应。④持续诱因性病变（引起心脏骤停的未解除的病理过程）。日渐增多的研究表明，心脏骤停后综合征的每个组份均具有潜在的可治疗性。

心脏骤停（cardiac arrest，CA）后脑功能障碍是死亡的常见原因。CA 复苏后脑血流动力学变化是影响脑复苏的重要因素，脑灌流不全影响 CA 复苏后脑功能恢复。正常血压下 CA（大于等于 10min）复苏后脑灌流不全的再灌流过程分为 4 期：①多灶性无再灌流：CA 复苏后即刻发生，它与脑微循环改变和低灌流压有关，通过升高血压而提高脑灌流压，此期是可以逆转的。②短暂全脑反应性充血：持续 15~30min，可能与脑血管麻痹有关，同时颅内压（ICP）轻微短暂升高。③延迟性、持续全脑多灶低灌流：CA 后 2~12h 明显，此期颅内压维持正常。全脑血流（CBF）为 CA 前水平的约 50%，"无血流"（no flow）、"涓流"（每分钟 6~10ml/100cm^3）及"低血流"（low flow）区域呈散在分布，较 CA 前明显增加。同时脑氧代谢率（CMRO）、脑糖代谢率在 CA 期间呈寂静状态，但于 1~2h 内恢复，甚至超过基础值，即形成氧供/氧耗比率的失配，这可能是 CA 后脑损害的主要原因之一。④后期变化：全脑 CBF 恢复正常或呈持续性低灌流状态，或出现延迟性继发性充血，后者可能与脑死亡有关。

一、病理生理学机制

大脑因其独特易损性，对缺血、再灌注耐受性极为有限。心脏骤停和复苏触发脑损伤的机制很复杂，包括兴奋性中毒、体内钙平衡破坏、自由基形成、病理性蛋白酶级联反应和细胞死亡信号通路活化。组织学上，易损神经元亚群选择性地表现在海马、皮质、小脑、纹状体和丘脑变性，以上多在自主循环恢复（ROSC）后的数小时至数天内发生。最近，第一次证实了在全脑缺血中诱导凋亡的死亡受体 Fas/CD95 和 Fas 配体的存在，实验性心脏骤停 3h 后，可观察到丘脑中 Fas 片段表达增加，导致诱导凋亡的死亡受体 Fas/CD95 的激活。脑微循环衰竭也是心脏骤停复苏后脑损伤的重要因素。尽管有足够的脑灌注压（CPP），长时间心脏骤停也会随之发生固定或动态的脑微循环再灌注衰竭。然而，未治疗的、

小于 15min 的心脏骤停，固定的无复流现象所产生的作用有限。狗心脏停止 10.0～12.5min 未治疗模型中，利用稳定的氙/计算机断层成像术做连续区域性 CBF 测定，显示动态的和迁移性低灌注而非固定的无复流。

心脏骤停及复苏所引起的能量代谢障碍主要与线粒体的结构与功能受损有关。三羧酸循环和电子传递系统调控着细胞能量代谢和凋亡通路。脑缺血再灌注后细胞能量代谢的恢复是细胞其他功能恢复的基础，若细胞能量代谢障碍持续存在，必然导致细胞最终死亡（凋亡或坏死）。

亦有其他因素影响复苏后脑功能，包括血管内皮细胞释放局部血管舒张因子、脑血管自主神经调节、颅内压和中枢局部的温度等。除初始再灌注阶段外，心脏骤停后的数小时至几天内，以上因素会潜在削弱脑的氧输送，可能产生继发性损伤。ROSC 后早期脑水肿与颅内压升高极少与临床有相关性，但心脏骤停后数天至数周产生的迟发性脑水肿，多由脑充血（ICP 升高）所致，而非严重缺血产生的脑神经变性所致。

大脑的某些区域（海马区、新大脑皮质、小脑）对缺血缺氧的耐受性特别脆弱，似乎是这些神经元早期基因表达改变和长期分子表型改变的结果。在心脏骤停的大鼠脑模型中，未折叠蛋白在丘脑减少了 80%，在脑干和海马区减少了 50%。未折叠蛋白反应的失调导致细胞死亡增加，可能是再灌注神经元损伤的重要因素。亦有 Mortberg 等实验证实，短暂的血流量减少会显著地影响脑额叶、颞叶皮质血流，包括皮质下组织。实际上，研究显示对于缺血大脑皮质较全脑更具易感性。

二、心脏骤停后脑损伤的主要表现

心脏骤停后脑损伤临床表现包括昏迷、抽搐、肌阵挛、各种程度的认知功能障碍（从记忆缺失到持续性植物状态）、脑死亡。这些状态中，昏迷、觉醒和相关唤醒异常是心脏骤停后脑损伤极为常见的急性表现。全脑缺血所致的昏迷表示唤醒区（上行网状结构、脑桥、中脑、间脑和皮质）和觉醒区（两侧皮质和皮下结构）广泛的脑功能障碍，脑干和间脑的较低易损性或早期恢复可产生植物状态。基于皮质区高易损性，许多存活者意识虽恢复，但有明显的神经心理受损、肌阵挛和抽搐。

三、高压氧治疗机制

近年来研究表明，CA 复苏后神经系统的预后可能与复苏后瞬时吸入氧浓度有关，复苏后短暂的高氧症即可导致神经氧化损伤增加，引起神经系统预后恶化。但越来越多的证据显示，缺血后应用 HBO 治疗仅对实验中由血管阻塞引起的完全性脑缺血提供神经保护作用，而未显示对实验性心脏骤停引起的全脑缺血有效。在缺血低灌注阶段，降低的 CBF（之后导致氧的输送降低）引起了进行性中枢缺血，改善氧的运输将有神经保护作用。HBO 具有潜在的增加缺血后氧运输的作用，理论上改善了依赖氧运输的中枢缺血。

HBO 治疗心肺复苏后脑功能障碍可能从以下方面发挥作用：

1. HBO 促醒作用　HBO 使椎动脉血流量增加 18%，脑干网状系统氧分压增加，促进侧支循环建立和脑细胞再生修复，利于改善觉醒状态，促进意识恢复和清醒。

2. HBO 可降低颅内压　0.2MPa（2ATA）下吸纯氧，脑血流量减少 21%，颅内压降低 36%；0.3MPa（3ATA）下吸纯氧，脑血流量减少 25%，颅内压降低 40%～50%，故 HBO 可打断脑缺氧、脑水肿的恶性循环。

3. HBO 增加氧含量　HBO 治疗增加氧含量，可能阻止心脏骤停综合征患者的脑组织缺血。心脏骤停 25min 的实验猪，复苏后应用 0.4MPa（4.0ATA）HBO 治疗可显示持续 ROSC 状态，这一结果未在正常氧压的实验猪中观察到。

4. HBO 可减轻细胞凋亡及促进神经再生　HBO 可以促进中枢氧合，降低血-脑屏障通透性，减轻炎症反应，减轻代谢紊乱，减轻细胞凋亡及促进神经再生；HBO 可纠正心脏骤停复苏后中枢氧摄取率下降及之后迅速上升，从而抑制复苏后神经元死亡和减轻神经损害预后。

5. HBO 改善脑有氧代谢　HBO 可促进受损线粒体恢复，保存线粒体完整性，从细胞水平改善脑有氧代谢，从而起到神经保护作用。

6. HBO 具有正调节抗氧化物基因表达作用 HBO 抑制环氧化酶－2 的活性，降低髓过氧化物酶活性，增加超氧化物歧化酶－Mn 及抑制 Nogo－A（一种内皮生长抑制因子）。HBO 治疗被证实可以改善各种动物模型脑损伤。从分子水平讲，HBO 治疗可激活离子通道，抑制缺氧诱导因子—α1 及其靶基因，进而减少血－脑屏障通透性的增加，保护脑组织；还可增加 Bcl—2，抑制 MMP—9 表达，以保护病灶周围的脑组织免受继发性损害，保护脑功能。结合 HBO 的抗氧化及促氧化酶活性两方面的作用，似乎可以合理地解释其抑制中枢缺血后引起的神经细胞死亡及神经损害。

四、高压氧治疗时机

HBO 选择时机是关键，过早因病情变化及舱内条件限制，影响抢救；过迟会丧失抢救时机，降低成功率，一般选择原则为：

（1）应在有效循环、呼吸的基础上才能充分发挥 HBO 的作用，只有循环、呼吸建立，实施 HBO 治疗，才能促进循环、呼吸、脑功能的恢复。

（2）对气管切开和气管插管的患者行 HBO 治疗，特别在氧舱内配备气动呼吸机的条件进行治疗是一条有效的途径。

（3）排除禁忌后方可行 HBO 治疗。

五、高压氧治疗方案

1. 一般方案 0.15 ~ 0.20MPa，治疗 100 ~ 120min，中间间隔 10 ~ 15min 呼吸空气。研究证明，0.15 ~ 0.20MPa 下葡萄糖利用改善，而 0.25 ~ 0.30MPa 下不如 0.15 ~ 0.20MPa。从脑水肿的改善情况来看，0.15MPa 下进行治疗，40% 有肯定改善，但 0.2 或 0.3MPa 下治疗时，仅有 25% 改善。Holbaek 研究提示治疗脑水肿最好用较低的压力，一般不应高于 0.15 ~ 0.20MPa。

2. 调整方案 CO 中毒性所致的脑损伤，应采用 0.28MPa 吸氧 30 ~ 40min，减压至 0.25MPa，第 2 次吸氧减压后，病情稳定可减压出舱，病情不稳定的患者，可在 HBO 条件下连续停留，并积极抢救，直至病情稳定。

六、高压氧治疗效果的影响因素

1. 心脏骤停时间及有效的心肺复苏持续时间 一项研究发现，心脏骤停时间超过 10min 的患者，HBO 治疗无一例意识恢复，在心脏停跳 4 ~ 10min 的患者中，有 1 例在坚持 HBO 治疗了 50 次后才取得明显疗效，因此对于重症患者，不应轻易放弃 HBO 治疗。

2. HBO 治疗的时机 在成功心肺复苏基础上，HBO 开始时间越早，临床治疗效果越好，发病时间到行 HBO 治疗时间在 12h 之内为好。亦有报道称，力争在脑水肿发生前，即在 10h 内行 HBO 治疗，是提高复苏成功率的关键，而不应把 HBO 作为脑复苏的最后补救手段。只要没有 HBO 禁忌证，就不应轻易放弃 HBO 治疗，对于严重中枢神经损害的患者，可试用长疗程的 HBO 治疗，使一些去皮质状态患者获得生机。

3. 开展综合治疗 如稳定机体内环境，保证有效的循环；重视脑水肿的控制；重视加强呼吸道管理；积极低温治疗；纠正酸中毒及重视营养支持等治疗。

4. 及时进行疗效评估 HBO 治疗前、治疗中定时进行中枢神经系统功能评分，如 MMSE；进行脑电图、认知功能、脑干听觉、视觉诱发电位的检查，以评估疗效，调整和改进治疗措施。

5. 选择适宜的 HBO 治疗 HBO 治疗主张采用间断吸氧法；治疗压力一般为 0.20 ~ 0.25MPa 即可。密切观察舱内患者瞳孔、血压、呼吸及心率状况。减压时应注意颅内压反跳现象，减压速度宜缓慢。

七、注意事项

（1）应严格掌握 HBO 治疗禁忌证，如有无气胸、纵隔气肿、颅内及内脏出血。肺部严重感染者原则上不宜进舱。

（2）HBO 治疗效果取决于有效循环的好坏，须尽力改善循环功能。

（3）保证呼吸道通畅，防止分泌物积累，预防"吸入性肺不张"和二氧化碳积聚。因 HBO 下气体密度增加、呼吸道气体黏性阻力及肺弹性回缩力增加，做人工呼吸时必须提高正压呼吸压力，呼吸功能不全者需进行辅助呼吸。

（4）机体缺氧情况下，HBO 对血管收缩效应不明显，外周总阻力可能不会升高，但一旦缺氧纠正，由于"氧效应"影响，可造成"高氧低灌注"模式，外周总阻力急剧上升，加上复苏后脑组织处于低灌注状态，这种血供模式对脑复苏不利。因此，必须于入舱前及舱内应用血管扩张药或低分子右旋糖苷静脉滴注，以克服"氧效应"的不良反应。

（5）减压时需高度警惕颅内压反跳现象，应在减压开始前预防性应用脱水剂及激素。

（6）对于减压困难者，可采用减压→稳压→再减压方式或漏气减压法，同时纠正有效血容量。

（7）综合治疗。

（刘桂霞）

第六章

高压氧在内科疾病中的应用

第一节　治疗脑梗死

脑梗死，又称之为缺血性脑卒中，是由颅内或颅外供血动脉一过性或持续性闭塞导致急性脑供血不足，引起脑组织坏死和软化的一种急性缺血性脑血管疾病。脑梗死是脑血管疾病的最常见类型，约占其70%。依据脑梗死的发病机制和临床表现，通常将脑梗死分为脑血栓形成、脑栓塞、腔隙性脑梗死。随着人们膳食结构改变、生活节奏加快，脑卒中（俗称"卒中"）的发病率逐年上升并有年轻化的趋势。全球每年有 460 万人死于卒中，国内每年死于卒中者有 160 万之众，并有新发病例 150 万人，总患病人数超过 500 万人，已经严重危害人类健康与生存。

1. 病因与发病机制　目前，关于脑缺血的发病机制有若干学说：①兴奋性氨基酸毒性。②免疫炎症损伤。③氧自由基大量生成。④血 - 脑屏障完整性破坏。⑤神经细胞凋亡。⑥NO 及 NO 酶的作用等。这些学说互相联系，密不可分。

动脉硬化是本病的基本病因，特别是动脉粥样硬化，常伴高血压，两者互为因果。糖尿病和高脂血症也可加速动脉粥样硬化的进程。脑动脉粥样硬化主要发生在管径 $500\mu m$ 以上的动脉，其斑块导致管腔狭窄或血栓形成，可见于颈内动脉和椎 - 基底动脉系统任何部位，以动脉分叉处多见。脑梗死发生率在颈内动脉约占 80%，椎 - 基底动脉系统约为 20%。闭塞好发部位依次为颈内动脉、大脑中动脉、大脑后动脉、大脑前动脉和椎 - 基底动脉等。

脑组织对缺血、缺氧性损伤非常敏感。脑血流中断 30s 即发生脑代谢改变，1min 后神经元功能活动停止，超过 5min 即可造成脑组织梗死。不同神经元对缺血的耐受程度不同。轻度缺血时可仅有某些神经元坏死；完全持久缺血将导致缺血区各种神经元、胶质细胞及内皮细胞全部坏死。

急性脑梗死病灶由中心坏死区和周围的缺血半影区组成。坏死区中心脑细胞死亡，但缺血半影区由于存在侧支循环，有大量存活的神经元。如果能在短时间内迅速恢复缺血半影区的血流，该区组织损伤是可逆的，神经细胞可存活并恢复功能。缺血半影区脑细胞损伤的可逆性是缺血性脑梗死患者急诊溶栓的病理学基础。但是，缺血半影区脑组织的可逆性是有时间限制的，即治疗时间窗。如果脑血流再通超过该时间窗，脑损伤可继续加剧，甚至产生再灌注损伤。

2. 临床表现　动脉粥样硬化性脑梗死多见于中老年，动脉炎性脑梗死以中青年多见。常在安静或睡眠中发病，部分病例有短暂性脑缺血发作的前驱症状，如肢体麻木、无力等。局灶性体征多在发病后10 余小时或 1~2d 达到高峰。临床表现取决于梗死灶的大小和部位。患者一般意识清楚，当发生基底动脉血栓或大面积脑梗死时，可出现意识障碍，甚至危及生命。

不同脑血管闭塞的临床特点也不一样：①颈内动脉闭塞的表现：严重程度主要取决于侧支循环状况。颈内动脉闭塞常发生在颈内动脉分叉后，30%~40% 的病例可无症状。症状性闭塞可出现一过性黑矇，偶见永久性失明或 Homner 征。远端大脑中动脉血液供应不良，可出现对侧偏瘫、偏身感觉障碍和（或）同向性偏盲等。②大脑中动脉闭塞的表现：主干闭塞时，表现为三偏症状，即病灶对侧偏瘫、偏身感觉障碍及偏盲，伴头、眼向病灶侧凝视。皮质支闭塞时，导致病灶对侧面部、上下肢瘫痪和感觉缺失，但下肢瘫痪较上肢轻，而且足部不受累，头、眼向病灶侧凝视程度轻。深穿支闭塞时，表现为对侧中枢性均等性轻偏瘫、对侧偏身感觉障碍，可伴对侧同向性偏盲。

3. 高分压氧在动物脑局灶性缺血模型中的应用　大部分的实验研究中采用的是单次 HBO 治疗，仅极少数实验采用多次治疗。除了 3 个实验外，其他实验均显示阳性结果，说明 HBO 治疗能改善局灶性脑缺血。

对已有实验的分析发现，HBO 的疗效取决于诸多指标，如缺血持续时间、HBO 治疗时间窗、HBO 暴露次数和时间以及舱内压力等。研究已经发现，HBO 对于永久性脑缺血有疗效，这一点与常压氧不同。Veltkamp 等人的实验显示，75min 局灶性脑缺血后，2.5ATA 的 HBO 治疗，疗效优于 1.5ATA 和 1.0ATA 的氧治疗。这表明，HBO 治疗的疗效呈现剂量依赖性。然而，临床研究常用的压力却选择 1.5ATA。

也有一些研究对 HBO 的治疗时间窗进行了研究。Weinstein 等在猫的大脑中动脉缺血（MCAO）模型中发现，6h 缺血时及缺血后以及 24h 缺血前、缺血时和缺血后，给予 1.5ATA 的 HBO 治疗 40min。第 10d 时，缺血 3h 内给予 HBO 治疗，能使神经功能损伤和梗死面积分别下降 93% 和 58%。缺血后 4h 给予 HBO 治疗无助于减少梗死面积，仅在 6h 缺血组能轻微改善神经功能。在 2h 的大鼠缺血模型中，Zhang 等发现，缺血后 3h 或 6h，采用 3ATA 的 HBO 治疗 1h，有助于改善缺血损伤，而缺血后 12h 或 23h，HBO 治疗无效。与此类似，Lou 等发现，HBO（3ATA，1h）如果在缺血 6h 内给予则具有神经保护作用，而缺血后 12h 行 HBO 治疗却可产生不利影响。这些结果表明，单次 HBO 治疗脑缺血具有较窄的治疗时间窗。但是，Zhang 等同时表示，采用多次治疗有可能延长 HBO 的治疗时间窗。大鼠在短暂脑缺血 6h 和 24h 后每日给予 HBO 治疗，持续 6d，能显著降低梗死面积和改善神经功能缺陷。类似的结果也在急性脊髓损伤模型中观察到，证明多次 HBO 治疗能延长治疗的时间窗。该研究结果具有重要的临床意义，因为临床上大部分患者入院治疗时，均超过前述较短的治疗时间窗。

近期，有关脑卒中的 DWI 研究对 HBO 治疗的时间窗进行了分析。Schabitz 等在大鼠脑永久性缺血后 2h 采用 HBO（2.0ATA，1h）治疗。缺血后采用 DWI 和 PWI 在 HBO 治疗前后不同的时间点对大鼠进行分析。结果显示，缺血后 5h，DWI 损伤体积下降。该治疗在影像学和功能上的疗效至少持续 5d。大鼠 40min 脑缺血后，Veltkamp 等采用 3.0ATA 或 1.0ATA 的氧进行治疗，分别在 15min、3h、6h 和 24h 后采用 MRI 检测。结果显示，DWI 和 T2 损伤体积、表观扩散系数（ADC）和病理梗死体积在 3.0ATA HBO 治疗的各时间点均下降。

需指出的是，这些研究者前期发现，2.5ATA 的 HBO 治疗优于 1.0ATA 的氧。这些结果显示，对于短暂脑缺血，氧的供应在高压下比常压氧更为有效。

4. 高压氧在人体局灶性缺血性脑损伤中的运用　虽然 HBO 在动物脑缺血损伤模型中进行了广泛研究，但对于人体缺血治疗仅限于个案报道或系列病理分析。目前，文献报道的人体脑缺血 HBO 治疗病例有超过 2000 例，而且所报道的结果大部分显示 HBO 具有较好疗效。HBO 治疗除了能促进神经功能恢复外，还能降低再次卒中的风险，能预测随后的溶栓治疗成功。然而，由于研究的方法差异、患者的异质性、时间点治疗的不同以及 HBO 治疗剂量的差异，使得对这些研究进行的荟萃分析不能对 HBO 治疗的有效性和安全性下定论。

到目前为止，仅有 3 项有关 HBO 治疗脑卒中的临床试验。Anderson 等对 39 名缺血性卒中患者采用 HBO 或空气治疗，压力为 1.5ATA，每次持续时间为 60min，每 8h 1 次，共进行 15 次。由于在治疗 4 个月后，呼吸高压空气组的患者神经功能和梗死面积显著改善，使得此项研究不得不提前终止。然而，作者认为导致该结果的原因可能与随机分组的方法有关。由于种种原因，研究者并未重新进行类似研究。

Nighoghossian 等对 34 名脑卒中患者（21 名男性）进行随机分组，在症状发作后的 24h 内采用高压空气或 HBO 治疗。每天治疗 1 次，每次 40min，压力为 1.5ATA，持续 10d。在治疗后 6 个月和 1 年时采用 Rankin 评分、Trouillas 评分及 Orgogozo 评分变化值进行评价。所有患者均进行正常的卒中治疗，包括使用肝素和康复治疗。由于出现并发症，7 名患者退出试验。剩下的 27 名患者中，HBO 治疗组患者在1年时的 Orgogozo 和 Trouillas 评分显著好于对照组。然而两组分别进行治疗前后比较显示，治疗后6个月和1年，任何评分均无显著变化。

Rusyniak 等对33名缺血性卒中患者（包括22名男性）进行随机分组，这些患者 NIHSS 评分低于23，分为 HBO 组和对照组。HBO 组接受2.5ATA 下的 HBO 治疗，而对照组采用1.14ATA 的氧治疗，治疗时间为60min，均在单人舱内进行。两组间在 NIHSS 评分上无显著差异。治疗3个月后，与 HBO 治疗相比，对照组的患者其神经功能评分更好，均有统计学差异。作者认为 HBO 对于脑卒中的治疗无效，或者甚至有害。

近期一项荟萃分析显示，基于已有的证据，不能得出 HBO 能有效治疗脑卒中的结论。然而，作者所选的这些研究存在着诸多不足之处，如患者样本量少及延迟 HBO 治疗等。Anderson 等的研究中，HBO 治疗在卒中后的2周才实施。另外，仅在 Rusyniak 等的研究中采用了 CT 排除脑出血，而且在所有研究中并未涉及盲法。此外，Rusyniak 等所采用的较高治疗压力（2.5ATA）也被一些学者所诟病，同时这些研究在对照组采用的是100%的氧气而不是空气。由于常压氧也具有治疗作用，因此，对照组设置的有效性值得怀疑。此外，所有研究并未对脑组织的灌注状态进行评价。未来有关脑卒中的治疗，尚需要针对早期治疗，采用神经影像学检查来选择合适的治疗人群，评价 HBO 治疗的安全性和疗效，基于前期的研究选择适当的 HBO 治疗剂量、压力和治疗方案，选用合适的功能评分量表。此外，对于存在再灌注的卒中患者的 HBO 疗效以及将 HBO 作为溶栓的辅助治疗，都是未来 HBO 研究的方向。

由于研究显示，HBO 治疗能增加体内自由基的含量，而且脑缺血损伤中自由基在其中起到了重要作用。因此国内外研究有将 HBO 联合抗氧化剂（依达拉奉）用于缺血性卒中患者的治疗，并取得了良好的疗效。此外，也有研究将 HBO 联合中药、亚低温、硫酸镁及康复治疗等，用于脑卒中的治疗。但是，这些联合治疗的疗效尚需进一步证实。

5. 高压氧对全脑缺血的治疗　全脑缺血常常伴随着其他的严重病情，如心脏骤停、休克及呼吸暂停等。尽管临床前研究显示药物治疗有效，但尚未有心脏骤停后的药物治疗成功用于人脑缺血后的神经保护治疗。唯一证明有效的治疗方法为低温疗法，后者主要针对抑制细胞死亡的多条通路。由于富氧对兴奋性细胞毒性、凋亡和炎症均有缓解作用，因此，被认为是治疗全脑缺血的潜在治疗手段。一些研究已经显示了 HBO 在全脑缺血中的神经保护作用。

Rosenthal 等发现，狗心脏骤停10min 后给予 HBO 治疗1h，能减少神经元丢失和改善神经功能。另一项动物研究发现，心脏骤停15min 后反复给予 HBO 治疗，与呼吸空气的对照组相比，HBO 治疗能显著改善神经功能、电生理表现和生存率。大鼠4根血管结扎的全脑缺血模型中，HBO 治疗14d 后的生存率为45%，而呼吸空气的对照组为0。大鼠2根血管结扎的全脑缺血模型中，缺血1h 后给予 HBO 治疗2h 能显著改善神经损伤。近期一项研究也显示，HBO 有望成为新生儿缺血缺氧性脑病治疗的有效手段。该研究中，对7d 新生大鼠缺血缺氧后采用3ATA 的 HBO 治疗1h，结果显示，治疗2和6周后，光镜和电镜显示的脑萎缩和脑组织丢失显著下降。此外，HBO 还能改善神经运动功能。

其他一些研究也显示，HBO 治疗可能加重心脏骤停的不良影响。沙土鼠在双侧颈动脉结扎后15min 给予100%的氧治疗3~6h，结果显示，虽然神经元得到很好的保存，但白质损伤持续，脂质过氧化增加，而且治疗14d 后与呼吸空气的对照组相比，死亡率增加3倍。1项针对狗的心脏骤停模型中，Fiskum 研究组发现，与 HBO 相比，常压氧复苏的动物中，海马神经元死亡降低40%，脑脂质氧化下降，神经功能改善。Zwemer 等在狗模型中也有类似的结果，即与 HBO 和低氧相比，常压氧是复苏时提高动脉氧合的一个较好手段。这些研究中的不良反应应该归结为 HBO 复苏后产生的自由基，至少3项研究显示，HBO 诱导的自由基产生并不影响最终的脑损伤和神经功能转归。上述研究结果存在冲突，可能与开始治疗的时间相关。一项针对大鼠的研究显示，与全脑缺血后1h 开始 HBO 治疗的大鼠相比，缺血后3h 开始 HBO 治疗的大鼠 ATP 水平较高、乳酸水平较低，而且生存率增加。此外，也有研究发现，在再灌注早期（毒性氧自由基大量产生）维持常压氧治疗，而在后期（脑能量代谢增加、脑血流下降）采用 HBO 治疗，能改善心脏骤停后的神经功能。未来，需在心脏骤停后的不同时间点给予 HBO 治疗，以寻找最佳的治疗时间窗。

6. 高压氧治疗脑缺血的机制

（1）抑制 EAA 的过度释放：EAA 广泛存在于哺乳动物的中枢神经系统中，以谷氨酸和天冬氨酸为代表，起到传递兴奋性信息的作用，它们同时也是一种神经毒素。Glu 是中枢神经系统中含量最多的氨基酸，以大脑皮质和海马中含量最高。目前已知，EAA 的受体分为离子型与代谢型 2 类，离子型主要影响 Na^+、K^+、Ca^{2+} 由生物膜转入细胞内，这些受体导致细胞内 Ca^{2+} 增加；代谢型受体调控细胞内 Ca^{2+} 库的耗竭以及细胞内 G 蛋白信号级联反应，影响 cAMP、肌醇脂质类信使系统。近来的研究表明，Glu 的细胞损伤机制包括 2 个不同过程：由 Glu 的离子型 a－氨基羟甲基恶唑丙酸（AMPA）和红藻氨基酸盐（KA）受体过度激活引起的神经细胞快速死亡以及主要由离子型 NMDA 受体过度刺激所介导的神经细胞迟发性损伤，后者以持续的 Ca^{2+} 内流为特征，在数小时至数日内发生细胞凋亡。

目前研究显示，脑缺血再灌注后 24h 和 48h 经 HBO 处理，HBO 组大鼠脑内 Glu 的含量明显低于对照组，且 24h HBO 组 Asp 的含量明显低于同时间对照组，提示在一定时间内进行 HBO 处理可抑制由全脑缺血再灌注所诱导的 EAA 的过度释放，从而抑制脑缺血。

（2）减轻免疫炎症损伤：近年随着分子生物学和分子免疫学的发展，发现白细胞浸润所致的炎性反应在脑缺血的发生、发展中起重要作用。脑缺血时产生的氧自由基、细胞因子诱导白细胞和内皮细胞的细胞黏附分子表达，使中性粒细胞在内皮细胞表面滚动、黏附、聚集，通过内皮细胞浸润到缺血脑组织，同时激活小胶质细胞，促使缺血脑组织发生炎症反应。脑缺血后，激活内皮细胞和血小板产生各种细胞因子和化学增活素，促进中性粒细胞等炎性细胞在损伤区聚集，其中肿瘤坏死因子－α（tumor necrosis factora，TNF－α）及白介素－1（interleukin－1，IL－1）在缺血再灌注损伤炎症反应中起重要作用。近期研究发现，一种由血细胞衍生而来的趋化因子 RANTES，在缺血再灌注损伤后促进粒细胞进入损伤区方面起着重要的作用。大量粒细胞入侵缺血区后，浸润的白细胞可产生大量神经毒物质，如氧自由基等，从而直接损伤神经元，并通过损伤黏附的血管内皮细胞，破坏血－脑屏障，引起水肿，形成缺血与炎症反应之间的恶性循环。

已有研究表明，HBO 可以抑制中性粒细胞浸润，减少白细胞整合素 MAC－1 的表达，使缺血再灌注损伤减轻。目前认为，缺血区白细胞、内皮细胞的活化及表面黏附分子的表达是白细胞聚集、游出血管、发挥细胞毒性作用的前提。可溶性细胞间黏附分子－1（ICAM－1）、可溶性 E 选择素（E－selectin）、可溶性 L 选择素（L－selectin）在白细胞滚动及白细胞与内皮细胞的黏附中起重要作用。研究发现，急性脑缺血再灌注损伤早期行 HBO 处理可有效降低血清 ICAM－1、E－selectin 水平。HBO 可减轻脑缺血再灌注损伤的炎症反应。在炎症介质的刺激下，某些细胞内可以产生炎性酶如 COX－2，参与炎症介导的细胞毒作用。Yin 等发现，HBO 能减少缺血后脑组织 COX－2 的 mRNA 和蛋白的表达，减轻脑组织的梗死，减少半影区的神经元损伤、减轻脑水肿及其缺血与炎症反应之间的恶性循环。

（3）减少氧自由基生成：自由基通常是指活性氧基团（reactive oxygen species，ROS），如超氧阴离子、过氧化氢、羟自由基以及过氧化亚硝基阴离子等。它们通过内源性酶（如超氧化物歧化酶 [SOD]、过氧化氢酶 [CAT]）和非酶性的抗氧化防御体系（如维生素 E、抗坏血酸等）共同清除。其中 SOD 代表了抗氧化应激反应的第一线防御体系，它能够促进歧化反应，使 O_2^- 转化为 H_2O_2，后者经过 CAT 作用分解为 H_2O 而不至于产生自由基，避免细胞受 H_2O_2 毒性损伤。当脑缺血尤其是当再灌注发生时，自由基就会大量产生，超过内源性抗氧化系统的清除能力，导致原有平衡破坏。自由基具有很高的化学活性，可快速攻击其他化合物的分子并产生更多的自由基。自由基使膜脂质产生过氧化反应，导致细胞丧失正常功能，同时使细胞膜结构遭到破坏，通透性增加，造成细胞毒性水肿、细胞内环境紊乱、线粒体正常功能丧失、溶酶体破裂，细胞死亡。

研究发现 HBO 治疗 5d 后，脑缺血大鼠脑组织 SOD 含量较治疗前明显升高，治疗 14d 时效果更显著。表明 HBO 能明显提高脑缺血再灌注损伤大鼠脑组织 SOD 的水平，增强机体抗氧自由基的能力，减轻缺血再灌注引起的脂质过氧化损伤。有临床观察显示，脑梗死患者经过 HBO 治疗后，血清脂质过氧化物（LPO）含量减少，SOD 含量增加，体内氧自由基减少。实验发现，HBO 预处理后的神经保护作用或对缺血的耐受作用，是通过上调内源性抗氧化酶如 SOD、CAT 的活性实现的，而另一个机制可能和缺氧诱导因子（hypoxia inducible factor，HIF）有关，说明 HBO 能抑制氧自由基对脑组织的损害，提高 SOD 含量和活性。有效清除氧自由基，减少组织和细胞的损害。

（4）减少血脑屏障破坏血脑屏障（blood-brain barrier，BBB）：由一层相互连接的内皮细胞、细胞外基质以及星形胶质细胞的足突 3 层结构组成。其中，内皮细胞间的紧密连接能够限制血液与脑组织间大分子的运动，是维持大脑内环境稳态结构的基础。星形细胞对于 BBB 的完整性有诱导和维持的作用。基底膜主要是由Ⅳ型胶原和纤连蛋白构成，起到支持作用，防止静水压和渗透压改变而引起血管变形。脑缺血和再灌注时，伴随炎性细胞因子、黏附分子的表达，白细胞浸润并产生大量的蛋白水解酶，特别是基质金属蛋白酶（matrix metalloproteinase，MMP）、氧自由基和花生四烯酸代谢产物，导致 BBB 内皮细胞及其基底膜的损害，破坏 BBB 的完整性，导致血管性脑水肿的产生。MMP 是一组含锌酶的基因家族，被分泌至细胞外间隙，在中性环境下对毛细血管的细胞外基质起降解作用，参与诸多蛋白溶解相关的事件。研究发现，缺血再灌注后 MMP-9 和 BBB 存在动态变化，再灌注所致的 BBB 通透性增高与 MMP-9 的升高相关，对此病理生理过程予以干预，有望减轻再灌注损伤。

HBO 治疗可以加速血管内皮细胞、星形胶质细胞的修复，加速毛细血管内皮之间紧密结合点结构的修复，恢复血-脑屏障和毛细血管的通透性，使血管内液体的渗出下降，改善脑水肿。Veltkamp 等的实验发现，HBO 治疗可以减少缺血后血-脑屏障的损坏。其机制可能是 HBO 通过减弱血管基底膜的分解，减少血浆中 MMP-9 的水平。此外，HBO 可以从细胞及基因水平明显减少缺血脑促炎因子 IL-1/3、IL-8 的表达，从而对血-脑屏障发挥保护作用。

（5）抑制神经细胞凋亡：脑缺血再灌注后缺血中心区神经元发生坏死，而在缺血中心区周边半影区的神经元易发生迟发性神经元死亡。近年研究表明，迟发性神经元死亡是通过细胞凋亡完成的，其发生又与缺血的类型、程度、再灌注时间的长短有关。凋亡受一系列凋亡相关基因及蛋白的调控。近年来这些基因及蛋白在脑缺血再灌注中的作用受到越来越广泛的关注，其中研究较多的有半胱氨酸、天冬氨酸特异性蛋白酶家族（caspase）、B 细胞淋巴瘤（B-celllymphoma，Bcl-2）家族和原癌基因（c-fos）等。caspase-3 是其家族中最重要的凋亡执行者之一，目前认为 caspase-3 活化途径可能是通过细胞色素 C 途径：各种信号诱导线粒体释放的细胞色素 C 与 Apaf-1（apoptotic protease activating factor-1）结合后激活 caspase-9，继而激活 caspase-3。由此导致一系列不可逆的蛋白水解级联反应，最终导致神经元凋亡。凋亡相关 Bcl-2 基因产物的功能是通过阻断细胞凋亡促进细胞存活，在缺血过程中广泛表达。Bcl-2 改变死亡信号转导过程，抑制凋亡，保护神经细胞，而 Bax 蛋白则可协助线粒体细胞色素 C 的释放，并使 caspase 活化，促进凋亡进程，Bcl-2 还可与 Bax 形成异二聚体以拮抗 Bax 的作用，从而抑制凋亡。所以 Bcl-2/Bax 表达的比率对细胞凋亡起决定性作用，两者的相对浓度比各自的绝对浓度对细胞凋亡的作用更大。

近来研究表明，HBO 治疗可明显抑制脑梗死区 c-fos 表达，减少半影区神经元坏死。还有研究表明，脑外伤时 Bax 会从胞质进入线粒体而发挥其对细胞凋亡的促进作用，HBO 治疗可以阻止这种作用。大鼠缺血再灌注损伤模型中，HBO 处理组海马区凋亡细胞计数和 caspase-3 蛋白表达量较模型组明显减少，而 Bcl-2 蛋白量高于模型组。缺血后 6h 行 HBO 治疗明显增加半影区细胞内 Bcl-2 的表达，抑制 caspase-9 和 caspase-3 的裂解，减少 DNA 双链片断的形成，从而抑制细胞凋亡。

（6）调节 NO 及 NOS：目前，大量的研究表明一氧化氮（nitric oxide，NO）的合成在脑缺氧缺血性损伤中起着重要的作用，NO 是由存在于胞质中的一氧化氮合酶（nitric oxidesynthase，NOS）催化左旋精氨酸（L-Arg）产生的。NOS 有 3 种亚型，其中神经元型 NOS（neuronal，nNOS）和内皮细胞型 NOS（endothelial，eNOS）合称为结构型 NOS（constitutive，eNOS），为钙依赖型；诱导型 NOS（inducible，iNOS）为非钙依赖性。不同类型的 NOS 所产生的 NO 对缺血性脑组织具有不同的影响，起着神经保护和神经毒性等不同作用。目前认为，eNOS 存在于神经元、血管内皮细胞和平滑肌细胞中，产生的 NO 主要与信息传递、舒张血管、抑制血小板聚集和下调 NMDA 受体表达有关，对脑组织具有保护作用；nNOS 和 iNOS 则主要存在于各种胶质细胞和浸润的中性粒细胞及巨噬细胞内，对缺血脑组织起损害作用。Dohare 等的实验也证实，由 nNOS 产生的 NO 可以加剧神经元的坏死。

Bums 等用低氧和低糖诱导体外培养内皮细胞 ICAM－I 的表达增加，予 HBO 处理后 ICAM－I 的表达下调，使炎症细胞与内皮细胞的黏附减少，同时诱导内皮细胞 eNOS 合成增加。另有研究表明，HBO 可明显抑制大鼠急性局灶性脑缺血再灌注损伤区 NOS 阳性神经元的变性，间接增加 NO 的产生，从而减少脑缺血再灌注损伤。越来越多的研究显示，HBO 能明显抑制 iNOS 表达，减少其所合成的 NO，减轻缺血性神经细胞凋亡，从而起到脑保护作用。

7. 治疗的安全性　采用氧气治疗时，最为关注的治疗安全性问题是其是否能增加毒性自由基的产生，后者能导致缺血性卒中患者脑水肿的恶化、缺血后出血和组织坏死。很少有试验对缺血卒中后 HBO 治疗的风险/疗效比是否随着治疗开始的时间及治疗时间而变化，也未研究 HBO 治疗导致的自由基增加是否具有临床意义上的毒性作用。在兔全脑缺血再灌注模型中，Mink 和 Dutka 发现，2.8ATA 下 HBO 暴露 75min 能增加自由基的产生，但该治疗方式并未导致脂质过氧化的增加，而且 HBO 治疗的动物神经生理学转归更好。近期两项短暂脑缺血研究显示，HBO 并不能增加自由基的产生，而 HBO 导致自由基大量产生仅存在于长时间暴露（暴露 24～48h）及在缺血后进行治疗。

对于活动性慢性阻塞性肺病的患者，呼吸氧能增加肺内分流，由于吸收性肺不张导致肺体积降低，加速高碳酸血症出现，抑制低氧对呼吸的驱动，最终导致需要插管呼吸。HBO 也能导致全身血管收缩，减少心输出量，导致心动过缓。然而，HBO 的这些作用都很轻微，完全可逆，目前这些表现的临床意义尚不清楚。目前，也尚未观察到 HBO 治疗导致低血压的病例。另外需要考虑的是 HBO 可能诱导脑血管收缩，理论上导致脑供血不足。如前所述，HBO 导致的血管收缩仅限于正常脑，而不是缺血脑组织，相反，缺血脑组织的血供则存在增加。此外，HBO 通过诱导"盗血"效应和血流动力学变化，导致脑缺血部位供血增加。

（李瑞芳）

第二节　治疗脑出血与蛛网膜下隙出血

一、脑出血

通常所说的脑出血是指非外伤性脑实质内的出血。最常见原因为高血压、动脉硬化等，其他原因有：先天性脑血管畸形或动脉瘤、血液病、抗凝或溶栓治疗、脑动脉炎等。高血压脑出血是高血压伴发脑小动脉病变，血压骤升使动脉破裂所致。

1. 临床表现及体征　中老年人多见，寒冷季节发病较多。大多在活动状态时起病，突发剧烈头痛伴呕吐，多有意识障碍，发病时血压较高，神经系统局灶症候与出血的部位和出血量有关。患者可有程度不同的意识障碍。早期多有血压显著升高，重症患者脉洪而缓慢，呼吸深缓，常伴中枢性高热，病情恶化时呈现中枢性呼吸、循环衰竭。瞳孔形状不规则、双侧缩小或散大、双侧大小不等，光反应迟钝或消失。脑膜刺激征阳性。眼底可见视网膜动脉硬化和视网膜出血，偶有视神经乳头水肿。全身表现包括消化道出血、心律失常、肺水肿等。

局限性定位体征：

（1）壳核型出血患者主要有三偏征（偏瘫、偏盲、偏身感觉障碍），双眼同向凝视，左侧半球可有失语。

（2）丘脑型出血患者可有偏瘫，偏身感觉障碍，双眼垂直性注视麻痹和会聚不能，瞳孔缩小。

（3）脑叶型出血患者意识障碍轻，抽搐发作和脑膜刺激征多较明显，局灶体征因受损脑叶不同而异。

（4）桥脑型出血重型患者昏迷深、瞳孔小、高热、呈去大脑性强直或四肢瘫，轻型者有交叉性麻痹和感觉障碍、眼球运动障碍（眼外肌麻痹、同向凝视麻痹、核间性眼肌麻痹）。

（5）小脑型出血患者表现为眩晕、眼球震颤、共济失调（轻型），重型者昏迷、四肢松软等。

（6）脑室型出血患者有针尖样瞳孔、昏迷深、高热和去大脑性强直。

2. 辅助检查

（1）脑部 CT 可显示出血部位、范围、出血量，血液是否进入脑室系统，出血周围水肿及中线移位情况。

（2）腰椎穿刺检查：脑脊液压力高，均匀血性脑脊液。

（3）急性期可出现一过性的外周血白细胞增高，血糖及血尿素氮增高，轻度蛋白尿和糖尿。

（4）心电图可出现高血压心脏病相应异常改变。

3. 鉴别诊断　有意识障碍者，应与可引起昏迷的全身疾病鉴别；有神经系统定位体征者，应与其他颅内占位病变、脑膜脑炎、闭合性脑外伤鉴别；还应与脑梗死、蛛网膜下隙出血等脑血管病鉴别。

4. 脑出血的一般治疗

（1）内科治疗：患者卧床，保持安静，严密观察生命体征，注意瞳孔和意识变化。

①血压紧急处理：急性脑出血血压升高时应用降压药仍有争议，降压可影响脑血流量，但持续高血压可使脑水肿恶化。一般认为，舒张压降至约 13.3kPa（100mmHg）水平比较合理。急性期后可常规用药控制血压。

②控制血管源性脑水肿：脑出血后 48h 水肿达到高峰，维持 3～5d 后逐渐消退。

③高血压脑出血发生再出血者不常见，酌情给予止血药物治疗。

④保证营养和维持水电解质平衡。

⑤并发症防治：脑出血患者容易出现的并发症包括：感染、应激性溃疡、稀释性低钠血症、痫性发作、中枢性高热、下肢深静脉血栓形成。

（2）外科治疗：可挽救重症患者生命及促进神经功能恢复，手术宜在发病后 6～24h 内进行。

①手术适应证：脑出血患者颅内压增高、小脑半球血肿、脑干受压、急性阻塞性脑积水以及出血占位效应明显者均是手术治疗的体征。

②脑干出血、大脑深部出血、淀粉样血管病导致脑叶出血不宜手术治疗。

③常用手术方法包括：小脑减压术；开颅血肿清除术；钻孔扩大骨窗血肿清除术；钻孔微创颅内血肿清除术；脑室出血脑室引流术。

（3）康复治疗：脑出血患者病情稳定后宜尽早进行康复治疗，对神经功能恢复、生活质量提高有益。如患者出现抑郁情绪，可及时给予药物治疗和心理支持。

二、蛛网膜下隙出血

蛛网膜下隙出血（subarachnoid hemorrhage，SAH）是指血液从破裂的血管直接进入蛛网膜下隙，为原发性蛛网膜下隙出血。脑内出血经脑实质破向脑表面或进入脑室而至蛛网膜下隙者称继发性 SAH。80% 的自发性 SAH 为动脉瘤破裂的结果，其次为动静脉血管畸形。

1. 临床表现　部分患者在 SAH 前出现先驱症状，提示动脉瘤已扩张到一定程度而压迫邻近神经结构。动脉瘤破裂多数发生在日常活动状态时，有时因用力、兴奋激动而诱发。患者可出现短暂意识丧失，并伴有剧烈头痛。蛛网膜下隙出血后引起脑疝形成、脑干受压，可导致患者深昏迷，甚至因呼吸停止而死亡。起病几天后出现定侧体征，是脑血管痉挛引起的局部脑缺血、脑梗死所致。部分患者起病几天后意识逐渐衰退，可能是脑积水和颅内压增高的表现。

颈强直为常见的体征，但可能迟至发病后 12～24h 才出现。这与脑膜发生炎症反应时间有关。发病即呈明显颈项强直者，必须警惕枕大孔扁桃体疝存在和随时发生呼吸停止的可能。临床工作中不能因为缺乏脑膜刺激征而完全排除 SAH 的可能。眼底检查可以在视神经乳头附近、视网膜前（玻璃膜下）见到小的球形出血，可能伴有视神经乳头水肿的早期迹象。

2. 辅助检查

（1）CT 扫描检查：发病后立即 CT 扫描，90% 以上的动脉瘤、AVM 破裂，可观察到破裂附近脑池或脑裂内有无凝血块、脑内或硬膜下血肿以及是否合并脑积水等。脑池内大于 5mm×3mm 的血肿或脑裂内 1mm 厚的血液都可在 CT 中显示，但 CT 对后颅凹血肿的检出率不高。有些患者在发病后数小时 CT

显示 SAH，于 24h 后 CT 检查已可为阴性。96h 后 CT 检查即不可靠。增强 CT 只应在已做一般 CT 检查的患者进行，可帮助显示动脉瘤或 AVM。

（2）脑血管造影检查：是诊断动脉瘤和 AVM 的金标准。

（3）腰椎穿刺检查：在没有 CT 的条件下或 CT 检查无 SAH 证据而临床仍有怀疑时，进行腰椎穿刺检查脑脊液。患者脑脊液压力常在 $200cmH_2O$ 以上。连续两管红细胞计数相同，则为 SAH。

3. 诊断与鉴别　蛛网膜下隙出血一般急性或亚急性起病，出现剧烈头痛的典型症状，伴脑膜刺激征，眼底检查有玻璃体下出血则更具特征意义。有意识障碍、偏瘫或动眼神经损伤所致眼球运动障碍，脑脊液呈血性；脑血管造影或头影像学检查有血肿存在，可明确诊断。

本病应注意与脑膜炎、脑炎、脑脓肿等引起脑膜刺激征的疾病鉴别。

4. 一般治疗

（1）病因治疗：寻找病因，去除引起蛛网膜下隙出血复发的根源，并积极治疗。

（2）一般治疗：绝对卧床，避免刺激，止咳，保持排便通畅。根据病情，给予镇痛、镇静等对症处理。

（3）降低颅内压：使用脱水利尿剂及肾上腺皮质激素，也可采用脑室穿刺放液的方法。

（4）高血压的治疗：对原有高血压的患者进行缓慢降压，降压幅度不应过大，血压不宜过低，以 21/13kPa（160/100mmHg）为适宜。

（5）止血药的应用：可选用 6 - 氨基乙酸（EACA），连续使用 7 ~ 10d 后改为口服，并逐渐减量，也可选用对羧基苄胺。

（6）控制脑血管痉挛：常用药物包括利血平、低分子右旋糖酐、烟酸、尼莫地平等。

（7）手术治疗：当头颅 CT 检查蛛网膜下隙有血块形成时，可于 48h 内早期手术治疗，对部位较表浅的脑血管畸形也应尽早手术切除。只要患者神志清楚，无严重高血压和神经体征，均宜及早手术。

三、高压氧治疗脑出血性疾病的机制

（1）快速提高脑组织的氧含量及氧储量，增加氧弥散距离，改善脑细胞缺氧状态。

（2）提高有氧代谢，降低组织酸中毒，改善脑的内环境，使 $Na^+ - K^+ - ATP$ 的活性增加，增加心钠素分泌，减轻脑细胞水肿。

（3）增加椎动脉的血流量，而其缩血管作用可以降低颅内压，在保证氧供的情况下缓解脑水肿。实验证实，0.2MPa 压力下，颅内压可降低 30%，0.3MPa 压力下，颅内压可降低 40%。

（4）促进神经功能恢复，促进昏迷者苏醒。HBO 能够加强脑内侧支循环建立，改善和支持神经细胞功能；能通过提高网状激活系统和脑干的氧分压，使正常脑电活动增加，促进患者意识状态以及皮质功能的恢复。

（5）提高抗氧化酶系的活性，包括超氧化物歧化酶（SOD）、过氧化氨酶（CAT）、谷胱甘肽过氧化物酶（GSH - Px）、谷脱甘肽（GSH）的含量。加强清除自由基和抗氧化能力，减少再灌流对脑组织的损伤。

（6）降低黏附分子水平，通过抑制白细胞的激活和细胞黏附来改善出血后的炎症反应、细胞凋亡及维持血 - 脑屏障的完整性。

四、高压氧治疗脑出血疾病的实施

1. 治疗的适用压力与时间　目前，国内对脑出血患者进行 HBO 治疗一般采取 0.20 ~ 0.25MPa 之间。有人认为伴有脑水肿的患者在 HBO 治疗时，其压力不应大于 0.2MPa。有学者通过测量健康志愿者在 HBO 环境下的脑血流量，发现治疗压为 0.2MPa 时，脑血流量随动脉氧分压增高而逐渐减少。而当治疗压高于 0.2MPa 后，脑血流量重新呈增加趋势。临床上也可见到：脑血肿清除术后的患者在大于 0.2MPa 压力治疗时，出现头痛加重，手术减压窗张力增高。当压力降至 0.2MPa 后，上述情况好转。因此，对于脑水肿期患者的 HBO 治疗，应采取较低压力，当脑水肿消退后，治疗压力可稍提高，以加速脑组织的供血供氧，但仍不宜大于 0.25MPa，否则将抑制脑细胞对葡萄糖的摄取，影响脑代谢。

伴有脑水肿者的治疗压力应为 0.2MPa，吸氧时间 60～80min。脑水肿控制后，压力可升到 0.25MPa，吸氧 60min。

2. 疗程 脑出血患者治疗次数一般大于等于 10 次（一个疗程），以 2～3 个疗程较好。病情有明显改善后，还可适当延长治疗时间。某些医院诊治的个别脑出血患者在完成 3 个疗程 HBO 治疗后继续间断治疗至 50 次以上，患者病情仍有不断好转。也有少数病例仅治疗 2～3 次即有明显效果。总之，临床医生需动态观察患者病情的变化，适当调整治疗周期和总治疗次数，以取得最佳治疗效果。

五、高压氧治疗脑出血疾病的时机选择

HBO 治疗时机，即患者脑出血后何时开始 HBO 治疗的看法尚不统一，有以下几种意见：

（1）日本山口氏和郝鸣政认为，出血超过 6h 病情稳定即可开始 HBO 治疗。他们选取轻、中度意识障碍及发病超过 6h、病情稳定、无禁忌证的患者，在 HBO 治疗前行脑部 CT 或 MRI 检查，治疗出舱后密切观察病情，次日若病情无恶化，复查头颅 CT 血肿无增大，可继续 HBO 治疗。山口氏报道，41 例脑出血患者早期即进行 HBO 治疗，未发现再出血。

国内也有学者支持此观点，认为出血性脑卒中 6h 后尽早开始 HBO 治疗。通过 CT 检查无血肿扩大，生命体征是否稳定，有无禁忌证及 2～3 次 HBO 治疗后病情有无恶化来掌握。

（2）有人主张出血后 1 周开始 HBO 治疗为宜。刘广森报道 27 例脑出血 1 周后经 HBO 治疗，无 1 例症状加重或出现再出血和不良反应。

（3）大多数学者主张出血后两周，患者生命体征平稳，无活动性出血，此时适宜进舱治疗。对于脑血肿清除术后的患者，只要病情平稳，无感染及新鲜出血时，也应尽早实施 HBO 治疗。首次 HBO 治疗时间越早越好，因其可快速控制脑水肿，缩短病程，恢复脑细胞功能，早期采用 HBO 治疗可减轻后遗症。HBO 治疗对脑出血者的预后有一定影响。

我们认为，患者病情是否稳定也是把握治疗时机的重要依据，大量脑出血患者，一般都由监护室转入，很多患者气管切开合并肺部感染未完全控制，营养状况不佳或患高血压、糖尿病等基础病，血压血糖控制不满意。全面了解患者病情至少需要 2～3d。患者入院后经积极抗感染、营养支持、控制血压、血糖等处理，待体温、心率等生命体征平稳，病情趋于稳定后方开始 HBO 治疗。

六、高压氧治疗的禁忌证

1. 绝对禁忌证 如活动性出血未控制、肺大疱或严重肺气肿、气胸未处置者。

2. 无法完成高压氧治疗者 如患者病情危重，或极度虚弱，生命体征不平稳；频繁癫痫发作或肌强直躁动不能配合吸氧者。

七、注意事项

1. 影像学检查 脑出血患者的 HBO 治疗前最好行脑部影像学检查，如 CT，证实无新鲜出血或血肿增大。对于蛛网膜下隙出血的患者，很多是由动脉瘤等脑血管畸形破裂所致，此类病变往往多发，如有 DSA 检查排除动脉瘤，可减少进舱吸氧的隐患。对于此类患者，进舱前应向患者及家属详细交代病情后才可实施治疗。

2. 考虑血压问题 很多脑出血患者年龄较大，并患有高血压等其他基础病，进舱前须向家属详细交代病情。年龄较大且长期患有高血压、动脉硬化的患者，即使在安静状态下也可能发生脑出血。高气压环境对脑血管的舒缩有一定影响。临床医生在选择病例时应充分考虑到这一点，若患者血压高于 21.28/13.97kPa（160/105mmHg），在降压治疗使血压平稳后方可进舱，在治疗中也应做好应急准备。

八、高压氧治疗过程中的注意事项

1. 治疗前 对可能发生的问题要有预见性，并做好充分的准备，制订紧急救治措施。舱内设备、

物品、药品均应备置齐全，治疗中要严密观察病情。若治疗后患者病情恶化，应立即停止治疗，找出原因，积极处理。病情好转或稳定后可再恢复治疗。

2. 治疗中 压力不宜过高，加压速度及减压速度不宜过快。治疗中通风换气时，也应尽量保持进出气体的相对平稳，以免波动过大诱发出血。

3. 治疗后 出舱后应继续观察患者病情变化，是否出现新的症状，原有症状是否加重，必要时复查脑部 CT，若血肿加重或出现新的出血应立即停止进舱

九、高压氧治疗脑出血疾病的疗效

HBO 疗法对症状轻、病灶小的脑出血疗效较好。一般在治疗一个疗程后即可见效，2～3 个疗程时效果更为明显。对脑出血后行血肿清除术的患者采用 HBO 治疗，具有意识恢复快、病程短、手术成功率高而术后感染率低等优点。HBO 还可减少脑出血的后遗症，明显提高患者病后的生存质量。但 HBO 对脑出血伴大面积脑梗死和出血性脑血管病后遗症者的疗效较差。

HBO 治疗脑出血性疾病在国内外已经有多年的临床实践。山口氏报道脑出血 41 例经 HBO 治疗，总有效率为 95.6%。郝鸣政统计脑出血 142 例，经 HBO 治疗，治愈 25 例（17.6%）、显效 46 例（32.4%）、有效 59 例（41.5%）、无效 12 例（8.5%），总有效率为 91.5%。刘广森报道 27 例脑出血 HBO 治疗，治愈 7 例（21.9%）、显效 14 例（50.8%）、有效 3 例（11.1%），总有效率为 83.8%。程晋成报道脑出血患者经 HBO 治疗治愈 45 例（77.6%），总有效率为 94.8%；对照组 20 例，治愈 9 例（45%），总有效率为 80%。邢乐成报道 60 例脑出血患者进行 HBO 治疗，显效率为 65%，有效率 28%，无效率 7%，总有效率为 93%，无死亡病例，60 例常规治疗组作为对照，显效率 51%，有效率 25%，无效率 24%，总有效率为 76%。HBO 治疗组有效率显著高于普通治疗组。

总之，HBO 治疗运用于脑出血性疾病，能明显降低高血压性脑出血患者术后死亡率，减少病残率，改善症状。脑出血患者经 HBO 治疗，生存质量明显提高，后遗症、致残率及死亡率均减低，治疗效果令人满意。

（李瑞芳）

第三节 治疗癫痫

脑部某些神经元突然过度同步化放电，会引起脑功能短暂障碍。由于过度放电的神经元部位不同，临床上出现短暂的感觉障碍、肢体抽搐、意识丧失、行为障碍或自主神经功能异常等，有反复发作倾向，称为癫痫（epilepsy，EP）。EP 是临床上常见的神经症候群，其发病率高，根据国内调查，为 0.3%～0.6%，对社会和人类危害甚大。传统用抗癫痫药物（anti - epilepticdrugs，AEDs）治疗，疗程长，不良反应多；而手术治疗难以掌握，成功率较低。所以探讨治疗 EP 的新途径，很有必要。

既往在使用 HBO 治疗 EP 上一直存在不同的看法。EP 作为 HBO 治疗的适应证尚未得到中华 HBO 医学分会的正式认可，《HBO 医学》一书把 EP 列为 HBO 治疗的相对禁忌证。1979 年，Bondarenko 报道运用 HBO 治疗 113 例伴有症状性癫痫的感染中毒性脑病患者取得明显效果；我国一些 HBO 医学工作者 10 多年来也一直在探索 HBO 对 EP 的治疗作用，尤其是对某些疾病直接或间接造成缺氧而引起的 EP 或 EP 综合征，并取得了一定的疗效。其相关报道陆续在国内外医学刊物上发表，所以全军 HBO 医学专业组已将其从禁忌证中剔除。据不完全统计，目前国内治疗病例数已近 1000 例。文献报道，HBO 治疗 CO 中毒迟发性脑病的癫痫也有较好的疗效。

一、高压氧治疗癫痫的现状

1. 适用高压氧治疗的 EP 的病因

（1）继发性 EP：目前见报道的有颅内感染（病毒、细菌、钩端螺旋体、寄生虫等）、出血性或缺血性脑血管疾病、颅脑外伤、产伤、缺氧性脑病、先天性及发育异常如脑动静脉畸形、各种中毒、热痉

挛后遗症、风湿性脑病等。

（2）原发性 EP：约占报道的病例数不足 10%。

2. 适用高压氧治疗的 EP 类型　已有的研究几乎涵盖了国际抗 EP 联盟（ILAE）于 1981 年制订的临床分类法标准所定的各种类型。此外，还有婴儿痉挛症。

HBO 对 EP 的治疗有疗程短、疗效确切、无明显不良反应等优点。而且对脑部有病损者的精神状态、智力、感官功能及肢体运动功能以及全身各脏器功能均有不同程度的改善与修复，这是单纯 AEDs 治疗所不能达到的。经综合 HBO 治疗后未见 EP 发作加重、发作次数增加及其他不良反应。只要病例选择恰当，不失为一种新的、安全有效的治疗手段。

二、高压氧治疗癫痫的机制

（1）各种病因引起的 EP，大多直接或间接地与脑组织缺氧有关。由于 EP 发作时脑内氧的提取率（OER）下降，加重了组织的缺氧，导致组织生化功能失调，即代谢紊乱，细胞免疫功能下降，脑能量消耗增加，脑葡萄糖和糖原储备减少，蛋白和核酸的合成受阻。EP 发作时脑血流量增加，加重了脑水肿，从而进一步加重脑损伤。HBO 能迅速增加血氧含量，促进脑组织的有氧代谢。并通过对脑微循环及脑血流动力学的影响，减轻脑水肿，降低颅内压，有利于受损脑组织修复，改善脑细胞的电生理功能，减少神经元的异常放电。

（2）HBO 治疗时，椎 - 基底动脉系统开放，能维护脑内尾状核、小脑上行性网状结构等抑制系统的功能，间接抑制神经元异常放电。

（3）HBO 治疗能促进受损部位脑组织侧支循环的形成，改善了该区的血液供应，使受损神经元的树状突和棘状突得到修复，从而防止了因输入突触丢失所致的自发活动增强。

（4）HBO 还使血脑屏障（BBB）结构得到修复，增强其稳定性，防止血液内兴奋性物质对局部神经元的影响。

（5）活性氧增多在 EP 的发生机制中起到某种作用。但治疗剂量的 HBO 通常不会导致活性氧生成过多，反因 HBO 治疗诱发的机体活性氧清除酶的表达和活性增强而拮抗活性氧，并维持于新的动态平衡中，从而不会引起活性氧对生物膜的破坏而致脑损伤。

（6）HBO 有抑制机体免疫的作用，机体免疫功能的低下又与部分 EP 的发生关系密切。但如果某些疾病引起的缺氧导致细胞免疫功能异常而诱发 EP 发作，则由于 HBO 能纠正机体的缺氧状态，抑制自身抗体的产生，而对 EP 产生治疗作用。

此外，HBO 治疗 EP 可能不是通过直接抑制脑组织的异常兴奋点，而是通过治愈继发性 EP 的病因来控制 EP 发作；消除原发性 EP 发作后对脑组织所造成的缺氧性损害而缓解症状、减轻发作。从这一点来说，HBO 不能根治原发性 EP。

三、高压氧治疗 EP 的临床问题

1. 治疗方案　大多采用多人空气加压舱，也有一些采用单人氧气加压舱。按不同病因、病程、年龄制订治疗方案，压力采用 0.14 ~ 0.25MPa（1.4 ~ 2.5ATA），每天 1 次，10 ~ 20 次为 1 个疗程。疗程间休息 5 ~ 7d。大多数认为治疗应不少于 30 次，最好行 50 ~ 60 次治疗。

2. 影响疗效的因素

（1）病因：HBO 治疗对大多数继发性 EP 除颅内占位性、先天性变性疾病或发育异常者外大多有效；对原发性 EP、脑动静脉畸形等的疗效还有待进一步探讨。

（2）发作类型：除婴儿痉挛症及复杂部分性发作外，其他发作类型疗效均较好。

（3）病程：HBO 治疗越早越好，病程短者获得控制的时间短于病程长者。

（4）治疗次数：疗效与获得控制所需的 HBO 治疗次数多少有关，继发于某些急性疾病的早发性 EP 获得控制所需的次数比在疾病的康复期出现的或慢性疾病所致的迟发性 EP 要少。治疗有效者其疗效随着治疗次数的增加而提高，说明足够的治疗次数和疗程是必要的。

3. 注意事项

（1）病例选择：以下患者尽可能改用其他方法治疗：①先天性或发育异常或变性疾病者（如结节性硬化、脑动静脉畸形等）。②频繁 EP 大发作者。③脑肿瘤、脑占位病变者。④其他不宜行 HBO 治疗者。

（2）发作时间有规律可循者应安排把 HBO 治疗的时间错开。

（3）由于疗程较长，应酌情使用维生素 C、维生素 E 等抗氧化剂或 GABA，预防氧中毒的发生。

（4）治疗压力不宜太高，一般应控制在 0.25MPa 以下。否则容易诱发氧惊厥，增加在减压过程中发生抽搐的机会。治疗中也存在局灶性 EP 发作泛化转为 EP 大发作或 EP 大发作进入 EP 持续状态的可能性，故采用单人 HBO 舱或没有过渡舱的多人舱治疗可能是危险的，因不便于在出现这一情况时实施抢救。

4. 高压氧治疗下 AEDs 的使用

（1）对 HBO 治疗前未使用 AEDs 者，可暂不使用 AEDs。在治疗过程中仔细观察其症状与体征的变化，再考虑是否加用 AEDs。实践证明，绝大多数患者随着 HBO 治疗次数的增多，EP 可能逐步好转或得到控制。

（2）在 HBO 治疗前已用 AEDs 者，不可突然停药，以防出现戒断反应，可在治疗开始后，视病情逐步减少 AEDs 的服用量和服用次数。减药速度不可太快，等发作控制后再减至维持量直至停用。这一过程可长可短，或许长的不少于半年。

（李瑞芳）

第四节　治疗冠心病

冠状动脉粥样硬化性心脏病（coronary heart disease，CHD）是冠状动脉壁粥样硬化而致管壁痉挛，管腔狭窄阻塞导致心肌缺血、缺氧而引起的心脏病，简称冠心病，亦称缺血性心脏病。HBO 治疗对冠心病有明显的疗效，HBO 治疗后心绞痛减轻，发作次数减少或完全停止，心功能改善，运动负荷增加。HBO 对心肌梗死有明显的疗效，动物实验发现多数动物通过代偿功能完全恢复，少数动物心肌梗死范围缩小或免于发生梗死。临床证实 HBO 治疗对心前区疼痛、酸中毒、低氧血症、肺水肿、心律失常及心源性休克有明显的缓解作用，可使心源性休克和心力衰竭患者的死亡率显著降低。

一、高压氧治疗冠心病的机制

1. 增加心肌的供氧　HBO 治疗可使血液及组织液中物理溶解氧增加，HBO 可增加冠状动脉及心肌内氧的贮备（常规 HBO 治疗可提高组织氧贮量 3~6 倍），因而可以缓解因动脉狭窄、痉挛、阻塞所致心肌缺氧而造成的一系列损害，避免心肌梗死或缩小梗死范围。

2. 降低心肌耗氧，保护缺氧心肌　HBO 可使心率减慢和心肌收缩力减弱，从而心肌耗氧量降低（一般可降低 20% 左右）。

3. 改善微循环和促进侧支循环建立　实验证明 HBO 对正常血管有收缩作用，但对病变区的血管却有扩张作用，使病变区供血增加。同时 HBO 可促进心肌的侧支循环建立，改善微循环功能，使缺血心肌得到较多的血和氧。

4. 挽救濒死心肌，防止梗死区域扩大　HBO 的穿透力是常压氧的 2~3 倍，从而能使缺血心肌或难以获得氧供的细胞如水肿的细胞得到氧供，改善局部酸中毒和水肿，从而对梗死心肌周围缺血心肌有良好的保护作用，可逆转其缺氧性损害，防止坏死的发生和梗死范围的扩大。动物实验证实 HBO 可使梗死区域体积缩小，对早期梗死有明显的治疗作用。

5. 减轻和消除心律失常　有较强穿透力的 HBO 可消除心肌供血障碍所致的氧梯度，改善心内传导，降低梗死区环磷酸腺苷及生物胺类，使心电活动趋于稳定，从而防止或减轻心肌缺氧所致的心律失常。

二、基础研究进展

1. 动物实验研究　国内外大量的动物实验证明，HBO 治疗可以增加心肌梗死实验动物的存活率，降低死亡率，可以使心肌梗死范围缩小、心律失常发生率下降、心电图显著改善。通过 HBO 对大鼠急性心肌缺血组织能量代谢的影响研究发现，HBO 可以使急性心肌缺血大鼠的心肌 ATP 含量与酶活力恢复，可以有效保护缺血的心肌。

2. HBO 对人体心血管功能的影响　在 0.3MPa 氧压下心血管功能有许多变化。心率变慢是 HBO 作用下典型和规律性反应，HBO 治疗时心率可减慢 15～28 次/min，为初始水平的 20%～37%。这些变化的持续时间和显著程度与 HBO 治疗的压力 - 时程成正比。呼吸 0.3MPa 纯氧时小动脉和毛细血管收缩，血管总外周阻力可增加 15%～20%。脉压降低，循环血量减少（一般在 10% 以内）。这种现象在除肺以外的几乎所有器官都能观察到。与此同时，血压常表现为舒张压升高 1.33～3.33kPa，收缩压亦有升高，但多数情况下变化不明显。HBO 环境下机体溶解氧增加，心脏缺血区的氧含量也增加，冠脉血流动力和心肌传导系统得到改善。研究证实，在 HBO 作用下缺血组织的血管得以扩张，血流速度加快，微循环明显改善。血管血流描记法研究证实，在 0.2MPa 氧压下暴露 10～15min，缺血的四肢血供可以增加到足够适宜的水平，维持代谢。组织学研究证明，心肌损伤部位的瘢痕形成及侧支循环的建立，在 HBO 下出现均比较早。

3. HBO 对 CHD 患者相关病理因素的影响

（1）C - 反应蛋白（C - reactive protein，CRP）：目前研究认为，CRP 是一种与炎症有关的急性期蛋白，是内皮功能失调和动脉粥样硬化（atherosclerosis，AS）的重要标志物。在 AS 发生和发展中起着重要作用。CRP 可能在 AS 的炎症反应过程中起了促进作用。CRP 存在于病变处（尤其是内膜），可以削弱外周骨髓内皮祖细胞（endothelial progenitor cells，EPCs）对受损血管内皮细胞的修复作用，促进 AS 的进展和（或）导致动脉粥样斑块不稳定。CRP 水平可用于预测 CHD 患者的生存和冠心病不良事件的发生风险。研究发现，急性冠脉综合征患者血清中 CRP > 3.0mg/L 时提示预后不良。不稳定心绞痛患者血清 CRP 水平明显高于稳定性心绞痛患者。Biasucci 等认为，CRP 水平的上升与不稳定性心绞痛患者的住院期内及 1～2 年后新的急性冠脉事件发生的危险增加有关，也与临床表现为"正常"的 CHD 患者远期死亡和心肌梗死发生的危险增加有关。临床研究结果表明，炎症反应可使局部血管内皮激活，粥样斑块产生裂隙，从而引起不稳定性心绞痛和心肌梗死的发生。炎症过程在冠状动脉病变的发生、发展和粥样斑块的不稳定方面起了主要作用，Rifai 等评估了前瞻性临床研究之后认为，CRP 对 CHD 不良事件的发生有预报价值，显示在健康的男性和女性中，CRP 是一个心血管疾病的独立危险因子。因此，CRP 的水平与 CHD 的发生、发展和预后紧密相关。研究发现，HBO 治疗可显著降低 CHD 患者 CRP 的含量。有效地降低 CRP 水平是预防 CHD 的良好途径，从而提示 HBO 可以减少 CHD 患者的突发事件，改善 CHD 患者的预后。

（2）肌红蛋白（Mb）：Mb 水平的变化从一定程度上反映了心肌细胞功能的恢复和心肌受损区域的变化情况。心肌受损后，存在于人体心肌中的 Mb 释放于血中，使血清 Mb 含量增高，其升高的幅度与心肌受损程度有关。研究发现，联合 HBO 治疗比单纯药物治疗能更明显地降低 CHD 患者血清 Mb 浓度。

（3）凝血功能及血液流变学：高黏滞血症及高凝状态是导致微循环障碍及血栓形成的重要因素。目前临床上通常需要通过单独或联合使用抗血小板、抗凝甚至溶栓药物来对血流变和凝血功能进行干预，减少血栓栓塞、降低栓塞相关死亡率，但另一方面可增加出血风险，而严重出血使死亡率增加。对 CHD 合并血脂异常患者的研究发现，CHD 患者经 HBO 治疗 2～3 个疗程（每个疗程 10d）后，血流变学及凝血功能的各项指标有明显好转，血流恢复正常。

（4）心钠素（ANF）：这是心房合成的一种肽类激素，可以直接扩张血管，并能促进多种血管内皮扩张物质的合成分泌。动脉中层的血管平滑肌细胞的异常增殖及从中层迁移到内层是血管内膜损伤及动脉粥样硬化的一个关键过程。在血管平滑肌细胞和内皮细胞中，ANF 显示有直接对抗有丝分裂的作用；

并作为一种免疫调节肽类激素，通过抑制其他促血管内皮及平滑肌细胞增殖的细胞因子包括 TNF - α，对冠状动脉粥样硬化与再狭窄起到抑制作用，还可减少缺血再灌注所造成的细胞损害。HBO 可降低冠心病患者血浆心钠素浓度。

（5）皮质醇：有研究显示，CHD 组皮质醇水平明显高于正常对照组。皮质醇水平增高可能是冠心病发病因素之一，可能机制：①对甲状腺功能轻度抑制作用，致使甲状腺功能不足。②对性腺功能抑制作用，导致雌激素分泌不足。③皮质醇首先使储存的脂肪动员，使三酸甘油分解为甘油和脂肪酸，血游离脂肪酸增高，同时被肝脏摄取增多，将它转变为中性脂和磷脂释放入血，导致高脂血症。④抑制黏多糖特别是硫酸软骨素的合成，从而使血管通透性增高，透明质酸活力也增强。这些均可影响血管运动、脂质代谢、血管壁的合成代谢而有利于粥样硬化病的形成。HBO 可降低 CHD 患者血浆皮质醇浓度。

三、临床研究进展

临床研究报告中，HBO 治疗 CHD 最多的是在心绞痛型冠心病以及心肌梗死处理后的 CHD 方面。以往对冠状动脉内支架置入术后的 CHD 患者行 HBO 治疗，认为在理论上存在一定的不安全因素，如压力升高、心动过缓等，有可能诱发不良心脏事件。但近年来随舱观察结果显示，HBO 治疗过程中患者生命体征平稳，仅个别患者发生舱内心绞痛，含服硝酸甘油后可以迅速缓解，无严重心律失常、心功能衰竭、再发心肌梗死等严重并发症发生。因此 HBO 治疗 CHD 心绞痛型和心肌梗死型的病例数也不断增加。

对 72 例 CHD 心绞痛型患者通过临床症状和心电图改善两个评判标准的分析，发现 HBO 治疗组临床疗效明显高于对照组。此外，HBO 治疗能较好地改变 CHD 患者原来异常的左室舒张充盈功能，左室的顺应性及舒张功能明显好转，左室泵血功能提高，左室收缩功能改善。HBO 治疗后，CHD 患者不但症状有所改善，而且单光子发射计算机断层显像术（SPECE）检查发现，CHD 缺血心肌区域治疗后比治疗前血流灌注明显改善。对于冠状动脉支架成形术后的患者，在常规治疗的基础上配合 HBO 治疗，可以有效降低支架内再狭窄的发生率和主要不良心脏事件（包括死亡、心绞痛及非致死性心肌梗死）的发生率。

四、适应证

（1）心绞痛，无论是劳累型还是自发型或变异型心绞痛患者，均可应用 HBO 治疗。

（2）急性心肌梗死早期，尤其合并心源性休克者。

（3）心肌梗死恢复期及梗死后综合征。

（4）冠心病合并急性左心衰竭。

（5）冠心病合并脑梗死。

（6）冠心病心律失常，如心动过速、频繁期前收缩、I 度房室传导阻滞等。

（7）冠心病的冠状动脉搭桥术及术后合并中枢神经系统功能障碍。

（8）冠心病猝死复苏成功后，可适当配合 HBO 治疗，以稳定循环功能，促进脑功能恢复。

五、治疗方法

（1）空气加压舱压力采用 2.0～2.5ATA，吸纯氧 30min 后吸空气 5min，重复 2～3 次，每日 1～2 次，10d 为 1 疗程，疗程结束后休息 1～2d。

（2）氧气加压舱压力采用 2ATA，连续吸氧 45～60min，每日 1～2 次，疗程同上。

（3）心源性休克、心力衰竭、冠状动脉搭桥术后患者进行 HBO 治疗时需在多人舱内进行，必须有医务人员陪护，压力用 2.0～2.5ATA，采用无阻力吸氧，心源性休克者可在 1.8ATA 压力下延长治疗数小时。

六、注意事项

（1）与冠状动脉扩张药物（硝酸酯类）并用。

（2）对急性心肌梗死及其他危重病患者应周密设计治疗方案，并与内科医生共同协作完成，舱内应备有监护抢救设施，随时准备对病情突变进行处理。

（3）可合用抗氧化剂如维生素 C、维生素 E、辅酶 Q 等，以减轻不良反应和增强疗效。

（李瑞芳）

第五节　治疗心功能不全

心功能不全又称心力衰竭，它是一种临床综合征，以心输出量不足、组织血流量减少、肺循环和体循环静脉瘀血为特征。各种心血管疾病凡能使心脏长期负荷过重、心肌损害及收缩力减弱者，都可导致心功能不全。按其发生过程，心功能不全可分为急性与慢性两种；按临床表现可分为左心、右心及全心衰竭。

一、高压氧治疗心功能不全的机制

1. 提高肺泡氧分压，改善肺脏通气与换气功能　心功能不全者由于肺泡毛细血管瘀血，肺泡积液，气体交换障碍，氧气不能按正常速度向血液和组织弥散，致血氧分压下降，组织缺氧。应用 HBO 后，肺泡内氧分压可提高至 186.6～240.0kPa，为呼吸空气时的 14～18 倍，因此氧很容易弥散入肺泡壁毛细血管，使血氧分压迅速升高，供给全身组织以充足氧气，低氧血症得以消除，能防止或恢复缺氧引起的组织损伤与功能障碍。

2. 改善心肌代谢与收缩功能　HBO 能使心肌获得充分的氧供应，有氧代谢恢复正常，心肌能量产生增加，收缩功能增强，加以 HBO 使中、小动静脉收缩，瘀血减少，回心血量增多，故心输出血量和有效循环血量增加，组织和重要脏器能得到良好的血液和氧供应，其生物氧化代谢和功能遂可恢复正常。

3. 改善肺循环，消除肺水肿　HBO 能使肺瘀血减轻，肺静脉和肺泡毛细血管压力下降，渗透性减低，因而可迅速消除或减轻肺水肿，使呼吸困难、发绀、咳嗽、咯泡沫痰等症状消失，肺部水泡音减少。

4. 纠正心律失常　HBO 可减慢心率，对快速性心律失常有良好作用，可促使心率恢复正常，期前收缩等异位心律消失。

二、治疗指征

（1）冠心病并发的心功能不全，HBO 配合药物治疗，可使症状迅速消除，病死率下降。

（2）心肌炎合并心功能不全。

（3）休克引起的心功能不全，HBO 可提高血压，改善心脏与微循环功能，可为病因治疗（大失血、感染中毒等）和挽救患者生命争取更多时间，减轻重要器官的缺氧损害。

（4）慢性充血性及难治性心功能不全，HBO 可纠正组织缺氧，改善心肌功能，减轻水肿，减少强心药毒性反应，因而有利于心力衰竭的控制。

（5）心脏病孕妇分娩在 HBO 下进行，可防止或减轻心脏功能不全。

（6）心肺脑复苏后出现的心功能不全。

（7）非心源性肺水肿如急性 CO 中毒、高原病引起的急性肺水肿，HBO 有良好疗效。

（8）心功能不全合并心律失常。

（9）心功能不全合并缺血性脑血管疾病。

三、治疗方案

1. 多人舱　常用 150～200kPa 压力，面罩吸氧，每次 20～30min，间歇大于等于 5min，共 2～3 次，每日治疗 1 次，疗程 5～20d。

2. 单人 HBO 舱　常用 150~200kPa 压力，连续吸氧 60min，每日 1 次，疗程与多人舱相同。

四、注意事项

（1）心功能不全的病因与发病机制较复杂，且临床症状严重，变化急剧，HBO 只是一种辅助疗法，不能取代病因及药物（强心、利尿剂、抗心律失常药等）治疗，HBO 科医生应与内科医师密切配合，争取在对患者有监护的条件下实施。

（2）HBO 对循环动力学的影响不尽相同，可呈双相效应，如血压可升高或降低、心率可减慢或加速、心搏出量可增多也可减少，故在治疗中应密切观察病情变化，定期进行心功能与心电图检查。HBO 治疗后如症状与血流动力学无改善，或有严重不良反应时，应考虑停止 HBO 治疗。

（冯勋生）

第六节　治疗溃疡性结肠炎

溃疡性结肠炎或慢性非特异性溃疡性结肠炎是一种原因不明的慢性结肠炎，病变主要影响结肠黏膜，且以溃疡为主，多累及远端结肠，但可向近端扩展，以至于遍及整个结肠。主要症状有腹泻，粪便中含血、脓和蛋白液，以及腹痛。病程缓慢，病情轻重不一，有缓解和反复发作的趋势。

一、临床概述

（一）病因

溃疡性结肠炎的病因至今尚不明确，一般认为与以下因素有关。

1. 感染因素　本病结肠黏膜的炎症性改变与许多感染性腹泻相似，但经广泛探索，包括用微生物学方法未能一致地在本病中鉴定出细菌、病毒或真菌；而且，并无本病在人群间传染的证据。

2. 精神因素　有人认为神经精神因素可能为本病的主要原因。大脑皮质活动障碍可导致自主神经系统的功能紊乱，产生肠道运动亢进，肠血管的平滑肌痉挛收缩，组织缺血，毛细血管通透性增高，从而形成结肠黏膜的炎症、糜烂及溃疡，但临床上很少见到结肠过敏发展成慢性非特异性溃疡性结肠炎。

3. 遗传因素　近年来注意力已经集中在本病的免疫学基础，重要的发现如下：

（1）患者血清中存在非特异性的抗结肠抗体，且在本病患者的大肠组织内层分离出抗体，此种抗体作用于肠黏膜上皮细胞。

（2）患者的淋巴细胞在组织培养中可使结肠上皮细胞遭受损伤。

（3）患者的血清常含有一种或几种抑制巨噬细胞移行的因素。

（4）本病患者常伴有免疫性疾病，诸如虹膜炎、眼色素层炎、结节性红斑、多关节炎及系统性红斑狼疮等。

（5）溶血酶的破坏作用，肠道分泌过多的溶菌酶，破坏黏液的保护作用，因而招致细菌侵入，发生黏膜坏死。

（6）过敏学说：由于少数病例对某种食物过敏，如从食物中排除或脱敏后，病情好转或痊愈。

（二）病理生理

病变多累及直肠和乙状结肠，也可延伸到降结肠和整个结肠。最早发生的病变是肠腺基底部的隐窝炎，隐窝上皮损伤，多形核白细胞侵入而形成隐窝脓肿。许多细小脓肿连接起来炎症和坏死的过程扩大，从而产生溃疡。在早期结肠黏膜呈水肿、充血、出血等病变。此后形成椭圆形小溃疡，先沿结肠的纵轴发展，继则融合成为广泛不规则的大片溃疡，严重者几无完整的结肠黏膜，可见到散在的残余黏膜，黏膜有炎性渗出物覆盖。组织病理检查可见到肠腺隐窝糜烂和溃疡，边缘有细胞浸润，以淋巴细胞与浆细胞为主，在急性发作或有继发感染时，则可见到大量中性粒细胞。病变肠壁的血管常有血栓形成。

（三）临床表现

溃疡性结肠炎主要表现为腹痛、腹泻、粪便中带有黏液和脓血。

1. 腹痛　因病变多累及远端结肠，所以腹痛以左下腹为多见，不剧烈，排便后可以减轻。

2. 腹泻慢性或缓解期　每日 3~5 次，呈粥样，急性发作期或严重者每日排便 10~30 次，便中可有黏液及脓血或呈血水样，累及直肠病例可有里急后重现象。

3. 上腹部饱胀不适感　可有恶心、呕吐。

（四）临床检查

1. 查体　左上腹或全腹部有压痛，肠鸣音亢进，常可触及如硬管状的降结肠或乙状结肠。轻型病例或在缓解期可无阳性体征。

2. 直肠指检　常有触痛，肛门括约肌常痉挛，但在急性中毒症状较重的患者可松弛和放开。

3. 纤维结肠镜检　可见肠黏膜充血、水肿，易出血、急性期者可有多数形状不规则的溃疡，晚期可有肠壁增厚、肠腔狭窄、假息肉形成，甚至可见恶变病灶。

4. X 线钡剂灌肠　可见结肠黏膜混乱，结肠袋型加深或消失，肠壁痉挛，溃疡所引起的外廓小刺或齿状阴影。

二、常规治疗

1. 一般治疗　给予易消化食物，避免牛奶及奶制品，重症患者应卧床休息，输液、输血、静脉高营养。

2. 药物治疗

（1）抗感染药：常用柳氮磺吡啶。

（2）糖皮质激素（氢化可的松或地塞米松）：可减轻炎症与中毒症状，与免疫抑制剂（硫唑嘌呤）合用可抑制自身免疫过程，改善病情。

（3）对症用药：腹痛用颠茄或盐酸山莨菪碱，食欲差者用健胃药，腹胀用胃肠动力药（如西沙必利）。

3. 手术治疗　有肠穿孔、脓肿与瘘管形成，中毒性巨结肠及癌变者应手术治疗，做回肠造瘘术或全结肠切除术。

三、高压氧治疗的机制

HBO 治疗炎症性肠病的机制主要如下：

1. 纠正缺氧　HBO 治疗可以提高血液组织内的氧分压，改善肠黏膜的氧供，纠正肠黏膜局部缺血缺氧的状态，促进细胞增生和胶原纤维的形成，利于溃疡愈合。HBO 还促进侧支循环的建立，同样可以改善黏膜血供，促进溃疡愈合。

2. 减轻炎症　HBO 条件下，血管收缩，渗出减少，有利于减轻组织水肿及炎症吸收；能减轻肠壁微血管内皮细胞的损伤，使肠壁毛细血管及肠黏膜细胞的通透性降低，减轻肠壁充血和水肿；HBO 还可抑制肠道内厌氧菌的生长，减少了细菌毒素对肠黏膜的刺激，减轻炎症反应。

3. 抑制免疫　HBO 下肾上腺皮质激素分泌增加，抑制免疫功能，防止复发。

4. 清除氧自由基　HBO 可使机体恢复正常的有氧代谢和生理功能，机体抗氧化能力得到改善和加强，足以清除 HBO 下增加的氧自由基和疾病所致的过多自由基，保护肠壁细胞免受自由基的氧化损伤。

5. 增强抗生素的作用　有证据表明，HBO 可以增强抗生素的作用，HBO 下的灭滴灵的抗菌作用得到加强。

四、高压氧治疗方案

治疗压力为 0.20~0.25MPa，用面罩吸氧，吸氧时间 60~80min，每日 1 次，10 次为 1 疗程。每日

1 次，10~12 次为 1 个疗程，一般可连续 3~5 个疗程。

五、注意事项

（1）在对溃疡性结肠炎治疗之前，应排除该病未发生癌变，患者一般情况尚可，病程不宜太长。

（2）对需 HBO 治疗的患者进舱前要求少进食物，并给予口服阿托品 0.3mg，以减轻肠蠕动。

（3）疗程宜长，一般大于等于 30 次，短期无效不应放弃治疗。

（4）宜同时并用维生素 E，一般尽量不并用糖皮质激素。

（冯勋生）

第七节　治疗消化性溃疡

消化性溃疡主要指发生于胃或十二指肠的慢性溃疡，统称溃疡病，为一种常见的消化道病，据估计约 10% 的人在其一生中患过此病，病理观察胃溃疡多发生在胃窦，十二指肠溃疡多见于球部，后者的发病远多于前者。

一、病因与发病机制

本病病因与发病机制较复杂，概括而言是由于胃十二指肠黏膜的保护因素与损害因素系平衡失调所致，因素包括：①胃酸 - 胃蛋白酶起主要作用，大脑皮质功能紊乱、迷走神经异常兴奋、糖皮质激素分泌过多均可引起胃酸 - 胃蛋白酶分泌增多，损害黏膜，而对黏膜有保护作用的胃黏液的分泌受抑制，故导致溃疡形成。②胃的蠕动减弱、幽门排空障碍、胃窦部食物潴留也可使胃泌素分泌增加，兴奋壁细胞分泌胃酸，损伤黏膜引起溃疡。③饮食失调，摄入粗糙辛辣食物、乙醇、咖啡等食品及某些药品（阿司匹林、吲哚美辛、保泰松、糖皮质激素等）也可损害消化道黏膜而产生溃疡。④胃黏膜上皮细胞的脂蛋白膜可保护胃黏膜不受胃酸胃蛋白酶的损害，当脂蛋白层遭到溶解破坏后，即可导致溃疡形成。⑤胃炎与吸烟可削弱胃黏膜抵抗胃酸能力，并引起十二指肠液反流，故可导致胃黏膜的溃疡。

二、临床表现

消化性溃疡多发生在青壮年，男性多于女性，其临床表现有以下特点。

1. 节律性腹痛　腹痛为本病最常见症状，呈饥饿样不适、钝痛或灼痛，疼痛部位多在剑突下方，也可偏左或偏右；十二指肠溃疡可反射至右侧腰背部，疼痛每于餐后 1/（2~4）h 出现，持续至下次进餐后，饮食失调、情绪波动、气候反常、寒冷、夜间空腹可使疼痛加重，进食及服药能使疼痛缓解或消失，此外，常伴有暖气、泛酸、胃灼热、流涎、恶心及呕吐等症状。

2. 疾病呈慢性经过与周期性发作　本病可长久不愈，迁延数年甚至数十年，症状呈周期性发作，并可自行缓解，每次发作症状持续数周至数月，病程中发作期与缓解期相互交替。

3. 其他　部分患者缺乏明显症状，而以并发症（出血、穿孔等）为首发临床表现。

本病的确诊除临床表现外，主要依赖 X 线钡餐检查与胃、十二指肠内镜观察。临床上，应与胃炎、十二指肠炎、胃黏膜脱垂症、胃癌、胃神经官能症等鉴别。

三、常规治疗

1. 一般治疗　生活要有规律，注意劳逸结合，避免精神紧张、情绪激动与失眠，戒除烟酒，适当应用镇静安眠剂，保持情绪稳定与充足睡眠。

2. 饮食疗法　饮食对溃疡病十分重要，是本病的基本疗法，应长期坚持。做到饮食定时和有节制，进食不宜过饱和过快，避免吃辛辣刺激、粗糙、生硬及过酸食品，忌饮浓茶、咖啡与乙醇，发作期症状严重时，宜少食多餐，吃流质食物，每 2h 1 次，两餐之间给予制酸剂，可有效地控制症状，促进愈合。

3. 药物治疗　临床上常用制酸剂，如氢氧化铝、氧化锌、碳酸氢钠、次碳酸铋及复合制剂胃舒平、胃得乐、胃友、胃疡宁等；组胺 H_2 受体拮剂，如西咪替丁、呋硫硝胺；抗胆碱能制剂，如颠茄、山莨菪碱、阿托品、普鲁本辛等；胃蛋白酶抑制剂，如前列腺素 E_2 合成剂、硫酸化多糖类；胃黏膜保护剂，如生胃酮、胃膜素、三甲二橼络合铋、维生素 U 等。适当应用上述药品，可中和及抑制胃酸分泌，保护溃疡面，缓解疼痛，促进溃疡愈合。我国传统医学辨证施治，用中药对本病也有疗效。

4. 手术治疗　溃疡病并发大出血、急性穿孔及疑有癌变时，应考虑外科手术治疗，患者症状严重经内科积极治疗 1 个月以上而无效时，也有主张采用手术治疗。

四、高压氧治疗的机制

（1）使胃酸分泌减少，H^+ 通透性降低，胆汁排出与反流减少，从而减轻了对胃、十二指肠黏膜的损害作用，有利于黏膜屏障功能恢复，可防止溃疡形成和病变恶化。

（2）能调整大脑皮质和自主神经系统的活动，使之恢复平衡，从而消除"神经相"的胃液分泌增多、平滑肌痉挛与局部缺血损害，有利于溃疡自行愈合。

（3）改善病变组织的氧气供应与代谢活动，改善局部营养状况，消除水肿与炎症，促进溃疡早期愈合。

（4）加速溃疡面瘢痕的形成。

（5）抑制幽门弯曲菌的生长与繁殖，加强药物对幽门弯曲菌感染的治疗作用，已证实该菌可引起胃窦与十二指肠炎症，并可导致消化性溃疡的发病。

五、高压氧治疗的指征

（1）消化性溃疡发作期，有明显临床症状者。

（2）消化性溃疡合并幽门痉挛与水肿者。

（3）经内科常规治疗无效，拟用外科手术治疗者，术前可用 HBO，如效果良好则可免除手术治疗。

（4）反复发作和久病年高的慢性患者，特别是合并有动脉硬化，心、脑供血不全与缺氧者。

（5）应激性溃疡。

六、高压氧治疗的方案

1. 多人舱　一般用 200～250kPa 压力，稳压后面罩间歇吸氧 60min，每日治疗 1 次，10 次为 1 个疗程，共 2～3 个疗程。

2. 单人舱　用纯氧加压，压力 200kPa，连续性吸氧 60～90min，每日治疗 1 次，10 次为 1 个疗程，共 2～3 个疗程。

七、注意事项

（1）凡腹痛较严重，溃疡病变较深已波及浆膜层者应慎用 HBO，以免引起急性穿孔。溃疡病合并大出血、急性穿孔及怀疑恶性变者不宜用 HBO 治疗。

（2）本病为慢性疾患，可反复发作，宜用综合疗法，HBO 与饮食、药物疗法结合，可提高疗效，治愈后要根除病因，以巩固疗效防止复发。

（3）合并幽门水肿、痉挛、梗阻、作保守治疗胃肠减压时，可做 HBO 治疗有利于水肿减轻，促进疾病恢复。

（4）HBO 治疗期间除观察临床症状变化外，应定期检查大便隐血，疗程结束后应进行 X 线或内镜检查，以判定溃疡是否完全愈合。

（冯勋生）

第八节　治疗糖尿病

糖尿病（diabetes mellitus）是一组以慢性血葡萄糖水平增高为特征的代谢疾病群。高血糖是由于胰岛素分泌缺陷和（或）胰岛素作用缺陷而引起。除了糖代谢异常外，还有蛋白质、脂肪代谢异常。久病可引起多系统损害，导致眼、肾、神经、心脏、血管等组织的进行性病变，引起功能缺陷及衰竭。病情严重或应激时可发生急性代谢紊乱，如酮症酸中毒、高渗性昏迷等。本病使患者生活质量降低，寿命缩短，病死率增高，因此，应积极防治。

一、糖尿病分型

1999 年 WHO 公布了糖尿病分型标准：1 型糖尿病、2 型糖尿病、其他特殊类型和妊娠期糖尿病。

二、病因与发病机制

病因与发病机制不完全清楚。各种原因引起的胰岛功能减退，导致胰岛素分泌绝对或相对不足，均可导致机体代谢紊乱，血液中葡萄糖浓度增高，引发糖尿病。目前，已知糖尿病与以下因素有关。

1. 遗传因素　在糖尿病患者的亲属中本病的发病率较非糖尿病患者的亲属明显增高。父母患病者，其子女约 1/3 患本病。同胞兄妹发病率可高达 38%，双胞胎则 90% 共同发病。糖尿病属常染色体隐性遗传。

2. 环境因素　高热量、高脂肪饮食，尤其是精炼糖类及饱和脂肪等高能量食品摄入增多，体力活动减少等导致肥胖，使糖尿病发病率明显增多。

3. 胰岛病变，胰岛素受体不足、缺陷及胰岛素抵抗因素　胰岛病变可导致胰岛素分泌缺乏或延迟，脂肪细胞膜上胰岛素受体不足及亲和力下降致使结合差、对胰岛素敏感性降低、血液中存在抗胰岛素抗体等，均可导致胰岛素绝对或相对不足。

4. 病毒感染　糖尿病与柯萨奇病毒感染有关。此病毒多侵袭儿童，健康儿童带病毒率为 5% ~ 50%，主要经肠道传播，引发胰岛炎，导致淋巴细胞浸润，B 细胞坏死。在自身免疫功能低下和存在人类白细胞抗原（HLA）基因遗传等因素的患者，柯萨奇病毒就有可乘之机。

三、临床表现

1. 胰岛素依赖型（1 型）糖尿病　多发生于青少年，起病较急，病情较重，有烦渴、多饮、多尿、多食、消瘦、疲乏无力等症状，血糖及尿糖均高，胰岛素分泌功能显著低下，致糖、蛋白质与脂肪代谢严重紊乱，患者易出现酮症酸中毒。

2. 非胰岛素依赖型（2 型）糖尿病　多发生于 40 岁以上肥胖者或者成年人，起病隐匿、缓慢，病情轻微，一般不发生酮症酸中毒，不少患者早期无症状，不易诊断。无症状期患者又称隐性糖尿病，偶然在体检或检查其他疾病时被发现，而当症状出现被确诊时往往已历时数年，甚至数十年。此期患者空腹血糖正常，尿糖阳性，餐后 2h 血糖偏高或糖耐量试验不正常。糖尿病的典型症状有烦渴、多饮、多尿、多食，这些在 2 型糖尿病中不甚明显，消瘦更少见。常见的症状为疲乏无力、皮肤瘙痒、四肢麻木、口干、腰腿酸软、性欲下降、月经不调、消化不良、视力障碍、易感染等。2 型糖尿病常无体征，但并发症的体征较多，如心、脑血管病和周围神经病、肾脏病、眼病变等的体征。

四、并发症

1. 急性并发症
（1）昏迷：糖尿病酮症酸中毒和高渗性非酮症糖尿病昏迷。
（2）感染：糖尿病患者皮肤常发生疖、痈等皮肤化脓性感染，可反复发生，有时引起败血症或脓毒血症。皮肤真菌感染也常见。糖尿病合并肺结核的发生率较非糖尿病者高。尿路感染中以肾盂肾炎和膀胱炎最常见。

2. 慢性并发症
（1）大血管病变：糖尿病患者中动脉粥样硬化的患病率较高。发病年龄较轻，病情进展也较快。
（2）微血管病变：微血管病变主要表现在视网膜、肾、神经和心肌组织等。

五、诊断

诊断糖尿病可根据家族史、患病史、临床表现与实验室检查，后者包括尿糖、血糖、糖化血红蛋白测定及口服葡萄糖耐量试验。

世界卫生组织及美国糖尿病协会专家委员会于 1999 年及 2001 年公布的标准：

（1）空腹静脉血浆葡萄糖值大于等于 7.0mmol/L（126mg/dl）。

（2）葡萄糖负荷后 2h 静脉血浆葡萄糖值大于等于 11.1mmol/L（200mg/dl）。

（3）或两者同时具备，可诊断为糖尿病。

六、高压氧治疗的机制

（1）HBO 使血氧及组织中氧含量增多，有氧代谢旺盛，葡萄糖消耗增加，致血糖降低、尿糖减少，同时糖的无氧酵解受到抑制，乳酸生成减少，血液 pH 值上升，代谢性酸中毒减轻或消失。

（2）HBO 可改善微循环与细胞代谢，使 ATP 形成增多，有利于胰岛功能恢复，胰岛素分泌增加，糖代谢紊乱得以纠正。

（3）HBO 可改善组织的氧供应，纠正末梢神经的缺氧状态，对因糖化血红蛋白增加而导致的组织缺氧与末梢神经病变有治疗作用。

（4）HBO 对糖尿病并发动脉硬化引起的组织供血不足与慢性缺氧损害有良好治疗效应，尤以对外周血管病变引起的皮肤损害可促进愈合。

（5）HBO 可增强迷走神经张力（交感神经兴奋性相对较低），体内抗胰岛素物质产生减少，有利于血糖稳定和恢复正常水平。

七、高压氧治疗的指征

（1）2 型糖尿病。

（2）1 型糖尿病经饮食控制与降血糖药物治疗效果欠佳者。

（3）糖尿病并发神经系统病变如周围神经炎。

（4）糖尿病并发血管病变，如心、脑供血不全，下肢皮肤溃疡和坏疽。

（5）糖尿病引起的视网膜病变与视力减退。

八、高压氧治疗方案

一般多选用 0.18～0.22MPa 的压力，0.20MPa 压力最为常用。间断吸氧 60～80min，每日治疗 1 次，10 次为 1 疗程，患者多需治疗 2～3 个疗程以上。糖尿病并发皮肤损害及末梢神经炎患者疗程需要增加。

九、注意事项

（1）控制血糖、血压及改善患者全身状况是治疗糖尿病慢性并发症至关重要的基础措施。HBO 仅为综合治疗手段之一，不能取代糖尿病的基本治疗。

（2）由于 HBO 具有一定的降血糖作用，因此必须注意观察患者血糖变化，及时调整降糖药物剂量，谨防低血糖症的发生。患者每次进舱治疗时可嘱其准备数块糖果，如遇心悸、出汗、手抖、饥饿感等症状出现，可按医务人员的指导及时服用。

（3）体质过度虚弱及严重营养不良的患者不宜采用 HBO 治疗。

（4）妊娠期糖尿病患者不轻易选择 HBO 治疗，尤其是妊娠早期患者。

（5）与 HBO 医学的其他领域相比，目前内分泌方面的研究尚欠缺，且存在不同的观点。HBO 治疗糖尿病并发症的报道，多数是基于临床效果的验证，鲜见符合循证医学基本原则的大样本、多中心临床实验研究成果。在治疗方法和时机的选择方面尚需进一步探讨。

（冯勋生）

第九节 治疗皮肤慢性溃疡

皮肤或黏膜由于创伤、腐蚀、感染、局部血液循环障碍、癌肿等各种原因引起皮肤和（或）皮下组织缺损，称为浅表溃疡。如长期不愈则变为皮肤慢性溃疡，以下肢为最常见。

一、发病机制

在一般情况下，创面常能自行修复和愈合，但在创伤严重、并发感染、血管病变血供障碍时，创面可长期不愈，形成慢性溃疡，可分如下几种情况：

（1）动脉供血不全所致的溃疡主要由于外周血管病变，如血栓闭塞性脉管炎导致局部皮肤血流量不足所致。

（2）静脉瘀血所致的溃疡如下肢静脉曲张、局部瘀血，导致缺氧。

（3）糖尿病性溃疡微循环发生障碍引起局部缺氧。

（4）压疮由于偏瘫、截瘫等需长期卧床，局部皮肤受压造成循环障碍，同时由于皮肤不洁，营养不良，容易导致细菌入侵，并发感染。

二、诊断要点

（1）病史 了解起病情况、治疗经过，查询与慢性溃疡有关的疾病（如血管疾病史、糖尿病可疑病史等），对本病诊断可提供重要依据。

（2）临床表现 溃疡为单个或多个，多为圆形或椭圆形，边缘整齐或不规则，肉芽苍白或淡红色，覆有浆液性分泌物，有时表面坏死有臭味，周围皮肤坚硬，常有湿疹样变或色素沉着。溃疡好发于小腿内侧下 1/3，压疮多见于骶部和足跟处。

（3）实验室检查 血糖及尿糖测定，溃疡分泌物涂片或培养，活组织检查等。

三、常规治疗

1. 药物治疗 对溃疡脓液较多者，可用 1/4000 呋喃西林或 1/1000 依沙吖啶（雷佛奴尔）液清洁或湿敷。

2. 改善循环 改善局部循环状况，促进愈合。

（1）局部红外线照射。

（2）如溃疡周围肉芽老化，可用 10% ~20% 硝酸银腐蚀，每天 1 次。

（3）下肢静脉曲张严重者，在控制溃疡的急性感染后，可考虑手术切除曲张的静脉。

（4）白糖胶布贴敷。

3. 植皮手术 溃疡较大，不易愈合者，可待创面肉芽组织清洁健康后行植皮术。

四、高压氧治疗机制

（1）填补伤口死腔的新组织需要有新血管的供应，但没有胶原蛋白的支持，血管不能生成。因而细胞和胶原蛋白必须在新生毛细血管之前生成。超出伤口边缘的毛细血管的细胞，在氧分压梯度急剧升高的情况下增殖，长入缺氧区，缺氧区获得氧供后出现细胞的分裂与移行，胶原蛋白合成得以进行，新生毛细血管继而出现，通过循环过程，死腔逐渐消失，伤口逐渐愈合。

（2）HBO 能使创伤组织获得修复所需要的临界氧分压，实验证明在缺氧或低氧分压时，如细胞外液的氧分压低于 1.3kPa（10mmHg）时，细胞不再分裂，不再合成胶原纤维。成纤维细胞的分裂至少要氧分压达 2.6 ~3.9kPa（20 ~30mmHg）。由此可见，细胞活力和组织氧分压有密切关系。HBO 可使创伤组织的缺血缺氧状态获得有治疗意义的改善，促使成纤维细胞增生和胶原纤维的产生，促进毛细血管再生和侧支循环形成。

（3）HBO 有助于控制感染。有学者证明，氧分压在 3.9kPa（30mmHg）以下，白细胞杀死金黄色葡萄球菌的功能下降，亦有不少学者指出 HBO 和抗生素有协同作用。

（4）HBO 可促使创面组织的有氧代谢顺利进行，产生足够的能量物质如 ATP 等，有利于蛋白质合成，从而促进新鲜肉芽组织和上皮的生长，加速创面愈合。

（5）HBO 可加速溃疡创面植皮的成活率。

五、高压氧治疗方案

1. 动脉供血不足所致的溃疡　Kidokoro 报告用 0.20～0.25MPa HBO 治疗 22 例腿部溃疡伴疼痛者，每人平均治疗 70 次，其中 12 名溃疡愈合，15 名休息时疼痛消失。Perrins 等报告应用 0.15～0.30MPa HBO 治疗 50 名动脉硬化性溃疡患者，26 例愈合，10 例好转。

2. 静脉淤血性溃疡　Barr 曾用 0.2MPa 氧压治疗 19 例，其中 17 例完全愈合。上海市第五医院报告 20 例，其中 1 例配合植皮，1 例行大隐静脉剥脱术，结果 18 例愈合，2 例好转。于建等报告肢体 HBO 治疗在下肢淤积性皮肤溃疡愈合的修复作用中，270 名患者的溃疡创面全部愈合，效果显著。

3. 糖尿病性溃疡　Hart 等用 0.2MPa HBO 治疗 11 名糖尿病性下肢溃疡，所有患者均有好转，但仅 2 例溃疡完全愈合。中南大学湘雅医院报告用 0.23MPa HBO 治疗 2 例糖尿病性肢体溃疡患者，均获痊愈。

4. 压疮　Fishcher 用 HBO 治疗 26 例骶部和足跟部压疮，发现几乎所有病例均有改善，创面转红润，炎症减退，之后出现肉芽颗粒及上皮再生，直径小于 6cm 的溃疡最后愈合。

六、注意事项

（1）对慢性溃疡的治疗，不少学者主张用局部较长时间的 HBO 治疗，这样可使疗效提高而避免全身 HBO 治疗引起氧中毒的危险。

（2）使用单人纯氧舱治疗时，溃疡创面以暴露为佳，以便让氧气直接在溃疡创面中弥散，纠正局部缺氧，加速伤口愈合。

（3）慢性溃疡应注意癌变可能，必要时做活检以排除癌变。

（4）重视病因治疗。

（袁　娟）

第十节　治疗神经病理性疼痛

一、前言

神经病理性疼痛是一种由躯体感觉系统受损或病变导致的疼痛。NP 可能起源于神经传导通路任一位点的损伤，包括从外周伤害感受器末梢到脑内的皮质神经元，根据病变的部位可分为中枢型（由大脑或脊髓的损伤引起）和外周型（由外周神经、神经丛、背根神经节的损伤引起）。

常见的 NP 包括糖尿病多发性神经病变导致的疼痛、带状疱疹后疼痛、三叉神经痛以及中枢性的卒中后疼痛（central post - stroke pain，CPSP）、脊髓损伤性疼痛（spinal cord injury pain，SCIP）等，创伤或术后神经损伤引起的疼痛在人群中也占有一定比例。有文献报道，NP 的发生率在一些国家高达 10.6%。主要表现为痛觉过敏、异常疼痛及自发性疼痛，随着病程的发展甚至引起机体运动功能障碍，给患者造成极大痛苦，导致生活质量显著下降。

NP 患者的疼痛表现可为自发性（不依赖于刺激）及诱发性（依赖于刺激），或这两种情况同时存在。自发性疼痛可以是持续的如糖尿病 PPN 的足部疼痛，也可以是间歇的，常会被描述为针刺样的或电击样的感觉如三叉神经痛。诱发性的 NP（异常疼痛或痛觉过敏）通常被认为与诱发因素有关，可以被按压、热和冷等刺激诱导出。NP 患者除了感受不同强度的疼痛，不同个体还可能表现为不同特性的疼痛如烧灼性、寒冷性、锐利性或挤压性等，这些特性可出现在各种病因引起的NP中。

二、常规治疗

1. 药物治疗　目前临床上治疗神经病理性疼痛的常用药物有四类：抗抑郁、抗惊厥、阿片类以及局部麻醉药，这些药物各有优缺点。

（1）抗抑郁药物常用的药物有丙米嗪、阿米替林、氯米帕明、多塞平等。但是该类药物均有口干、便秘、视物模糊、心动过速等不良反应。大剂量可引起癫痫样发作，长期大量使用时，对肝功能有损害。

（2）抗癫痫类药物临床常用药物有苯妥英钠、卡马西平、加巴喷丁。对于三叉神经痛，卡马西平是首选药物，其疗效可达70%~80%，但是该药对肝脏及造血系统有一定的影响，如白细胞降低。

（3）阿片生物碱类镇痛药常用药物有曲马多、芬太尼等。有研究表明，曲马多能降低疼痛强度，改善睡眠和情绪。但是长期使用易产生耐受性和依赖性，须谨慎使用。

（4）局部麻醉药常用的有利多卡因、普鲁卡因等。利多卡因镇痛机制主要是抑制钠离子通道，从而抑制损伤神经纤维的异位放电产生镇痛。而利多卡因又为局部麻醉药，可以产生较长时间的抗疼痛作用。1999年，美国FDA批准5%利多卡因贴剂用于带状疱疹后遗神经痛治疗。使用普鲁卡因前需做皮试。

2. 神经阻滞疗法　神经阻滞疗法是在神经干、丛、节的周围注射局部麻醉药，阻滞其冲动传导，使所支配的区域产生麻醉作用。神经阻滞疗法很早就用于治疗疼痛性疾病，是慢性疼痛治疗的重要方法。该疗法主要是针对各种常见的慢性疼痛和顽固性疼痛等，如舌咽神经阻滞法、枕大、小神经阻滞法、肋间神经阻滞法、椎旁脊神经阻滞法、股神经阻滞法等。

3. 手术治疗　对于顽固性疼痛可考虑选择手术疗法，如三叉神经痛，首选显微血管减压术，其对三叉神经痛疗效确切，但对术者要求很高，需熟练掌握显微手术技巧和解剖位置。但是经手术治疗后，亦有可能复发，而且存在高风险，故临床上一般不作为首选治疗方法。

4. 针灸治疗　针灸对神经病理性疼痛具有良好的疗效，目前在临床上已是控制慢性疼痛的主要手段之一。

三、高压氧治疗神经病理性疼痛的原理

（1）有效提高血氧张力，改善组织供氧：常压下血中物理状态溶解的氧还不到结合氧的2%，在2ATA HBO下，脑组织和脑脊液的氧张力分别增加约7倍和8倍，3ATA下分别增加13~20倍，组织氧储备量增加约4倍。

（2）减轻神经组织水肿，促进毛细血管再生：人脑皮质毛细血管静脉端在常压空气下氧的弥散半径约$30\mu m$，在3ATA氧下，脑皮质毛细血管氧的弥散半径增至$100\mu m$。在2ATA氧下，大脑血流量减少30%，颅内压下降37%。脑血流量减少使血液水分向组织渗透减少，可减轻脑组织水肿。

（3）促进神经细胞增殖和髓鞘再生，促进轴索再生。

（4）抑制炎性反应：中性粒细胞、肿瘤坏死因子-α（TNF-α）及白介素等是炎反应的重要标志物。多项研究发现，HBO治疗后血清TNF-α及白介素-1β（IL-1β）、IL-6较常规治疗明显下降。

（5）清除氧自由基，减少缺血再灌注损伤：在缺血性损伤的病理生理过程中，自由基损伤是一个重要环节，HBO可以使机体自由基轻度增多，后者可以诱导机体自由基清除酶的表达和活性增加。

四、高压氧治疗神经病理性疼痛的方案

对于HBO治疗神经病理性疼痛的方案，国内外研究基本一致。国外报道中，HBO典型的治疗方法是压力2.0~2.4ATA，时间90~120min，每日1次，持续治疗20~40d。治疗通常包括中间休息，即患者在治疗过程中间歇性吸氧（呼吸空气5min，1次或两次），这种方法可以增强肺的氧耐受性。我国临床上多采用常规的治疗方案，治疗压力2.0~2.5ATA，加压时间15~20min，稳压时间70~90min，减

压时间 20～30min。一般认为 7～10d 为 1 个疗程，多数学者主张治疗 2～3 个疗程，或早期治疗 2～3 个疗程，休息 1 周后再治疗 1～2 个疗程。

  HBO 作为一种具有特殊神经保护作用的治疗方法，对于神经病理性疼痛可能是有益的，而且其并发症少，无明显不良反应，符合成本－效益原则。然而，HBO 治疗的时机选择、治疗方案、疗程、患者治疗前后的处理以及其联合药物的治疗效果等还有待于进一步研究。目前我国 HBO 医学临床科研还不够深入，不够严谨，有待进行随机、对照临床试验来评估 HBO 治疗神经病理性疼痛的风险与疗效。

（袁 娟）

第七章

高压氧治疗常见并发症

第一节　氧中毒

常压空气中约为21kPa（绝对压，下同）的氧分压对于需氧生物维持生命活动是必需的。但如果机体长时间吸入氧分压超过50kPa的气体，反而会对机体造成毒性作用，这就是氧中毒（oxygen toxicity）。概括地讲，氧中毒是指机体吸入氧分压高于一定阈值的气体，并达到一定时程（duration）后，某些系统或器官的功能与结构发生病理变化而表现的病症。

氧中毒的发生取决于氧分压和暴露时程，氧分压越高，发生氧中毒所需的时程越短。

一、概述

氧分压不同，氧中毒所累及的主要系统或器官也不同。机体常见的氧中毒表现包括：

（一）肺氧中毒

当氧分压介于60～200kPa之间，氧中毒对机体造成的损伤主要出现在肺脏，称为肺氧中毒（pulmonary oxygen toxicity）。由于氧分压相对较低，发生氧中毒所需时程较长，因此也被称为慢性氧中毒（chronic oxygen toxicity）。这一现象最早由英国病理学家Lorrain Smith于1899年首次发现，因此也被称为"Lorrain Smith效应"。他当时观察到大鼠暴露于常压下73kPa的富氧环境中后，出现了致命的肺炎。随后他用小鼠进一步开展了试验，并对这种长时间暴露于适当高分压氧（100kPa左右）环境中引起的肺部变化给出了详细的描述。他当时已意识到这种毒性效应的存在将限制氧气在临床中的应用，同时他也注意到，在这种毒性效应的早期，如及时脱离高氧环境，毒性作用可完全逆转。之后，在1910年，Bornstein首次在人体中观察到呼吸280kPa的氧气30min后，出现了肺氧毒性表现。

有报道表明，当人体吸入氧分压为79～89kPa的气体6h，会出现氧中毒症状；当氧分压分别达到101kPa和202kPa时，出现毒性症状的时间则分别为4h和3h。氧气潜水的深度较浅时，如时间较短，一般不会发生肺氧中毒。但如果是长期反复的氧气潜水，即使深度较浅，也可能会发生肺氧中毒。此外，在饱和潜水，或对潜水疾病进行长期反复的再加压治疗，或临床HBO治疗中，肺氧中毒也有可能发生。

（二）中枢神经系统氧中毒

当氧分压超过300kPa以上时，氧中毒对机体造成的损伤主要表现在中枢神经系统，称为中枢神经系统氧中毒（central nervous system oxygen toxicity），也称为脑型氧中毒。此时，由于氧分压相对较高，发生氧中毒所需的时程较短，因此也被称为急性氧中毒（acute oxygentoxicity）。法国生理学家，潜水医学的奠基人之一的Paul Bert最早于1878年在其关于潜水、高气压医学的经典著作——《La Pression Barometrique》（《＜气压－实验生理学研究》）中报道了这一现象，其中记录了从昆虫到鸟类的许多物种在500kPa以上的HBO暴露时，均可出现惊厥发作。因此，这一现象也被称为"Paul Bert效应"。

研究发现，当人体呼吸400kPa的纯氧40min后以及呼吸700kPa的纯氧不到5min时，就出现了非常严重的中枢神经系统氧中毒症状。

（三）眼氧中毒

眼睛也是较易受氧毒性影响的部位，并且能够引起眼氧中毒（ocular effect）的氧压阈值也相对较低。Albert Behnke 等最早于 1935 年发现，机体暴露于 100 ~ 410kPa 的 HBO 中，会出现管状视野等视野缩小的情况。

有报道表明，当氧压达到 130kPa 以上时，即可引发视觉方面的多种不良变化、具体的视觉变化类型、毒性发展的快慢以及严重程度等，与氧压及吸氧时间密切相关。成人中，HBO 造成的视觉改变一般都是可逆的，在停止 HBO 暴露后，均可恢复正常，但恢复的速度因具体情况而异。

有一类非常特殊的眼氧中毒发生在临床上早产儿的救治中。因为早产儿视网膜尚未发育成熟，如在恒温箱内长时间连续吸入 70 ~ 80kPa 的氧，会引起视网膜血管收缩、阻塞，使局部缺血、缺氧，诱发视网膜血管异常增生，并可漫延进入玻璃体内。增生的血管会发生机化，在晶状体后形成结缔组织膜，牵拉视网膜引起剥离，从而对婴儿的视网膜造成损害，严重者可致永久失明。我们所见的氧对婴幼儿视力毒性作用的有关报道，严格意义上讲都是富氧（长时间）治疗所致。到目前为止，还未见 HBO 治疗使婴幼儿罹患眼氧中毒的报道。

（四）其他组织与器官氧中毒

除上述氧中毒常见的表现外，持续地高氧暴露还会对其他器官和组织产生毒性效应。在血液系统，高氧暴露可引起溶血和红细胞数量下降，网织红细胞数量增加。对其他一些血流灌注较大的器官，或是一些具有主动转运系统以及所具功能对氧毒性特别敏感的器官，如肝脏、造血组织、肾小球毛细血管、肾小管系统、动脉壁、颈动脉体、脉络丛等，高氧暴露都可能会对它们造成一定的损害。

在所有氧中毒的表现类型中，肺和中枢神经系统氧中毒是最重要的，是制约 HBO 应用于潜水和临床治疗的主要因素。

二、肺氧中毒

1775 年 Joseph Priestleyl 指出：虽然医学上氧气非常重要，但对于健康的人体来说可能并不是越多越好，就像蜡烛在氧气中燃烧得更快一样，所以我认为，在氧气中，人体可能代谢得更快，动物在这样的环境下也会出现快速的耗竭。

18 世纪才发现氧气的存在，而且氧气与代谢密不可分，这引起了广大研究者的兴趣，他们认为氧气有可能用于心肺疾病的治疗。几乎同时，对呼吸纯氧导致不可修复的损伤和死亡也逐渐得到了关注。20 世纪 60 年代，随着 ICU 和长期机械通气的出现，同时 HBO 的使用也越来越普遍，使得高氧成为临床关注的焦点。即使是现在，在氧气发现近 240 年以后的今天，我们对于吸入气氧分数（Fi（O_2））的安全上限和呼吸持续时间仍然不是很清楚。高氧性急性肺损伤（HALI）指氧对肺脏的特异性损伤作用。

（一）HALI 动物模型

很早以前，研究者就发现，呼吸高浓度的氧可能会导致肺的损伤。1783 年，AntoineLavoisier（拉瓦锡）采用豚鼠进行了实验，证实 Fi（O_2）为 1.0 时动物可死于"violentinflammation"和"fiery fever"。他在尸检中发现"右心变蓝和变大"，"肺变得非常红，且变硬、变大，充满血液"。Antoine Lavoisier 不正确地认为，氧气通过增加肺的"燃烧（combustion）"，导致炎症。1796 年，Beddoes 和 Watt（两名研究者很早就提出采用氧气治疗）也报道，小猫在呼吸 Fi（O_2）为 0.8 后出现明显的炎症。

到了 1866 年，Jean Baptiste Dumas 发表了他有关长时间呼吸 Fi（O_2）为 1.0 时的相关研究，该研究对象为狗。尸检发现，胸腔"充满了刺鼻的血清和凝固的血液，支气管充满了液体""肺明显变硬，类似于器官发生炎症时的变化"。

（二）长时间毒性水平氧暴露与死亡

自此以后，几乎所有的动物实验都发现，大部分的动物呼吸 Fi（O_2）≥0.8 数天后即死亡。一项对 20 世纪 70 年代以前研究进行的综述发现，有超过 50 项实验对 9 种动物的 HALI 进行了研究，包括小鼠、大鼠、鸡、豚鼠、兔、猫、狗、猴和狒狒，研究的动物数量超过 1300 只，呼吸的 Fi（O_2）为 0.9 ~1.0，观察时间一直持续至动物死亡。总体来说，这些动物表现为进展性呼吸窘迫，在呼吸 3 ~6d 后主要死于呼吸衰竭。虽然这些研究主要完成于 20 世纪 50—60 年代，但结果与 19 世纪以后以及 20 世纪早期的许多研究一致。

呼吸 Fi（O_2）为 0.9 ~1.0 时，动物死亡的时间范围非常大，这取决于动物的年龄甚至是种属。此外，动物个体发生 HALI 的时间和随后死亡的时间也存在很大的变异。奇怪的是，当环境温度正常时（21℃），冷血动物（两栖动物和爬行动物）似乎对 HALI 存在耐受（免疫），即使是呼吸 Fi（O_2）为 1.0，也能存活长达 52d。然而，当温度增加至 38℃，这些动物也会出现呼吸窘迫，最后死于呼吸衰竭。这表明 HALI 受到代谢的影响。

（三）相对的毒性：暴露时间和暴露浓度的影响

是否存在相对安全的 Fi（O_2），这种环境下暴露时间可适当延长来达到疾病治疗的目的？Regnault 和 Reiset 于 1849 年首次报道一些动物（兔和狗）呼吸 Fi（O_2）为 0.6 时，不明显的毒性表现。最为重要的研究还是来自于 1878 年生理学家 Paul Bert 的研究。他们的实验发现，氧的毒性作用由氧分压所导致。这也推动了对早期有关 Fi（O_2）安全上限的研究。1885 年，EWMoir（哈得逊河隧道的总工程师）观察到，骡子暴露在 13.5kg 压力（450mmHg，相当于 1 个大气压下 Fi（O_2）为 0.6）下，Fi（O_2）为 0.21，动物未见毒性表现。类似，在 20 世纪 30 年代，模拟高原环境的动物实验中，动物在 3500m 的高度（相当于 0.6 个大气压）呼吸 Fi（O_2）为 1.0 时，动物也能耐受，而不发生疾病。

其中一项最有影响力的研究为 1899 年 James Lorrain Smith 的研究，他们发现，小鼠呼吸 Fi（O_2）为 0.4 的氧持续 1 周，未出现毒性表现。相反，暴露于 Fi（O_2）为 0.7 ~0.8 时，有超过 50% 的动物因为呼吸衰竭死亡。因此，他得出结论，长时间暴露于 Fi（O_2）为 0.7 时，是可能出现明显氧毒性的一个阈值，动物暴露于 Fi（O_2）为 0.8 时，出现的毒性作用因个体的耐受性差异而呈现不同。

在随后的 40 年，数项研究证实了 Smith 的研究结果，即长时间暴露于 Fi（O_2）为 0.7 时，至少可导致 7 种不同的动物（小鼠、大鼠、鸟、豚鼠、兔、猫和狗）出现毒性表现。而兔在呼吸 Fi（O_2）为 0.6 超过 3 个月未出现毒性表现，长时间暴露于 Fi（O_2）为 0.7 下，动物的表现存在高度变异，从无呼吸窘迫到因急性呼吸衰竭死亡都有可能。长时间暴露于 Fi（O_2）为 0.75 ~0.90，肺部出现的损伤与呼吸 Fi（O_2）为 0.95 ~1.00 时类似。唯一一个差异是呼吸较低水平 Fi（O_2）时，毒性表现出现的时间延迟。因此，20 世纪前半段所进行的实验，给人的印象是，当 Fi（O_2）增加到 0.6 以上时，氧的毒性作用快速增加；同样，延长暴露时间也一样能增加氧毒性作用的发生。

（四）对 HALI 的适应和 HALI 后的恢复

研究关注的其他问题是，动物是否能对高氧暴露产生适应，HALI 是否是可逆性的？Bean 最早的综述中表述不是很明确。Bean 认为，许多个体要么缺少适应性反应，要么适应反应在有效性上存在很大的差异，这有可能反映了自然选择的过程。Kaplan 等发现，大部分的猴在呼吸 Fi（O_2）为 1.0 的氧 1 周后，如果存活，表现有不同的适应性表现，到第 9d，呼吸窘迫的症状开始消失。同时，猴在该环境下暴露后能完全恢复，尸检也未观察到肺的病理表现。与前期研究一致，这些研究者也指出，猴个体之间对 HALI 的反应存在很大的变异，表明遗传易感性影响了机体对高氧暴露的耐受和易感性。这一点也体现在对小鼠进行定位克隆研究中。研究显示，核转录因子 Nrf2 基因与 HALI 的易感性相关，可能在人体对 ALI 的易感性中起到了重要作用。

前期反复、限时的呼吸 Fi（O_2）为 1.0 的气体，能减轻 HALI，而免疫抑制则能增强 HALI。免疫抑制小鼠和无前期高氧暴露的小鼠，发生肺水肿的比例显著增加。此外，免疫抑制小鼠高氧暴露后死亡时间更短，表明免疫反应也部分参与了某些哺乳动物（至少是暂时的）对高 Fi（O_2）环境的适应。

大鼠能适应长时间暴露于 Fi（O_2）为 0.85 的环境，还可引起肺泡 II 型细胞增殖和肥大，这些细胞具有较大、较多的线粒体，抗氧化酶活性也增加。这种适应性变化包括持续产生和分泌表面活性物质，因为高氧可抑制表面活性物质的产生。II 型细胞的增生也代偿了高氧诱导的线粒体酶的直接抑制。

最后，将已经适应的动物（如狗、兔、猴和狒狒）从高氧环境下突然移出，置于空气中，动物会快速出现发绀、呼吸窘迫和死亡。这可能与肺泡上皮细胞的适应性增殖或"细胞化"有关，后者允许动物存活，但在明显低的 Fi（O$_2$）下产生明显的扩散缺陷。据报道，暴露72h后，上皮细胞厚度增加60%，其扩散阻力翻倍。其他研究也发现，狒狒在呼吸 Fi（O$_2$）为 1.0 的氧 1 周后，一氧化碳扩散能力下降58%。完全恢复需要在数周内逐步降低 Fi（O$_2$）。对于 HALI 可疑的患者，也存在类似的情况，但必须 Fi（O$_2$）< 0.7，否则在临床上不会出现有意义的恢复。

（五）肺部疾病是否会改变高氧的毒性作用

有关肺部疾病是导致 HALI 更加易感还是耐受，这一点争论了一个多世纪。一些早期推崇氧治疗的研究者认为，受损的肺对 HALI 不敏感。其他一些（包括著名的科学家，如 Lavoisier、Demarquay、Haldane、Comroe 和 Tierney）相信，存在急性肺损伤时，高氧暴露可导致炎症恶化，因为任何导致肺泡壁损伤的疾病，也受到氧的损伤，导致肺泡壁损伤。然而，肺毛细血管内皮细胞似乎是启动 HALI 的主要靶细胞。因此，急性肺损伤（ALI）诱导的肺通透性变化（导致肺水肿），增加肺泡 - 毛细血管氧梯度，理论上也对继发性高氧性损伤起到某种程度的保护作用。

1916 年，Karsner 首次对该争论进行了初步研究。他们建立了看起来健康的但事实上存在亚临床肺部疾病的动物模型。然而，实验中存在亚临床肺部感染的动物，高氧的毒性与其研究之前精心筛选的表现难以区分。

一些实验也试图研究急性肺损伤（ALI）是怎样影响随后出现的 HALI。Ohlsson 的早期研究，通过给兔子呼吸光气产生中度或严重的 ALI，然后再将动物暴露于 Fi（O$_2$）为 0.8 的环境下持续 2 周。然而，所有对照的兔在 7d 内死于呼吸衰竭，大部分肺部存在损伤的兔在出现明显的呼吸窘迫症状之前，能存活超过 2 周。事实上，相对于严重肺损伤的兔，中等程度肺损伤的兔能存活更长的时间（14 ~ 26d）。然而，爆炸诱导的 ALI 似乎对 HALI 的发生无影响。

一些研究采用油酸诱导 ALI，研究其对长期暴露于 Fi（O$_2$）为 1.0 环境下肺损伤的影响。Winter 等的研究显示，兔前期损伤并不会降低 HALI 的发病率，但的确能延迟死亡的发生时间，呈现剂量依赖性（如油酸），特别是在 ALI 发作后24h 给予高氧暴露时。然而，与 Ohlsson 的研究相比，生存时间呈中等程度延长（2.5 ~ 3.4d）。类似地，Smith 及其同僚的研究显示，与对照兔相比，存在肺部损伤的兔生存时间延长（6d 和 3.5d），如果兔在肺损伤36h 后再高氧暴露，则可再延长（7d 和 3.5d）。相反，Hakkinen 等［小鼠暴露于 Fi（O$_2$）为 0.8］和 delos Santos 等［狒狒暴露于 Fi（O$_2$）为 1.0］发现，油酸肺损伤并不会改变动物对高氧的反应。这些研究中，ALI 和高氧暴露之间没有延迟。出现这种差异的一个可能的解释是，诱导 ALI（临床不相关的环境）后延迟暴露于高氧环境，允许肺泡Ⅱ型细胞有足够的时间增殖，对抗氧的毒性作用。

急性肺部感染对随后高氧暴露的调节作用非常有意思。Tierney 等采用流感病毒在大鼠和小鼠中诱导肺炎，3d 后动物暴露于 Fi（O$_2$）为 1.0 的环境，与单独高氧暴露组和流感肺炎后暴露于 Fi（O$_2$）为 0.21 的环境组相比，前面的动物生存时间下降（1 ~ 2d）。这些结果支持早期未发表的研究，即：将流感病毒感染的小鼠暴露于高氧环境下，与呼吸空气的小鼠相比，死亡率增加 4 倍。

近期，Thiel 等发现，多种微生物感染诱导的 ALI 动物模型中，低氧能通过上调腺苷 A$_{2A}$ 受体来增加腺苷的生物学作用，刺激肺保护性机制。该作用能抑制免疫细胞针对细菌毒素诱导的肺泡损伤的反应。简言之，与呼吸空气的小鼠相比，小鼠暴露于 Fi（O$_2$）为 1.0 的环境，出现更为严重的肺损伤，更快发生死亡。虽然暴露于 Fi（O$_2$）为 0.6 的环境下也出现肺损伤的恶化，但不会增加短期的死亡率。气管内给予腺苷 A$_{2A}$ 受体激动剂，能保护肺免受高氧的损伤。

总之，大部分的 ALI 模型并没有提供充分的、一致的证据，支持高氧暴露前存在的肺损伤，对随后的高氧诱导的肺损伤具有保护作用。大多数情况下，该作用部分依赖于初始肺损伤与高氧暴露之间的间隔时间，两者之间不存在临床相关性。而在感染诱导的 ALI 模型中，结果显示高氧有可能加重肺损伤。

（六）HALI 与呼吸机诱导的肺损伤之间的相互作用

过去 10 年间，数项试验研究了低氧与机械性肺扩张对 ALI 的联合作用。鼠在潮气量（VT）为

20ml/kg、Fi（O_2）为1.0时，机械通气导致的肺水肿比相同的VT和Fi（O_2）为0.21时更严重。与此类似，其他研究也显示，高VT联合高氧可导致肺顺应性显著下降，肺泡－毛细血管膜通透性显著增加，肺表面活性物质功能异常更为明显，促炎介质的表达升高更为明显。重要的是，当VT为6ml/kg时，联合高氧通气，能大部分避免肺毛细血管通透性、中性粒细胞浸润和促炎介质释放增加。另一项研究发现，与VT为25ml/kg、Fi（O_2）为0.21时相比，VT为25ml/kg、Fi（O_2）为0.5时，机械通气能显著增加兔肺损伤评分。联合Fi（O_2）为0.5和高度肺扩张通气，能增加肺泡－毛细血管通透性和增加肺泡液中中性粒细胞含量。

有意思的是，在高肺张力性通气之前，给予高氧预先暴露12h，可导致4h内更为严重的扩散性间质水肿、出血和中性粒细胞浸润。高肺张力性通气之前无高氧暴露、单独高氧暴露或两者联合，都能产生相似的轻度肺水肿和中性粒细胞浸润。这些研究中最引人注目的结果是，能快速诱导ALI，表明高VT和高氧之间存在叠加或协同作用。

（七）HALI与肺炎

虽然在HALI实验中已经有肺炎的描述，但目前尚不清楚肺炎是继发性细菌感染还是简单的非感染性、刺激诱导的支气管肺炎。长时间暴露于高氧下，可导致气管支气管炎、吸收性肺不张、纤毛转运功能抑制和细菌清除能力下降以及肺泡巨噬细胞功能受损。

总之，这些能增加感染性肺炎的风险，可导致ALI。狒狒呼吸Fi（O_2）为1.0后，细菌性肺炎的发生率很低。1939年，一项临床试验显示，HALI诱导的最为严重的肺炎病例需要短期住院治疗。肺炎也被认为是HALI的一个临床并发症。

近期研究显示，高氧暴露能显著增加肺炎诱导的ALI小鼠模型中嗜肺军团菌和铜绿假单胞菌的致死率。例如，采用铜绿假单胞菌接种小鼠后，将动物置于Fi（O_2）为0.9的高氧下暴露60h，死亡率达70%。相反，单独暴露于高氧或细菌接种的小鼠，未观察到死亡。很明显，两者联合可导致肺泡细胞死亡恶化，导致肺泡屏障的完整性破坏和全身细菌扩散。此外，近期也有研究关注通气相关肺炎与长期高氧暴露之间的关系。

总之，高氧可导致正常的肺防御机制受损，理论上能增加继发性细菌性肺炎的风险。然而，HALI动物模型并未显示细菌性肺炎是高氧暴露的一个并发症。这些研究也显示，实验室观察到的支气管肺炎的扩散有可能是刺激诱导的。然而，近期肺炎诱导的ALI动物模型中，结果显示高氧暴露有可能增加患病率。

（八）低等猿类研究：人对HALI的易感性

前期研究显示，变温动物对HALI具有免疫性，可能与其低代谢率相关。因为在相对高代谢率的小型动物中观察到氧的炎症作用，将这些结果运用于人存在一定问题。猿相关模型可能更好地反映人对HALI的易感性，因为两者之间在基因组结构、潜在生理学、代谢和损伤发生形式上更为接近。在低等猿类中研究HALI的病理生理学的结果存在差异，主要是死亡率上。

基于组织病理学，大部分研究报道HALI的早期经典表现，即急性渗出性肺水肿，随后出现的是亚急性纤维增生。这些变化可能会同时观察到，这取决于动物死亡的时间或处死的时间。其他不一致的表现还有局部出血、透明膜形成、肺毛细血管损伤、迟发型肺气肿变化和支气管肺炎。总体来说，损伤的程度与观察的呼吸窘迫程度相匹配。未受高氧暴露影响的动物仅出现轻微的组织病理学变化（如松鼠猴和恒河猴）。

最早的阳性结果研究当属Friedrich和Grayzel的研究，其结果支持人对HALI不易感。他们比较了恒河猴和兔呼吸Fi（O_2）为0.9的氧持续20d后表现，所有兔出现典型的呼吸窘迫，4d内死亡，而恒河猴到第5d仍未出现呼吸窘迫，大部分能存活至6～18d。Robinson等人研究恒河猴呼吸Fi（O_2）为0.85～0.90时的表现，发现死亡率为38%，在呼吸12～16d时，所有动物死亡。然而，呼吸Fi（O_2）为1.0时，死亡率达60%，死亡出现在4～7d。对这些结果很难进行综合分析，因为研究的目的（如：死亡率不是主要的转归）、研究的方案、研究持续的时间存在差异以及样本量小，有些研究在阐述结果时较模糊，研究的动物种属也不一致。总体来说，这些研究显示，狒狒较其他的猴对 HALI 更易感；毒性和死亡的发作在非猿种属中较低；低等猿类死亡的平均时间较其他动物长。然而，这些结果应该考虑到相当数量的猿出现呼吸窘迫和死于呼吸衰竭的时间，和那些遗传上与人相去甚远的动物相似。此外，一些研究的持续时间仅 4~8d，因此，其死亡率可能存在低估。

对于人最有意义的结果，应该是来自于与人最接近的动物——黑猩猩。然而，尚未在高等猿类中进行高氧暴露的试验。总之，研究显示，人对 HALI 不易感。但如果对这些研究进行汇总分析，我们则不能提供令人信服的证据，证明与人类接近的动物对高氧暴露有较好的耐受。因此，低等猿类研究结果并不能说明人体对高氧暴露的易感性。

（九）有关人体 HALI 的证据

1. 对照试验　很少有试验研究高氧对正常人肺的影响，因为我们的了解仅限于早期的症状和体征。20 世纪早期至中期，一些小型研究发现，呼吸 Fi（O_2）为 0.96~1.00 持续 48h，大部分男性不会出现毒性症状。最为常见的早期症状是胸骨后疼痛（深吸气时加重），支气管刺激症状，咳嗽、咽喉疼痛和鼻部充血。所有呼吸 Fi（O_2）≤0.5 的个体，未观察到胸骨后窘迫，而呼吸 Fi（O_2）为 0.75 时，该症状非常常见。其他症状还包括过度通气、呼吸困难、疲劳、感觉异常、头痛、恶心和呕吐。在某些个体，症状在 4~6h 内出现，而其他则有可能在 65h 后才出现症状。正常个体暴露于 Fi（O_2）为 1.0 后，最长的耐受时间为 110h。长期暴露于 Fi（O_2）为 1.0 的环境下，正常个体一致的表现是肺活量的下降，这与吸收性肺不张或胸骨后疼痛导致的限制性呼吸有关。大部分个体，出现氧中毒症状和体征的时间，在呼吸 Fi（O_2）为 0.75 时为 24h，而呼吸 Fi（O_2）为 0.55 时可能长达数天，或甚至不会出现任何中毒症状。

2. 临床高氧与急性呼吸窘迫综合征（ARDS）　自 20 世纪 50 年代开始，有人发生氧中毒的病例报道。自 20 世纪 60 年代起，随着 ICU 的建立和长时间机械通气的使用以及 HBO 治疗的使用，越来越多的临床医生关注成人和儿童出现的临床氧中毒。

1958 年首先报道成人发生 HALI。随后有研究报道，接受氧治疗的成人出现肺透明膜形成，这些患者最后死于进展性呼吸衰竭。Cederberg 于 1965 年发表了具有影响力的有关 HALI 的初始理论。那时，透明膜形成被认为是 HALI 的一个标志。然而，仅少部分患者（19%）在尸检时发现透明膜。有意思的是，发生 HALI 时，肺透明膜形成的易感性与种属有关，描述人透明膜形成的早期研究显示，1918 年流感流行时，因病毒性肺炎（如 ARDS）死亡的患者，透明膜形成是一大典型特征。

Cederberg 等研究的患者中，半数患者的 HALI 可用其他因素来解释（如肺感染、放射治疗）。事实上，许多患者有 ALI 的危险因素（如误吸、输血、败血症、创伤、体外循环），这一点在 20 世纪 60 年代并未认识到。此外，基于前期动物和人的研究，所使用的最高 Fi（O_2）使用也太低（平均为 0.53），暴露持续的时间也较短（22h），以至于不能发生 HALI。这种过分强调 HALI 的例子是 Sevitt 等认为，呼吸 Fi（O_2）为 0.4 持续数天，可能是非常危险的。

1967 年 2 月，Northway 和 Nash 等人的研究发现，高 Fi（O_2）下机械性通气与新生儿和成人进展性呼吸衰竭和死亡有关。Nash 等人发现，Fi（O_2）>0.9 下机械通气超过 10d 的患者，肺部的病理表现最为明显。这些患者的肺几乎与前期动物研究报道的 HALI 类似，包括典型的早期"渗出期，逐渐进展为增殖期或纤维形成期"。Nash 等也提到，他们并没有建立两者之间的因果关系，"物理因素（如通气形式和高气道压力）"也应该考虑到。但他确信的是，"呼吸机肺综合征"该名词是名不副实，意味着长时间高 Fi（O_2）暴露是罪魁祸首。

Northway 等报道，新生儿使用高达 $40cmH_2O$（3.92kPa）的峰值气道压、长时间（6d）暴露于 Fi（O_2）≥0.8。Nash 等将 HALI 描述为逐渐进展的肺功能恶化，很明显与疾病无关，需要辅助呼吸，而 Northway 等人描述，在严重损伤的早期阶段（2~3d），支气管、肺不典型增生，这一点与呼吸窘迫综合征严重病例无法鉴别。

Linton 及其同僚首先描述"呼吸机肺"。1960—1965 年间，他们在 200 名机械通气的患者中首先描述该现象。随后，"呼吸机肺"常用于描述支气管痉挛和肺顺应性下降。早期，可采用支气管扩张剂和高扩张压力改善通气来治疗，但随着时间延长，这些治疗的疗效变差。这些患者的胸片显示"广泛的支气管肺炎"表现，最后，肺通气几乎不可能，即使是很高的扩张压力也不能促使足够的氧进入肺内，以维持充分的氧合。尸检发现，肺泡完全充满炎性渗出液。大部分患者痰液培养显示，呼吸机相关肺炎常见微生物阳性（如假单胞菌）。1964年开始，对于机械通气的患者，医院调整了感染控制政策。

随后的实验研究中，Nash等报道，Fi（O_2）为1.0的自发性呼吸或机械性通气的山羊出现HALI。然而，这些通气的气道压力非常低［13cmH_2O（1.27kPa）］，不太可能产生肺损伤。对暴露于Fi（O_2）为0.8~1.0的羔羊的研究，也未能发现机械通气和HALI相关肺损伤相关。然而缺少有关VT和气道压力的具体信息。两项研究都未讨论前期Greenfield等的研究。Greenfield等的研究发现，狗在过度扩张机械通气后，出现肺表面活性物质变化和肺不张。这些作者推测，长期采用较大VT进行机械通气，可能会干扰正常的肺表面活性物质功能，理论上会导致透明膜的形成。

（十）其他影响HALI的临床因素

正如Nash等所描述的，与疾病过程和治疗相关的生化变化的幅度，模糊了肺炎在HALI中的作用。HALI还受其他一些因素的影响，如激素、药物、共患病等。例如，高热、高碳酸血、胰岛素、肾上腺素和去甲肾上腺素、抗组胺药、碳酸氢钠和Tris缓冲液能缓解HALI。很明显，这些辅助因素以某种临床尚不能确定的方式影响HALI的严重程度。

（十一）HALI是否是21世纪临床相关疾病

与20世纪60年代相比，当前对高氧风险的态度相对放松。是什么使得出现这种改变？在Nash等的研究发表6个月后，Ashbaugh等发表了一篇描述ARDS的文章，引入PEEP技术来治疗难治性低氧血症，这显著盖过了前面Nash的HALI理论的风头。Ashbaugh等描述的临床和病理表现都与HALI一致。然而，高氧不认为是一个致病因素。相反，作者认为，观察到的肺炎是针对多个触发因素（如病毒性肺炎、急性胰腺炎、药物剂量过大和创伤）固定的病理学反应。这些病例的报道使得前期有关ARDS的表现具体化（如充血性肺不张、湿肺、休克肺），引入PEEP治疗也是对其治疗的一个革新。随后，诸多研究对ARDS的病因学和病理生理学进行了阐述，将关注的焦点从HALI转移到ARDS。

20世纪70年代，人们认识的其他影响因素还有机械通气的进展，为了准确控制Fi（O_2），从压力循环转到容量循环呼吸机。此外，全院氧气管道和压缩空气的出现，也促进更为准确地控制Fi（O_2），逐步从瓶装氧气依赖中解放。

可能最重要的因素当属PEEP的出现。很明显，中等至较高水平的PEEP可使更多的呼吸衰竭患者，在Fi（O_2）≤0.6时获得充分的动脉氧合。因为ARDS治疗时最为棘手的问题是改善低氧血症，近期有关早期ALI/ARDS的随机对照临床试验报道，在前3d，平均所需Fi（O_2）在或低于临床可接受的毒性阈值以下，在中等或较高水平的PEEP下可获得。近期动物研究显示，肺保护性通气能显著降低高氧的额外风险。然而，目前有关使用高PEEP和其他辅助治疗改善氧合（如俯卧位、肺复张动作和吸入前列环素）存在争论，有可能存在部分严重ARDS患者，其HALI需要关注，有必要整合这些治疗。

（十二）长期氧治疗和慢性肺中毒风险

有一点尚未在动物研究中证实的是，长期暴露于非中毒水平的氧，是否也会导致慢性肺炎。Petty等报道了14名严重COPD的患者，死亡之前采用低流量鼻导管氧治疗［估计Fi（O_2）为0.22~0.27］平均27个月。大约有半数患者出现典型的毛细血管增殖、间质纤维化、上皮过度增生，有2名患者在尸检时发现急性渗出。除了该研究，很少有证据显示，COPD和其他慢性心肺疾病患者长期使用低Fi（O_2）治疗后出现临床相关的氧毒性。近期，研究发现，接受短期（18~48h）2L/min氧治疗的COPD患者存在氧化应激。动物模型中，支持低Fi（O_2）诱导的毒性作用的证据来自于狗暴露于Fi（O_2）为0.33环境下持续8个月，结果显示，肺泡—毛细血管厚度增加54%，同时存在扩散缺陷。

然而，环境污染也可产生相当多的氧化物质，慢性肺病患者对这些氧化物质尤为敏感。致损伤作用包括氧化性肺损伤和细菌性或病毒性感染，个体对这些损伤的易感性存在明显差异。因此，慢性心肺疾病的门诊患者，将肺损伤归结为长期氧治疗存在一定问题。不管怎样，正如Petty所述，低流量的氧治疗，疗效远超过其潜在的毒性风险。

（十三）HALI 的分子生物学概述

对于氧来说，存在的一个矛盾是，它既是细胞有氧活动所必需的，同时也会通过产生自由基（含有未配对电子的分子或基团，也称之为活性氧［ROS］）破坏细胞功能。我们了解 HALI 的主要进展开始于 1954 年，那时提出的假设是，ROS 异常产生是氧中毒和辐射毒性的主要因素。高氧暴露可因为大量产生 ROS 导致细胞损伤，而 ROS 的产生直接与组织氧分压成正比，与细胞色素链中电子流成负相关。因此，组织氧分压的增加和相关细胞色素功能受损（如细胞色素 C 清除）可产生过多的 ROS。这反过来会损伤大分子物质，导致不可逆性的细胞功能异常和死亡。肺损伤是初始损伤后免疫反应导致继发性 ROS 产生后的综合结果。

1. ROS 产生和细胞损伤的基础机制　HALI 时，肺组织细胞通过电子传递链产生 O_2^-、OH^- 及烃基等基团，在内皮细胞、血管平滑肌细胞可通过非酶促反应产生大量 ROS，淋巴细胞则通过 5 - 脂氧化酶产生 ROS，活化的巨噬细胞和中性粒细胞可在还原型烟酰胺腺嘌呤二核苷酸（NADPH）氧化酶和黄嘌呤氧化酶介导下生成大量 ROS。Brueck 等研究发现，高体积分数氧诱导毛细血管内皮细胞 ROS 的形成过程，首先是从线粒体的电子传递链开始的，涉及 NADPH 氧化、内皮细胞 Ca^{2+} 信号激活和 Racl 的激活。高体积分数氧在过氧化物增加的同时，与 NO 自发形成过氧化亚硝酸盐等活性氮（RNS），通过脂质过氧化及蛋白、细胞的损伤破坏细胞。研究表明，高体积分数氧联合吸入 40×10^{-6}NO 后，动物的存活时间明显缩短，高体积分数氧联合吸入 100×10^{-6}NO 后，肺毛细血管通透性、ROS 及 RNS 的产生显著增加。因此吸入高体积分数 NO 会加重高体积分数氧诱导的肺损伤。

ROS 和 RNS 可通过多种信号传导途径造成上皮细胞损伤。Trong 等发现，用高体积分数氧刺激 A549 细胞（人肺癌细胞株）可诱导细胞外信号调节激酶（ERK）的活化，而抑制剂阻断细胞外信号调节激酶上游激酶的活化，使 ERK 的活化减少后，A549 细胞在高体积分数氧下的存活时间明显缩短。Cvarvalho 等用过氧化氢刺激鼠原代细胞后，3 种经典的丝裂原活化蛋白激酶（MAPK）：ERK、JNK 和 p38MAPK 均有活化。BucceNato 等发现，EUK - 134（具有过氧化物歧化酶和过氧化氢酶功能的合成物）能阻断原代肺泡 Ⅱ 型上皮细胞在高体积分数氧暴露时细胞活性氧的产生，从而抑制细胞死亡。Koo 等用转基因技术使 MLE12 细胞过度表达 MnSOD 或 CuZnSOD 后，在最初 48h 内内逆转对细胞的生长抑制作用，且通过评价顺乌头酸酶活性发现，富含 MnSOD 的 MLE12 细胞在 950ml/L 氧气中对抗氧化损伤的能力增强，因此用特定的技术使 SOD 表达增加，可能对 HALI 有一定的治疗意义。Nagatak 等也证明，N - 乙酰半胱氨酸（NAC）在动物实验中通过减少线粒体 ROS 和诱导 MnSOD 来减轻肺损伤。HILI 时 ROS 的大量产生是造成广泛肺损伤和细胞死亡的重要原因，及时清除和抑制细胞内 ROS 的产生，恢复细胞内的氧化还原平衡，是防治高氧肺损伤的重点。

2. HALI 与基础细胞通路　HALI 可通过非常复杂的细胞和分子通路导致肺泡细胞死亡。虽然高氧损伤肺泡上皮细胞、巨噬细胞及血管内皮细胞，但导致损伤的机制可能存在差异。动物 HALI 模型研究均显示，血管内皮细胞对于高氧易感，这一点也在人体试验中观察到。约 70 年之前，人们认为 HALI 是血管紊乱的一种病理表现。毛细血管内皮损伤时 HALI 中的一个促动因素，主要在早期出现（40 ~ 60h），相对于肺泡上皮细胞更为明显。早期内皮损伤导致血小板聚集，后者出现在中性粒细胞浸润之前，两者都是 ROS 的重要来源，从而导致继发性损伤。

肺毛细血管内皮对 HALI 的易感性与其高代谢活性有关，因为要调节许多血管活性和纤溶物质通过肺循环（如 5 - 羟色胺、去甲肾上腺素、缓激肽、血管紧张素、前列腺素、组织纤溶酶原激活剂）。Harabin 等人发现，长时间暴露于 Fi（O_2）为 1.0 的环境下，能使狗的内皮细胞代谢降低 50%，从而导致高氧下肺内循环活性物质调节异常，部分解释了随后出现的血流动力学不稳定。与代谢增加相关的生理状态也能增加 HALI，可能因为氧化磷酸化增加和线粒体 ROS 产生增加相关。

同时，血管内皮细胞也是 NO 的重要来源，通过继发性产生 ROS 和活性氮，促进细胞损伤。事实上，这也解释 Ohlsson 等的疑问，后者报道，呼吸 Fi（O_2）为 0.8 ~ 0.9 的氧气中含有 3% 的二氧化碳，能显著加速肺损伤，缩短生存时间。因此，肺毛细血管内皮细胞可能对高氧特别易感。事实上，高张力型机械通气能增加内皮细胞的代谢，从理论上讲导致 HALI 恶化。此外，内皮细胞也没有其他肺泡细胞那样较强的产生抗氧化物质的能力。

3. HALI 与细胞因子 HAL1 的细胞通路涉及信号分子的相互作用，包括细胞因子（调节炎症和组织修复的肽）、组织生长因子（如血管生成素 - 2，致血管稳定性差、增加毛细血管渗漏）和 NO。简而言之，高氧可导致初期对肺泡内皮细胞和上皮细胞的损伤，诱导其释放白介素 - 1。这会启动其他细胞因子的产生和释放，包括 IL - 6 和 1L - 8。相反，这些细胞因子能刺激许多其他分子的释放，导致中性粒细胞、巨噬细胞和其他炎症细胞的趋化和活化，导致血管通透性增加和继发性 ROS 产生增加。高氧也能刺激血管内皮生长因子的产生，后者即具有致损伤作用，也有肺保护作用。该因子是导致高氧暴露后肺毛细血管增生的主要原因，该现象首先由 Pratt 等人描述。

抗炎细胞因子，如 IL - 10、IL - 11 和 IL - 13 和某些生长因子，高氧下也出现上调。特别是，IL - 11 能限制脂质过氧化和肺泡毛细血管通透性以及 DNA 损伤。角质细胞生长因子可诱导肺泡 II 型细胞过度增生，是慢性高氧暴露的适应性反应。此外，该生长因子能缓解 DNA 损伤，保护肺泡上皮细胞和内皮细胞。这些细胞因子的保护作用，与刺激细胞抗氧化防御机制和抑制细胞死亡信号通路有关。

4. 坏死和凋亡 HALI 的基本通路是通过信号分子触发凋亡或者说"程序性细胞死亡"，诱导细胞"自杀"。相反，坏死或非程序性细胞死亡是一种有创的过程，如：细胞膜脂质过氧化、酶功能异常和 DNA 片段化，常在 HALI 中观察到。显微镜下，凋亡表现为细胞皱缩和完整细胞膜出疱，而坏死表现为膜的裂解和细胞肿胀。HALI 时，通过高度复杂的、不同的信号通路，两者存在着重叠，最终导致细胞死亡。凋亡的启动有外源性和内源性两个通路。外源性通路设计触发细胞表面受体，也称之为死亡诱导信号复合体，能活化蛋白酶（能启动蛋白分解代谢的酶），如 caspase - 8。内源性通路在 HALI 中更为重要。由 ROS 导致线粒体膜损伤和随后细胞色素 C 释放入胞质后启动，随后活化 caspase - 9。其他信号分子（如 Toll 氧受体 4）则能对抗凋亡，促进动物在高氧暴露下的生存时间。

（十四）临床表现

1. 症状 肺氧中毒的症状类似于支气管肺炎，始于胸骨下和隆突部位并不断扩散至整个支气管树。最初为轻度的痒，吸气时加重，偶尔会有咳嗽。以后气管的刺激会不断加重，范围也越来越大，咳嗽也越来越频繁。严重时，气管内有烧灼感，吸气时加重，并伴有不可控制的咳嗽。最严重的情况，在用力时，会出现呼吸困难，甚至在休息时也会出现。

在 200kPa 的 HBO 暴露结束后，明显的肺氧中毒症状会在 2~4h 内很快消失。全部的肺部症状要在 1~3d 内才能消失，在这期间，用力时还会有呼吸困难的情况。此时，如果有上呼吸道感染，会导致在以后的几周内症状复发。

2. 体征 肺部听诊，常无明显的阳性发现，如健康人在 200kPa 的 HBO 中暴露直至出现严重的症状和肺功能损伤时，肺部听诊仍然是阴性的。但如经多次反复 HBO 暴露，尽管氧分压低至 79~96kPa，也会出现水泡音、发热、鼻黏膜充血等。

3. X 线检查 健康人发生肺氧中毒前后，X 线检查没有明显不同。但是，患者长时间吸入 101kPa 的高氧后，透视检查会发现扩散性、双侧肺密度增高，以后会不断扩大并融合。严重时，全肺都出现密度增高，且双侧肺出现混浊。当氧分压降到 86kPa 以下时，这些变化会消失。

4. 肺功能测定

（1）吸气功能动态监测：肺活量可以用于观察肺氧中毒的发生和进展。整个高氧暴露过程中，肺活量会渐进性降低，停止高氧暴露后，肺活量还会持续下降达几小时，需要数天才能恢复正常。如在 150kPa 的 HBO 中暴露 18h 和 200kPa 的 HBO 中暴露 9h，可使肺活量下降 20%；在 250kPa 的 HBO 中暴露 6h 可使肺活量下降 12%；在 300kPa 的 HBO 中暴露 3h 结束且部分恢复后，肺活量仍下降 3%。需要明确的是，肺活量的下降并不是肺氧毒性最敏感的指征，特别是它比临床症状出现的要迟。在健康人，肺活量可以用于描述肺氧中毒的耐受限度，以不同氧分压和吸氧时程的组合使肺活量下降的百分比表示。

肺氧毒性早期，吸气功能受损还表现为第 1s 的最大吸气量下降，最大吸气量在 1s 吸气量中的比例下降，最大吸气中期流速下降。

（2）呼气功能：最大呼气中期流速仅在大于 200kPa 的压力中暴露后才有下降，呼气中期流速的密度依赖性（公式）也会明显下降。

（3）肺弹性：资料表明，经 200kPa 的 HBO 暴露近 9h 后，肺顺应性下降；吸 100kPa 的高氧 40h 后，动态肺顺应性也会下降。氧毒性导致的肺顺应性下降应该和静息状态下吸氧时吸收性肺膨胀不全导致的顺应性下降区分开来，特别是在肺容积低的时候，前者完全恢复需要 5h 左右，而后者在深吸气时即可完全恢复。

（4）气道阻力：在任意氧压暴露后，肺氧毒性早期，大气道阻力都无明显改变。但应明确持续暴露于毒性水平的高氧中最终会通过形成水肿和其他机制导致呼吸道损害。

（5）肺气体交换：肺的气体交换功能是肺氧毒性最为敏感的指征，特别是肺对 CO 的排除能力（DL_{co}）。经 HBO 暴露后，DL_{co} 可显著下降。肺对 CO 扩散能力的下降可能是进行性肺上皮细胞和内皮细胞气血屏障功能的损伤导致的。此外，尽管肺氧毒性最终会导致致命的低氧血症，但肺对氧气的交换功能却不太容易受到明显地影响。

长时间暴露于压力较低、毒性较小的氧中，会导致肺泡膜增厚。如吸 100kPa 的高氧 30～74h，肺泡膜扩散能力（D_m）可下降30%。

（6）肺泡 – 毛细血管渗透性：在人体中，在肺机械运动功能变化之前，肺泡 – 毛细血管渗透性增加可能是肺氧毒性的早期表现。资料显示，人体经 96～100kPa 的高氧暴露 15.5～18.0h 后，出现轻微的胸骨下不适，肺灌洗液检查发现清蛋白增加了67%，总蛋白增加了90%，转铁蛋白增加了111%。

肺泡 – 毛细血管渗透性增加很容易被逆转，不会导致肺气体交换功能损伤。

（十五）肺氧中毒的评价

我们如今对潜水员肺氧中毒的了解，大部分来自于 Clark 和 Lambertsen 的工作。他们认为，肺活量（VC）的下降可以作为肺氧中毒的发作的一个标志物。基于这些研究，1970 年，Bardin 和 Lambertsen 引入了肺氧中毒剂量单位（UPTD）。在这种以 VC 为基础的模型中，1 个 UPTD 指呼吸 101kPa 压力（1ATA）下 100% 纯氧 1min 造成的肺中毒的程度。单一压力下持续氧暴露的总 UPTD 数可采用下列公式计算：

$$UPTD = t \cdot \left[\sqrt{\frac{0.5}{P(O_2) - 0.5}} \right]^{-1.2}$$

其中 t 为暴露时间（分钟），$P(O_2)$ 为吸入的氧分压（大气压）。$P(O_2)$ 低于 50kPa（0.5 个大气压）被认为不会对肺造成任何毒性作用。采用参考表，UPTD 总单位用于估计这种氧负荷下 VC 下降中位数。因此，可以仅将 $P(O_2)$ 和时间作为变量，来监测肺氧中毒的发生和发展。

为了减小肺氧中毒的风险，美国海军允许将纯氧或混合气潜水员单次暴露后 615UPTD 作为常规潜水作业最大的耐受值，而单次暴露的上限定在 1425 UPTD。这些氧负荷分别代表了 VC 下降2%和10%。

虽然 UPTD 法已经广泛使用，被认为是一种使用简单的方法，但存在两个主要的不足。第一：UPTD 概念并未考虑任何机体的恢复（如反复氧气潜水时，两次氧暴露之间呼吸空气）；第二：UPTD 法对于短时间氧暴露或水下吸氧潜水，预测肺氧中毒发作的能力较差。因此，后两种潜水方式需要其他的指标来检测肺氧中毒。

1. 肺氧中毒标志物的客观性 诊断性检测的准确性依赖于他的内在和外在有效性。Standards of Reporting of Diagnostic（STARD）Initiative 为怎样评价有效性提供了指南。敏感性（真实鉴别一种疾病的能力）、特异性（真实排除一种疾病的能力）和其95%可信区间（95% CI）是关键的指标。

对于有高氧暴露的个体，了解是否出现肺氧中毒至关重要。因此，对于肺氧中毒，诊断性检测的特异性非常重要。不幸的是，尚未有试验对肺功能参数在诊断肺氧中毒的敏感性和特异性进行研究。因此，需要采用其他表述诊断性实验可靠性的方法，如95% CI、相对标准差（RSD）、可重复性系数（CR）以及反复测量变异系数（CV）。

2. 肺氧中毒后肺功能的变化 表7-1 和图7-1、图7-2 对氧暴露后的病理生理学变化以及对肺功能的影响程度进行了总结。下面将讨论这些指标作为肺氧中毒标志物的实用性进行介绍。

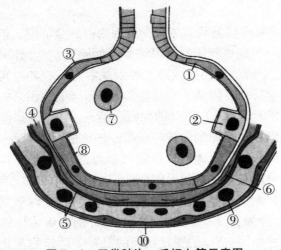

图 7-1 正常肺泡-毛细血管示意图

①1 型肺泡细胞。②2 型肺泡细胞。③基底膜。④间质。⑤毛细血管内皮细胞。⑥成纤维细胞。⑦肺泡巨噬细胞。⑧表面活性物质层。⑨红细胞

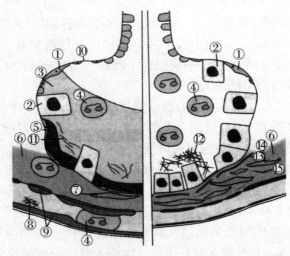

图 7-2 肺氧中毒的渗出期（左）和增殖期（右）

①1 型肺泡细胞。②2 型肺泡细胞。③肺泡水肿。④中性粒细胞。⑤透明膜。⑥间质水中。⑦成纤维细胞。⑧纤维蛋白血栓。⑨毛细血管内皮细胞肿胀。⑩裸露的基底膜。⑪肺泡纤维蛋白形成。⑫胶原纤维沉积。⑬透明膜形成。⑭成纤维细胞增殖。⑮间质纤维蛋白

表 7-1 与肺功能指标相关的病理生理学变化

病理生理学机制	增加	下降
肺泡/支气管炎症	FE_{NO}	
肺泡/间质水肿		VC、Cst，L、DL_{CO}
脂质过氧化	EBC、VOC	EBC、VOC
毛细血管栓塞		VC、DL_{CO}、FE_{NO}
2 型肺泡增殖	Cst，L	DL_{CO}
纤维化		VC、Cst，L、DL_{CO}
炎症细胞浸润	FE_{NO}	FE_{NO}
出血		DL_{CO}

（1）肺活量检测

①肺活量：导致氧诱导的 VC 下降的病理生理学原因尚未完全清楚，但肺泡－毛细血管水平的病理学变化可能参与。第一，肺泡－毛细血管膜增厚可增加其僵硬度，从而降低 VC。第二，肺泡水肿的出现可降低肺泡体积。第三，VC 下降也在高原性肺水肿中观察到，后者由间质液体积聚所导致。间质性水肿也是肺氧中毒的一个病理学特征，因此，也可能是 VC 下降的原因之一。第四，随着间质体积的增加，肺泡体积出现下降，也可能是导致 VC 下降的原因。第五，小的、未能检测到的肺不张可牵拉气道的细支气管内衬，导致刺激性摩擦，从而触发神经反射，防止最大程度吸气。虽然吸收性肺不张过去也被认为是导致 VC 下降的一个因素，但因为几次深吸气就可清除任何肺不张，因此这不应该是原因之一。此外，氧诱导的肺不张也可能是发生于死后的变化，而并未在死亡之前就已经存在。

临床症状也能解释 VC 的下降。由于感觉到疼痛，患者常常停止深吸气，从而引起 VC 下降。此外，VC 的下降似乎是以补吸气量下降为表现，意味着深吸气诱导的胸骨后疼痛和疲劳与不适导致的肌肉无力有可能是潜在机制。由于这些原因，VC 的变化代表的是呼吸动作的变化，而非潜在的肺病。症状和病理学变化一起，被认为是导致 VC 下降的潜在机制。例如，早期由于气管支气管炎导致的疼痛，引起 VC 下降，而随后的变化来自于肺水肿。

虽然 VC 的变化常用于检测健康个体的肺氧中毒，但需注意几点。首先，反复检测 VC，即使是在健康个体，也存在着 2.5% ~ 5.0% 的变异，这也降低了检测微小变化的能力。理论上，仅相当于 1 035UPTD 或以上的氧负荷才可导致 VC 的变化超过 5%。因此，仅在相当于 101kPa 下呼吸 100% 氧持续 18h 后才会出现这种变化。第二，研究显示，VC 的中位下降值是短期氧暴露和水下吸氧潜水（与舱内 HBO 暴露相比）的一个较差的预测因子。考虑到这些局限性，我们认为，VC 下降不是监测肺氧中毒发作的一个最好的指标，其他的肺功能指标可能更为合适。

②其他肺活量指标：除了 VC，最常研究的肺活量指标是第 1s 用力呼气体积（FEV_1）和最大呼气流速（FEF25%、FEF50%、FEF75%），这两个参数在氧暴露后下降。然而，与 VC 一样，两者下降的病理学意义尚不清楚。吸氧诱导产生的前列腺素可导致肺泡管平滑肌收缩，可引起外周气道狭窄，或者迷走神经诱导的外周气道狭窄，或者水肿形成，都可导致 FEV_1 和最大呼气流速的下降。不管两者下降的原因如何，两者均依赖于患者的用力，具有与 VC 类似的不足之处。因此，我们认为，FEV_1 和最大呼气流速也不适合早期检测肺氧中毒。

（2）肺顺应性：提供了肺弹性的相关信息，也称之为膨胀性。肺顺应性可分为静态顺应性（Cst，L）和动态顺应性（CL_{dyn}）。Cst，L 是指在没有任何气体流入或流出肺时跨肺压变化每单位时肺体积的变化，而 CL_{dyn} 代表的是有气体流动（如主动吸气时）时的肺顺应性，包含了时间常数的差异。在健康个体，Cst，L 和 CL_{dyn} 的值相似，平均值为 2.4L/kPa。Cst，L 下降可解释为肺僵硬度增加。这可在肺结核、石棉暴露后脏层胸膜增厚、呼吸窘迫综合征、表面活性蛋白 B 缺乏以及肺实质疾病（如纤维化）等情况下观察到。Cst，L 的增加意味着肺变"软"，可见于肺气肿。最后，出现小气道异质性狭窄时可观察到 CL_{dyn} 下降。

肺氧中毒时出现的肺泡和间质性水肿能增加肺僵硬度，从而降低肺的顺应性。事实上，检测健康个体高氧暴露后肺顺应性的研究显示，肺顺应性下降高达 22%。相反，也有研究发现，在 P（O_2）为 40 ~ 75kPa 的（250kPa）环境下暴露 28d，肺顺应性增加。肺顺应性的增加可能是肺泡表面活性剂产生增加，或肺内结缔组织组成（如胶原和弹性蛋白）破坏所导致。然而，肺顺应性增加是仅仅高氧所诱导，但是暴露时呼吸做功所导致，尚不清楚。最后，由于肺顺应性的检测需要一定的技术，检测的可重复性不如其他的指标，因此，肺顺应性并不是一个监测潜水员肺氧中毒的合适指标。

（3）一氧化碳扩散能力：用于估计肺摄取气体的量，通过检测 CO 经肺泡毛细血管膜的扩散能力（DM）和肺毛细血管血容量来确定。

20 世纪 60 年代起，就开始了潜水员氧暴露后一氧化碳扩散能力（DL_{co}）变化的检测。基于跨肺泡毛细血管膜扩散受阻、肺泡表面积的下降或毛细血管血容量下降，在 P（O_2）高达 400kPa 的环境下暴露，DL_{co} 最大下降 95%。与这些结果相反，研究显示 P（O_2）为 140 ~ 300kPa 的环境下暴露，DL_{co} 无显著变化。这种差异可能与 DL_{co} 的检测方法有关。第一，DM 和 VC 本身的检测并不一定都准确。第二，由于 DM 值由至少两次检测高与低氧浓度来确定，吸入模式、气体分析仪的稳定性以及屏气阶段是否采用 Valsalva 或 Muller 操作，对检测也有影响。第三，虽然 CO 对 Hb 的亲和性是氧与 Hb 亲和性的 200 倍，氧的过载降低了 CO 对 Hb 的亲和性，导致 COHb 的下降。呼吸氧时影响 DL_{co} 的检测，因此，有研究推荐在吸氧结束后需等待至少 10min，再检测 DL_{co}。

DL_{co} 的变化在吸氧结束后持续数天，因此，DL_{co} 既可作为肺氧中毒发作的一个指标，也可作为氧暴露后恢复的一个指标。由于 DL_{co} 能检测和区分气体在肺泡毛细血管膜上的转运变化，和肺毛细血管血容量的变化，因此，我们偏向于 DL_{co}）作为肺氧中毒的一个标志。

（4）呼出气一氧化氮分数：一氧化氮（NO）是 L-精氨酸的一个氧化产物，通过呼吸道的一氧化氮合成酶合成。呼出气一氧化氮分数（FE_{NO}）通路常被认为是一个由传导腔室（最多至第 17 级气道）和肺泡腔室（18 级气道至 alveolus）组成的两腔室模型。FE_{NO} 是 NO 在这些腔室流动和扩散的净结果。FE_{NO} 的正常值为 15 ~ 50μg/L。

在极端环境下，如呼吸道感染，诱导型一氧化氮合成酶（iNOS）产生大量的 NO。动物研究（雄性 SD 大鼠）发现，高氧暴露可导致 iNOS 活性增加。因此，由于 iNOS 活性增加可导致 FE_{NO} 增加，这可作为肺氧中毒的一个关键病理特征。不幸的是，人体研究存在不同的结果，有显示 FE_{NO} 增加、下降和不变的。

这种差异可能与两个方面有关。第一，虽然高氧暴露诱导 iNOS 活性，因为四氢生物蝶呤氧化导致 iNOS 活性抑制，从而降低内源性 NO，或者蛋白和自由基对内源性 NO 清除导致内源性 NO 下降。第二，对于 FEM 的检测，指南推荐呼气流速为 50ml/s。这种流速下，仅来自传导腔室（而非肺泡腔室）的 FE_{NO} 变化被检测到。为了区分传导腔室和肺泡腔室，必须采用多次呼气操作，呼气流速至少为 250ml/s。采用多次呼气操作能显著降低源自于传导腔室的 FE_{NO}。然而，由于在一个干燥的环境下呼吸氧，是否这些结果同样适用于水下吸氧的潜水员，尚不清楚。由于 FE_{NO} 的检测能提供肺氧中毒时气道炎症的相关信息，我们强烈推荐未来研究采用 FE_{NO} 来监测肺氧中毒。

3. 肺氧中毒的其他检测

（1）一氧化氮扩散能力：由于 NO 与 Hb 的结合速度是 CO 的 1400 倍，因此，其扩散能力不受 VC 的影响。可以认为，DL_{NO} 可用于确定真实的肺泡毛细血管 DM。因此，DL_{NO} 可能较 DLH，更适合区分来自于肺泡毛细血管膜的损伤和来自于肺泡毛细血管的损伤。表 4 中列出了该指标的优势与不足。

除了检测 DL_{NO} 和 DL_{co} 本身，呼吸医学中还采用 DL_{NO}/DL_{co} 比例。该比例与肺泡膜和毛细血管鞘的厚度负相关。DL_{NO} 和（或）DL_{co} 的任何变化将导致该比例的增加或下降。因此，DL_{NO}/DL_{co} 比例能区分单纯膜紊乱患者和那些微血管疾病患者。DL_{NO}/DL_{co} 比例的正常值为 4.3 ~ 4.9。该比例的增加可见于肺动脉高血压，而低氧血症患者该比例下降。

目前，仅一项试验研究氧暴露后 DL_{NO} 的变化。该研究显示，在 $P(O_2)$ 为 150kPa 的环境水下吸氧潜水 3h，DL_{NO} 和 DL_{NO}/DL_{co} 比例未见显著变化，基于 DL_{NO} 仅能检测肺泡-毛细血管膜的变化，DL_{NO} 检测可作为 DL_{co} 检测的一个改进。类似于 DL_{co}，与 VC 相比，我们也倾向于检测 DL_{NO} 来监测肺氧中毒的发作和发展。在全面了解 DL_{NO} 之前，我们推荐同时检测 DL_{NO} 和 DL_{co} 来监测肺氧中毒。

（2）呼出气冷凝液：呼出气含有数十种非挥发的复合物，可以以冷凝液的形式收集，被称之为呼出气冷凝液（EBC）。检测 EBC 不同复合物的标准技术包括酶联免疫分析、pH 值检测和荧光分析。也有采用核磁共振（NMR）光谱分析 EBC，有望能鉴别不同肺部疾病的 EBC 代谢印迹（指纹）。

氧化应激下，肺细胞膜的脂质过氧化可产生许多醛（如 F_2-异前列腺素、4-羟基-2-壬烯醛、丙烯醛、MDA）和碳氢化合物（如乙烷、戊烷和异戊二烯）。健康个体呼吸 28% 的氧（28kPa）1h 后发现 8-异前列腺素和 IL-6 的增加。这表明即使是低水平的吸氧，也能增加气道的氧化应激和炎症。与这些结果相反，Taraldsoy 等的研究发现，一系列的 HBO（$P(O_2)$ 为 240kPa 治疗 90min）治疗后 EBC 并未显著变化。由于仅两项研究监测氧暴露前后的 EBC，目前有关高水平氧暴露后 EBC 何种程度变化以及何种非挥发性复合物的变化能最好的代表肺氧化应激，尚不清楚。尽管研究有限，EBC 在肺氧中毒研究中还是有优势的。如上所述，EBC能检测肺泡的生理性和代谢变化。因此，该技术可为我们提供有关肺氧中毒发生时肺泡水平变化的更多信息，特别是采用NMR光谱检测EBC可用于未来肺氧中毒研究。

（3）呼出气挥发性有机复合物：自Pauling等首次发表论文以来，在我们呼出的气体当中检测到超过3000种的有机复合物（VOC）。然而，这些复合物中仅约1%能在所有个体中检测到，更有可能作为疾病特异性的指标。大部分呼出气中的VOC为烷烃、异戊二烯、苯和甲基烷烃衍生物。呼出气中的VOC（如碳氢化合物和烷烃）由氧化应激导致肺细胞膜脂质过氧化后所产生。这些呼出气的VOC主要来源于肺泡。分析技术，如气相色谱法、质谱法、吸收光谱、光声光谱、化学或半导体传感器，已经用于实时或间接检测呼出气的VOC。采用上述介绍的技术，联合使用不同的感受器，可开发出人工嗅觉系统。这些系统也被称之为电子鼻，能检测各种VOC，形成VOC图谱，代表呼吸气的印迹。目前，呼吸气印迹已经用于哮喘、COPD、间质性肺疾病和肺癌的检测。

一些检测氧暴露后的VOC研究，其结果存在差异。正戊烷、3-甲基十三烷、3-甲基十一烷和5-甲基壬烷增加以及呼吸甲基烷烃轮廓曲线下平均体积增加，代表短时间氧暴露后出现脂质过氧化。这些结果与Lemaitre等的研究不同，他们发现氧暴露后戊烷未发生显著变化。

Phillips等的研究，将健康志愿者暴露于28%的氧环境下，通过鼻导管给予2.0L/min的氧呼吸30min。如上所述，呼吸氧分压在50kPa以内是可以接受的，不会导致肺氧中毒。然而，与Carpagnano等的研究类似，Phillips等的研究采用检测EBC的方法，发现安全范围内给予吸氧可诱导肺氧化应激。虽然未在吸氧潜水的潜水员中进行研究，VOC呼吸气印迹对于肺氧中毒研究具有额外的价值。与非挥发性有机复合物一样，VOC也能提供气道内的代谢谱，代表氧暴露期间后暴露后的生理或化学变化。与其他肺功能参数相比，VOC具有独特之处。由于与EBC相比，呼出气取样技术并不复杂，我们认为，VOC呼吸气印迹可能开发作为肺氧中毒监测的一种方法。

（4）血液生化标志物：肺氧中毒可能与全身代谢变化有关。虽然呼吸道是表现氧诱导的损伤的首个器官，其他器官（如中枢神经系统、视网膜、肝脏、心脏和内分泌系统和肾脏）也可能受到氧暴露后代谢产物（活性氧、ROS）的影响。为了对抗这些ROS，这些器官进化出抗氧化系统，包括超氧化物歧化酶（SOD）、过氧化氢酶、谷胱甘肽过氧化物酶、清蛋白、ceruloplasmine. ferritin、还原型谷胱甘肽（GSH）和褪黑素。不幸的是，很难分别检测这些抗氧化成分，而检测其中某一个抗氧化物质对于整体的抗氧化状态不具有代表性。因此，研究开发出了评价总体抗氧化能力的方法。这些常用的方法包括氧自由基吸收能力（ORAC）、三价铁还原/抗氧化能力（FRAP）、总自由基捕获抗氧化剂参数（TRAP）和总抗氧化能力（TEAC）。阐述血浆和血清抗氧化能力依赖于被检测的抗氧化剂的能力。重要的是，不要仅仅依赖于单次对抗氧化状态的检测，而需一系列的检测。

除了总抗氧化能力，也有可能检测氧化产物。肺氧中毒时，细胞膜的脂质过氧化是一个关键特征。血液中能被检测的脂质过氧化产物包括脂质过氧化物、丙二醛和异前列腺素。

必须强调的是，脂质过氧化产物和总抗氧化状态并不仅仅来源于肺，身体其他任何部位都参与。然而，血液生物标志物联合其他本文讨论的肺功能参数可能对于早期监测肺氧中毒的发作和发展具有一定价值。

三、中枢神经系统氧中毒

中枢神经系统氧中毒（CNS-OT）的表现包括从局部的肌肉震颤直至全身的强直性、阵发性痉挛。如果继续暴露，可导致进行性神经损害，永久性丧失活动能力，最终死亡。

（一）致病机制

1. CNS-OT与活性氧　1964年，Gersehman和Gdben提出氧中毒可能是由于氧自由基产生过多而引起的，随着研究的深入，越来越多的实验都表明了CNS-OT与HBO条件下机体内出现的大量活性氧成分有密切关系。Jerrett早在1973年就研究了H_2O_2与脂质过氧化和惊厥的关系。由于自由基活性很高，出现后很快就反应生成其他产物。因此检测难度较大。Torbati等采用磁共振检测到5ATA下，大鼠在氧惊厥前脑部出现大量的自由基。Monstrey 等另辟蹊径，采用间接的方法，通过检测自由基的反应产物丙二醛来证明了活性氧成分的存在。

然而，按照自由基学说，如果清除体内的活性氧，就有可能提高机体对 CNS – OT 的抵抗力，延长潜伏期，但结果却不尽如人意。Oury 等为了验证细胞外超氧阴离子在 CNS – OT 中的作用，将能够过度表达人细胞外超氧化物歧化酶（ECSOD）的转基因小鼠暴露于 0.6kPa 下持续 25min，发现其死亡率（83%）较对照非转基因小鼠死亡率（33%）高得多，而超氧化物歧化酶（SOD）是公认的机体清除活性氧的强抗氧化剂。当预先给予能够抑制 ECSOD 和 Cu/ZnSOD 活性的二乙基二硫代氨基甲酸盐后，能明显提高小鼠对 CNS – OT 的抵抗力，其存活率在转基因和非转基因小鼠分别为 100% 和 93%，两者的惊厥潜伏期较注射生理盐水组延长 4 倍。因此可以通过增加体内少量的 SOD 来预防氧惊厥的发生。但是，要使 SOD 作为一种治疗药物，还有待继续研究。

全氟化碳具有一定的携氧功能。两个研究团队均发现，大鼠全氟化碳注射能增加对 CNS – OT 的敏感性，表现为氧惊厥潜伏期的缩短。给予自由基清除剂依达拉奉，则能逆转全氟化碳诱导的氧惊厥潜伏期缩短。这也从一个侧面证明了活性氧在氧惊厥发生中起到了重要作用。

2. CNS – OT 与脑血流的改变　早在 1953 年，就有人研究过 HBO 对脑血流的影响。1978 年，Torbati 等的实验结果显示，HBO 暴露早期出现脑血管的收缩，并认为血管收缩引起的血流减少对机体起保护作用。在惊厥前，也就是脑电图上出现首次放电之前出现血管的扩张，认为脑电异常与血管扩张有关。Bergo 的研究结果与之相类似，并认为早期局部脑血流（rCBF）的减少导致氧气和葡萄糖供应减少，二氧化碳和热的生成也受到限制。因此，认为脑内的代谢平衡在抑制惊厥中起到了重要作用。Omae 等采用多普勒探测血流这种非侵入性的方法探讨人在 HBO 环境下脑血流的变化。除了观察到上述结果外，还发现 0.4kPa 和 0.1kPa 的空气下呼吸常压氧气，血流并没有变化，认为 HBO 引起的血管变化并不是由于高压引起的，而与氧分压有关。Chavko 等用谷氨酸受体阻断剂 M – 801 和氯胺酮来增加脑局部血流，发现大鼠的惊厥潜伏期明显缩短，而用一氧化氮合成酶抑制剂来减少 rCBF。发现惊厥潜伏期明显延长，因此认为 rCBF 与 CNS – OT 有着密切的关系。

3. CNS – OT 与一氧化氮　自从 Furchgott 和 Zawadzki 首次阐述内皮源性舒张因子的存在以来，一氧化氮（nitric oxide，NO）成为医学领域研究的一个热点。7 年之后，EDRF 被证实为 NO，是已知最强的扩血管物质之一。根据之前的研究结果，如果认为早期血管的收缩对大脑是一种保护性因素，那么延长血管收缩的时间或者延迟血管扩张的出现，就能延长氧惊厥潜伏期，抑制氧惊厥的发生。Ikram 等将大鼠置于 0.3kPa 下吸纯氧 2h，在海马和纹状体中发现 NO 的含量明显增加，而氧自由基的含量却没有改变，认为机体氧张力的增加能影响一氧化氮合酶（NOS）的活性，从而引起 NO 的生成增加。Bitterman 等发现，用氮硝基左旋精氨酸甲酯抑制所有 NOS 合成酶以及 7 – 硝基吲哚（7 – NI）特异性抑制神经型 NOS 合成酶能明显延长惊厥潜伏期，抑制脑电异常的出现。而给予 NO 的供体左旋亚硝基氮乙酰青霉胺（SNAP）则能缩短潜伏期，脑电异常提前出现，说明了 NO 旁路在氧惊厥的发生中起着重要的作用。

以上都是从 NO 的扩血管作用这方面解释的，但也有不同的看法。有学者就认为，NO 的促氧惊厥作用是通过影响脑内抑制性和兴奋性氨基酸的平衡引起的。还有些人认为，NO 可抑制线粒体中顺乌头酸酶和电子传递链中复合体 Ⅰ、Ⅱ，引起 ATP 的产生减少和细胞的转运系统障碍，从而促进氧惊厥的发生。因此，尚不能单纯用其扩血管作用来解释，具体机制还需进一步的研究。

4. CNS – OT 与其他因素　有学者在 HBO 环境下检测到兴奋性氨基酸谷氨酸和天冬氨酸的含量增加，而发现此环境下谷氨酸脱羧酶受到抑制，导致抑制性氨基酸 γ – 氨基丁酸（GABA）含量减少。Zhang 等却检测到该环境下谷氨酸、天冬氨酸和 γ – 氨基丁酸均减少，认为该实验中检测的去甲肾上腺素在氧惊厥中有重要作用。因此，对于神经递质对 CNS – OT 影响尚无定论。

关于氧惊厥与呼吸气体的关系，Aeli 的研究显示呼吸气中二氧化碳（CO_2）含量的增加可缩短惊厥潜伏期，认为与舒张血管的特性有关，据此提出了闭合式氧气潜水中应该减少二氧化碳的产生的观点。Bitterman 等的研究结果显示，随着呼吸气体中惰性气体（氮气、氦气）的增加，惊厥潜伏期相应的缩短。而 Arieli 等的实验却发现混合气体中氮气和氦气对惊厥潜伏期的影响不一样，氦能缩短惊厥潜伏期，而氮则能延长潜伏期，并认为氮气的这种作用与氮麻醉有关。

生酮饮食能提高血液酮体水平，而且已经成功用于癫痫的治疗。D'Agostino 等合成能够产生酮体的 R，S-1，3-丁二醇乙酰乙酸酯（BD-AcAc2），并发现 BD-AcAc2 处理能显著延长大鼠的氧惊厥潜伏期（延长 5 倍左右），该作用与 BD-AcAc2 处理后产生血液乙酰乙酸和丙酮水平增加有关。因此，可能生酮氨基酸在脑内的代谢紊乱与氧惊厥的发生相关。

磷酸二酯酶也可能在氧惊厥的发生中起到一定的作用。Demchenko 等的研究显示，磷酸二酯酶阻断剂能对抗 HBO 暴露诱导的血管收缩作用（被认为是一种保护性反应），加速氧惊厥的发生。

（二）临床表现

CNS-OT 发生的整个过程大体上可分为 4 个阶段，最典型、最剧烈的表现是惊厥样大发作。

1. 分期

（1）潜伏期：从开始呼吸高分压氧到出现症状的这段时间叫潜伏期，其长短与吸入气中的氧分压呈负相关：氧分压越高，潜伏期越短。这段时间代表了一段没有症状，但毒性效应在缓慢发展的阶段，这期间如果氧分压恢复到正常，机体的毒性表现将会快速而完全地恢复。肺型氧中毒其实也存在这样的一段潜伏期。

（2）前驱期：惊厥大发作之前，大多患者首先出现下列一个或数个先兆症状：面色苍白，出汗，心动过缓，气哽感觉，困倦，情绪低落，欣快感，焦虑不安，行为学变化（烦躁、无兴趣、笨拙等），视觉症状（视敏度丧失、眼花、眼球横向运动、亮度下降、视野缩小等），听觉症状（音乐声、铃声、敲击声等），嗅觉异常，味觉异常，呼吸变化（气喘、呼噜声、打嗝、吸气优势、膈肌痉挛等），严重的恶心，痉挛性呕吐，眩晕，嘴唇颤动、抽搐，面颊和鼻抽搐，心悸，上腹部紧张。其中口面部肌肉颤动较常见。

需要注意的是，前驱期的这些表现，有时在 CNS-OT 的发展过程中并不会出现，患者会突然地晕厥，或出现惊厥大发作，或者有时刚出现前驱期表现，随后很快就出现惊厥。这些都给急性氧中毒的防治带来了很大的困难。Pilla 等的研究发现，HBO 暴露期间，高氧性呼吸过度（喘息）出现在氧惊厥之前，可以作为 CNS-OT 的一个早期生理性标志。

（3）惊厥期：前驱期过后，很快会出现癫痫大发作样全身强直-阵发性痉挛。开始为僵硬的强直阶段，表现为意识突然丧失、颈项和四肢强直。这时将患者的嘴张开并在上下牙齿间放入一块衬垫，可以防止将舌头咬破。紧接强直期后的是持续大约 30s 的阵挛期，表现为几乎所有肌肉都反复、强有力地抽搐，持续约 1min，然后逐渐停止。发作时意识丧失，常伴有大、小便失禁。这种类型的惊厥称为氧惊厥。在强直和阵挛期内，呼吸基本上是停滞的，阵挛期结束后，是猛烈的过度通气，这是由潴留的二氧化碳和代谢性酸化刺激产生的。如果继续在 HBO 中暴露，这种全身强直-阵发性痉挛会反复发作。但如果这时停止吸氧，意识会在几分钟内恢复，随后的 5~30min 内，大脑的功能也会逐渐恢复。与癫痫导致的发作时伴随着低氧不同，在氧惊厥时，脑内仍然是高氧状态，因为肺泡内气体的氧分压是高的，同时存在明显的高碳酸血症和脑血流量增加等。氧惊厥除了会导致身体出现损伤或溺水等损害外，单次的氧惊厥并不会产生有害的后遗症。

氧惊厥严重的患者在离开 HBO 环境后，重新呼吸空气的最初几分钟内，有时还会看到比较严重的神经学症状，包括还会发生 1~2 次惊厥，这称为"撤氧效应"，它可能与 HBO 下脑血管收缩尚未恢复，而氧分压突然降低引起脑缺氧有关。撤氧效应有时在减压开始后就可能发生。需要注意的是，由于发作的同时伴有屏气，所以如继续减压将会导致致命的气体栓塞。所以此时应立即停止减压，保持环境压力恒定，直至恢复正常的呼吸。

（4）昏迷期：发生惊厥后如仍未脱离 HBO 环境，就会进入昏迷期。实验动物表现为昏迷不醒，呼吸困难加重，直至死亡。

（三）影响因素

1. 个体差异　不管是何种类型的氧中毒，其发生均存在着显著的个体差异，不同个体对高分压氧的耐受力差别很大。即使同一个体，在不同的时间、不同状态下对高分压氧的耐受力也有很大波动。目前具体原因尚不明确，有些研究者正尝试用基因组学的方法进行探讨。

2. 二氧化碳 吸入气中二氧化碳分压增高会加速中枢神经系统氧中毒的发生，这是因为 HBO 暴露时，血红蛋白完全被氧（O_2）占据，无法及时带走代谢产生的二氧化碳，造成脑组织中二氧化碳潴留，使脑血管扩张，进一步增加了达到脑组织中氧气的含量。高分压的二氧化碳一般不会直接促进和加重肺氧毒性，但可能会通过影响酸碱平衡，进而通过神经和内分泌系统而对肺氧中毒造成影响。

3. 运动负荷 运动负荷过大或劳动强度增大可降低氧中毒发生的阈值，促使中枢神经系统氧中毒的发生。所以呼吸相同分压的氧在潜水时比在加压舱内更易发生氧中毒，可能与呼吸循环系统的活动增加，使氧进入体内的量增加以及二氧化碳产生增加有关。

4. 暴露次数 连续反复地进行 HBO 暴露非但不会产生预适应，增强机体对 HBO 的耐受性，反而会降低氧中毒发生的阈值，促使氧中毒发生。值得注意的是有文献报道如果是低压力短时程地反复 HBO 暴露有一定的预适应作用，其机制有待进一步深入研究。

5. 温度 高温可降低机体对 HBO 的耐受力。一般低温可增加机体对 HBO 的耐受力，但温度过低时，由于寒战使能量消耗增多，耐受力反而会降低。

6. 精神因素 紧张、焦虑、失眠等均可降低机体对高分压氧的耐受力。

7. 肺氧毒性和中枢神经系统氧毒性间的相互作用 中枢神经系统氧中毒发生时，可通过交感神经肾上腺系统促进和加重肺氧毒性。Arai 等人发现，产生去甲肾上腺素的细胞在氧惊厥中起到了关键作用。Demchenko 等的研究发现，室旁区 nNOS 产生的 NO 在 HBO 诱导的中枢神经系统氧惊厥及其交感神经过度活化相关的肺氧中毒中起到了重要作用。同时，他们还发现，HBO 暴露诱导的中枢交感神经活化和儿茶酚胺释放参与了 HBO 暴露对肺血管、心脏的不良影响。

8. 药物 肾上腺素能阻断剂、麻醉剂、GABA，锂，镁制剂、抗氧化剂等都会对氧中毒起到一定的保护作用。而肾上腺素、阿托品、阿司匹林、安非他命、戊巴比妥、大剂量的激素等会加重氧毒性的发生。

9. 其他因素 浸没、惰性气体以及强光和噪声等应激因素均可能降低氧中毒发生的阈值。

四、氧中毒的处理及预防

（一）急救与处理

急救主要是针对急性氧中毒而言。潜水员在水下发生氧惊厥，往往失去控制而引起溺水或放漂等潜水事故，直接危及生命。对氧中毒患者的救治，关键在于及时发现其症状或体征，并尽快脱离高分压氧环境。

1. 潜水时发生氧惊厥

（1）迅速脱离高分压氧环境：如发生氧中毒前驱症状，应立即以适当速度上升出水。对于通风式潜水，还可同时用较低氧分压的气体通风。当出现惊厥时，立即派救护潜水员下水救护。惊厥发作时因伴有屏气，故不能上升减压，以免造成肺气压伤。直至惊厥停止发作，恢复正常呼吸后，才能继续上升，速度应控制在 10m/min 以内。

（2）出水后救治：迅速卸除潜水装具、静卧休息、保暖、通风等一系列措施，往往可使轻症患者很快恢复，应避免一切不良刺激。患者熟睡时，要有人守护，以防再发惊厥。对于被迫快速上升出水，且回到水面后无意识的潜水员，要考虑动脉气栓的可能，并按相应方法救治。

（3）抗惊厥治疗：重症患者需要抗惊厥治疗，可参考癫痫大发作处理，但应避免使用对心肺功能有害的药物。常用的药物有苯妥英钠。

如果氧惊厥潜水员没有溺水，也没有其他身体伤害，24h 内潜水员可完全恢复，且不留后遗症。在以后的 HBO 暴露过程中，潜水员可能会更注意氧中毒的先兆症状，但并不会增加氧中毒的敏感性。

2. 加压舱内发生氧惊厥 总体而言，HBO 治疗中氧惊厥的发病率较低，据统计，在加压舱内发生氧惊厥的概率在 1/1000～1/10000 之间，具体比例因所治疾病以及相应的治疗方案不同而存在较大差异，但出现中枢神经系统氧中毒前驱期表现的比例则要高得多。在加压舱内，如发生氧惊厥，可采取以下措施：

（1）立即改吸空气：如果氧惊厥发生在加压舱内，防止患者撞击硬物受伤非常重要，但完全限制患者活动既不必要，也不可取。当惊厥发生时，应立即摘下吸氧面罩，呼吸舱内压缩空气，并加强舱内通风，然后按规定减压出舱。不必强制患者张嘴放置压舌板。惊厥结束后，当口部肌肉放松，患者恢复知觉前，应注意使上颌处于前上位以保持气道通畅。患者呼吸一般马上自行恢复。如在纯氧舱内，首先应立即以压缩空气通风，降低舱内氧浓度，然后逐渐减压。

惊厥发作时严禁减压。

（2）出舱后处理：注意观察病情，精心护理患者，防止不良刺激。

3. 肺氧中毒　对于肺氧中毒，关键在于出现有关症状后及时中止高分压氧暴露。对必须 HBO 治疗的重症患者，必须权衡治疗效果及毒性作用之间的利弊。症状轻者可自行恢复，严重者做对症治疗。

肺氧毒性的恢复是一个复杂的过程，涉及多种受损细胞和组织的不同逆转速度。完全恢复包括细胞内生物化学变化及与此有关的组织学反应的逆转，需要不同的时间，功能缺失的逆转和恢复比结构损伤的恢复要快得多。此外，患者恢复的时间也有较大差异，有的仅需数天，有的则可达数周，与暴露压力－时程的组合有密切关系。

两型氧中毒均应常规使用抗生素，防止肺部感染。

（二）预防

药物预防对实验动物的氧中毒有显著效果，如抗氧化剂、GABA 等，但尚未应用于人体。如上所述，生酮饮食有可能用于预防氧惊厥或延长氧惊厥发作的时间。此外，也有研究者发现，热适应能延长大鼠的氧惊厥潜伏期。大鼠在 32℃ 的环境下停留 4 周后，氧惊厥潜伏期较对照组（24℃）显著延长，该作用可能与热适应诱导氧化应激和能量代谢相关蛋白有关。

最有效的预防措施是限制吸氧的压力和时程，这在各类潜水、高气压作业中都有严格的规定。所以预防的关键是平时加强对潜水员的教育，一方面要严格遵守各项操作规则，同时要让他们对氧中毒的症状，尤其是氧惊厥的前驱症状有所了解与警惕，以便在这些症状发生时能及时准确地采取措施。

1. 氧敏感试验　在加压舱内呼吸 180kPa 的纯氧 30min，如出现惊厥前驱症状，则为氧敏感体质。对这样的个体，应慎用 HBO；如果是选拔高气压作业人员（如潜水员、潜艇舰员），应定为不合格。进行氧敏感试验时，应考虑到即使同一个体在不同时间以及环境中，对氧的敏感性也有变化。

2. 限定吸氧的压力—时程　潜水时，应根据呼吸气中的氧分压限制潜水深度和停留时间。如氧气轻潜水时，其深度和停留时间有明确限定。

加压舱内吸氧时，一般原则是先根据特殊需要选定某一氧压，然后按规定控制吸氧时间，通常吸纯氧只限于 18m 以内。当氧分压低于 50kPa 时（如饱和潜水），时程可不限。超过 50kPa，则随着分压的增高，吸氧时程渐短。

3. 保持警惕　当处于可能发生氧中毒的吸氧压力或时程时，注意是否出现氧中毒的先兆症状。

4. 监测肺活量　肺活量对需要长时间行 HBO 治疗的患者是一个有用的指标。对大多数需要 HBO 治疗的疾病，应控制肺活量的降低不超过 10%，因此时可能已经出现轻度咳嗽及深吸气时胸痛等症状，但经过数天可自行恢复。然而在治疗如重型减压病等重症患者时，肺活量降低可达到或超过 20%，此时应根据病情、治疗效果及不良反应决定下一步治疗的方案。

因肺活量监测需要患者的合作，这对重症患者很难做到。采用"肺氧中毒剂量单位（UPTD）"可间接判断肺脏的受损程度。

需要注意的是，尽管 UPTD 系统在潜水、高气压作业中被广泛使用，但它仍有一定的局限性。在任何个体身上，肺活量的下降比 50% 人群的变化更小或更大，而 UPTD 正是基于这 50% 人群的变化而制定的。肺活量进行性的下降一般都伴随着肺毒性症状的不断加重，但是有一些个体，肺活量仅有很小的下降时，肺毒性症状就很严重了，而其他一些个体，肺活量有很明显的下降，肺毒性症状却很轻。在一些个体中，可能存在中枢神经系统氧中毒和肺氧中毒的相互作用也与平均的情况不一致。

5. 间歇吸氧 长期的实践经验表明，长时间连续 HBO 暴露的过程中，间歇地短时间（5～10min）吸入压力相等的压缩空气或氧分压相对较低的混合气（称为间歇 HBO 暴露或间歇吸氧，intermittent hyperbaric oxygen exposure），可以非常有效地延缓氧中毒的发生。目前这一措施已经在潜水、高气压作业和治疗中被普遍采用。有关间歇吸氧对抗氧中毒的机制，尚不明确。目前认为氧中毒的毒性效应是不断累积的，间歇吸氧可以延缓毒性的累积，并加速从毒性效应中恢复的速度。

6. 其他预防措施

（1）发热期间避免高分压氧暴露。

（2）高分压氧暴露期间避免服用阿司匹林、类固醇和增加组织二氧化碳的药物以及含咖啡因的饮料。

（3）高分压氧暴露时严格控制呼吸气中二氧化碳的浓度，如潜水中应加强通风换气。

（4）潜水员应保持良好的身体及精神状态。

7. 新生儿眼型氧中毒的预防 新生儿视网膜病变如果在婴儿出生 4～6 周时发现，是治疗此病的最佳时机，而且采取治疗措施后，患儿的眼睛与常人无异。但可供治疗的时间窗很短，只有 2 周时间，错过了这个时间段，只有 10% 的治疗可能。

对付新生儿视网膜病变最佳办法是正确预防，预防的关键仍然是避免长时间连续吸氧。此外，小儿对氧的敏感程度个体差异要比成人大得多，因此，如果要施行 HBO 治疗，即使采用"安全"的压力－时程方案也必须始终保持高度警惕，以便及时发现和处理可能出现的眼型氧中毒。

（袁　娟）

第二节　气压伤

一、中耳气压伤

中耳气压伤，又称"气压损伤性中耳炎"，是最常见的并发症。

1. 咽鼓管的解剖与生理 咽鼓管是沟通中耳鼓室和咽部的狭长管道。它从鼻咽外侧壁到鼓室前壁，全长约 37mm，由外 1/3 的骨部和内 2/3 的软骨部组成。鼓室端的开口称"鼓口"，呈漏斗状，内径约 4.5mm，位于鼓室前壁上部，鼓膜张肌之下；鼻咽端的开口，呈三角形或椭圆形，称"咽口"，上下径约 9mm，位于鼻咽外侧壁。成人的咽鼓管自咽口向上、向后、向外达鼓口，呈弓形弯曲且与水平面呈 40°，鼓室口高于咽口 2～5cm。小儿咽鼓管不呈弓形弯曲而似一直线，与水平面呈 10°，且较宽而短。咽鼓管骨部管腔横断面呈三角形，处于开放状态；软骨部横断面显示钩状。弹性软骨支架仅构成管腔的内侧、顶及外侧部分，其余部分为纤维结缔组织膜所封闭。静止时，由于软骨的弹性压力、周围组织压力（包括静水压）及咽部肌肉牵引力的作用，内、外壁互相接触，使管腔闭合，呈一垂直裂缝状。在做吞咽、呵欠及捏鼻鼓气等动作时，通过腭帆张肌和腭帆提肌以及咽鼓管咽肌、鼓膜张肌、咽上缩肌等肌肉的收缩，将钩状软骨外侧突起及管外侧纤维结缔组织膜向外下牵引，使管腔分离，咽鼓管开放。咽鼓管软骨部有向咽端的单向活瓣，其在中耳气压伤的发生中具有特殊意义。若鼓室内气压高于外界或鼓室内有液体向外咽腔流出，咽鼓管的"咽口"可被动推开，从而保持鼓室内外压力平衡。维持鼓膜两侧气压平衡是咽鼓管最基本的生理功能。此外咽鼓管尚有引流和防声等作用。咽鼓管是气体进入鼓室的唯一途径，有意或无意地吞咽、打呵欠、讲话等动作，通过腭肌收缩，使软组织离开软骨壁，咽鼓管暂时开放，气体进入中耳鼓室。正常人鼓室内外气压差不超过 67～533Pa。若鼓室内压低于外界 2.67～5.33kPa 时，捏鼻鼓气法尚可吹张咽口使气体进入中耳；如果外界气压增高太快，压差达到 10.67～17.33kPa 时，咽鼓管难以开放。这是由于压差过大，压迫咽鼓管咽口，使其关闭。此时软骨管壁的弹性起着单向活瓣的作用，阻止气体流入鼓室。

2. 发病机制 在加压过程中，外界压力不断升高，因为咽鼓管不通畅，外界气体不能通过咽鼓管进入鼓室（中耳），导致鼓室内外压力不平衡，鼓室内压力低于鼓室外压力，鼓室处于相对负压状态

（很像拔火罐），软组织将更贴紧软骨壁，使管腔闭锁，咽鼓管更难开启，负压更大，使得鼓膜内陷，导致鼓膜内膜充血、水肿、渗出等改变，造成中耳气压伤。中耳气压伤在加压时最多见。而减压时，鼓室（中耳）外气压降低，鼓室（中耳）内的气体一时又不能从咽鼓管排出，鼓室（中耳）内呈相对正压，当其内压达到 2kPa 时，咽鼓管闭合的内、外壁即被推开，排出气体，使鼓室（中耳）内、外压力达到新的平衡，所以在减压阶段，中耳气压伤较少见。

3. 病因　造成咽鼓管口不能开启、鼓室内外压差过大的原因，可分为病理性和非病理性两种。

（1）病理性。

①由于感冒、咽炎、鼻炎、上呼吸道感染等鼻咽部的急慢性炎症引起咽鼓管黏膜充血、水肿及分泌物增多，造成咽鼓管堵塞。

②鼻息肉、下鼻甲后端肥大、肥厚性鼻炎、慢性鼻窦炎、咽部及咽鼓管口周围淋巴组织增生等堵塞了咽鼓管。

③咽隐窝粘连、瘢痕、腭肌麻痹、腭裂畸形等均可造成慢性阻塞，限制了咽鼓管口的开放。

（2）非病理性。

①在升压和减压过程中患者不配合（如精神患者、婴幼儿等）或不能配合（如昏睡、昏迷患者等）做吞咽、张口、咀嚼、捏鼻鼓气等中耳调压动作以开启咽鼓管。

②加压速度过快，患者尚未来得及做调压动作，外界压力已将咽鼓管口的"活瓣"压紧，导致咽鼓管不能开放。若压力差过大还会把"活瓣"压入管口内。当压力差大于 12.0kPa（90mmHg）时，即使做捏鼻鼓气动作也难将咽鼓管打开。

4. 临床表现　中耳气压伤多发生于第一次做 HBO 治疗的患者，在加压时常见，而且症状较减压时明显。绝大多数患者均发生在升压初期。

（1）开始升压时，鼓室内外压差较小，在 1.3～4.0kPa（10～30mmHg）之间。此时鼓室黏膜毛细血管内压大于鼓室内压，发生充血、渗出甚至出血，鼓膜内陷。鼓膜松弛部及锤骨柄附近内层充血，患者有耳胀闷感和堵塞感，或同时有耳鸣、听力下降等症状。

（2）当继续加压，鼓室内外压差增大至 7.8kPa（60mmHg）时，除鼓膜内陷外，鼓膜和鼓室黏膜血管逐渐扩张，充血、渗出加重，患者会感到由轻到重的耳痛、耳胀闷和堵塞感，耳鸣、听力下降等症状逐渐加剧。

（3）当鼓室内外压差增大至 10.4kPa（80mmHg）以上时，鼓膜广泛充血，中耳腔内可有渗出积液。此时患者耳痛剧烈，难以忍受。疼痛可放射至额、腮、面颊部。有时伴有眩晕、恶心，听力严重减退。

（4）当鼓室内外压差增至 13～65kPa（100～500mmHg）时，鼓膜即可破裂穿孔。此时，由于血液流入中耳腔及乳突小房，患者耳内有一股温热感觉（血液亦可从外耳道流出），同时剧烈耳痛随即缓解，但轻度疼痛持续 12～18h，甚至 24h。在 6～24h 期间，尚可出现头晕、恶心。

（5）即使鼓膜未破，耳痛也可持续 2～3d。气导性听觉障碍则可持续几小时，甚至 1～2d，可有头晕、恶心，有时伴有耳鸣。

5. 检查　对鼓膜和鼻咽腔的检查，可发现不同程度的病变。

（1）鼓膜检查：可见内陷、充血；鼓室积液或积血；鼓膜如破裂，则可在紧张部前下方见到线形或针尖状裂口，其边缘不整齐、内翻。Teed 把鼓膜损伤程度分为五级：

0 级：正常鼓膜。

Ⅰ级：鼓膜内陷，松弛部及沿锤骨柄部轻度充血。

Ⅱ级：全鼓膜充血及内陷。

Ⅲ级：全鼓膜充血、内陷，并有中耳腔积液。

Ⅳ级：全鼓室或鼓膜破裂穿孔。

（2）鼻咽腔检查：可见急性或慢性炎症、肿胀，或有鼻息肉、下鼻甲肥大、腭肌麻痹、腭裂畸形等不同的病变。

6. 诊断 根据病史、典型症状及鼓膜和鼻咽腔检查即可确诊。

7. 治疗

（1）鼓膜未破者。

①仅有充血，一般不必特殊治疗，休息3～5d可自行恢复。

②伴有耳痛，可用止痛药或局部热疗，如热敷、超短波及透热疗法等，既可缓解疼痛，又促进康复。局部应用血管收缩剂，如1%麻黄素滴鼻，可使鼻黏膜血管收缩，利于咽鼓管口开放引流，缩短不适过程。

③中耳腔内有明显渗出液或出血，可考虑做鼓膜穿刺，以促进痊愈，并防止鼓室黏膜组织增生及纤维化。

（2）鼓膜已破者。

①保持干燥，避免局部用药及冲洗，禁止游泳及潜水。

②适当使用抗生素防治感染，促使其自然愈合。

③清除外耳道的血块后，可在外耳道松松地塞一消毒棉球，外面再覆盖一纱块。不论鼓膜是否破裂，在鼓膜愈合前或充血消退、渗出和出血停止前暂停再加压治疗。如病情亟须继续治疗，则一定要缓慢加、减压。

8. 预防

（1）有上呼吸道感染及慢性鼻咽部疾患导致咽鼓管闭塞时不要进舱治疗。如病情亟须治疗者，可在患者进舱前使用血管收缩剂（1%麻黄素）滴鼻（很多医院常规对患者入舱前用1%麻黄素滴鼻）；必要时可预先做鼓膜穿刺或切开。

（2）向患者讲清楚进舱注意事项，指导患者在升压、减压时咀嚼食物（如口香糖）或少量饮水，不断做吞咽、打呵欠、张口和下颌在水平位左右运动，或捏鼻鼓气等调压动作，以不断促使鼓室内外压力平衡。

（3）将新患者安排在老患者旁边，请老患者协助指导新患者做调压动作。

（4）对小儿及意识、智能、精神障碍等不能配合或无法配合做调压动作的患者，可在加、减压过程中喂食水果、饮料等或令其咀嚼口香糖，让患者吞咽。但对有吞咽功能障碍的患者不能采用此法。

（5）操舱时认真控制加压速度，缓慢升压，尤其是在开始升压时的0.01～0.03MPa阶段，一定要慢，不宜快。

（6）如患者耳痛不止，应立即停止加压，必要时还应降低压力0.01～0.02MPa，直至疼痛消失、压力平衡后再继续加压。

（7）如患者仍耳痛难忍、不能坚持，则应马上减压出舱，绝不可强行加压。

二、鼻窦气压伤

鼻窦内外气压失衡（窦内压过高或过低）造成的鼻窦损伤，称为鼻窦气压伤。

1. 鼻窦的位置及解剖 鼻窦是颅骨前部、鼻腔周围骨壁间的不规则含气腔室，共4对，即额窦、筛窦、蝶窦和上颌窦，对称分布在鼻腔左右两侧，各自经过狭窄的通道与鼻腔相通，以引流出各自的分泌物。窦腔内壁覆盖黏膜，延行贯连于鼻道黏膜。

2. 病因及发病机制 若鼻窦由于某种原因，如上呼吸道感染等急性炎症导致开口处黏膜充血、水肿，或由于鼻甲肥大，鼻息肉等原因造成开口阻塞，窦内外通气障碍，在加压或减压时均可造成鼻窦损伤。

（1）加压时：外界压力大于鼻窦腔内压，若无相应体积的气体进入腔室，窦腔内呈相对负压状态，窦腔内黏膜充血、渗出、肿胀，甚至出血。

（2）减压时：因肿胀的黏膜或息肉等的单向活瓣作用，窦内气体难以排出，窦内相对高压，气体膨胀压迫黏膜及窦壁，造成损伤。鼻窦气压伤多在加压时发生，可在加压期间或加压结束时出现症状。

3. 临床表现 受累部位疼痛（表7-2）是鼻窦气压伤最主要的症状。由于解剖学的特点，额窦最易受损，上颌窦次之，筛窦少见。

表7-2 鼻旁窦气压伤疼痛部位

鼻旁窦	疼痛及压痛部位
额窦	前额部
上颌窦	面额部
筛窦	鼻梁部及两侧内眦部
蝶窦	枕部及眼后

（1）前额部疼痛居多，也可在面颊部及上颌第一尖牙至第一、二磨牙处有疼痛、麻木感。重者有头痛。

（2）疼痛为针刺样或刀割样，剧烈时可流泪，视力模糊。剧痛多发生在加压阶段。

（3）患者自身可听到鼻内有通气不畅的"吱吱"声。

（4）咽部和鼻腔分泌物或痰内可见血迹。

（5）严重者可有鼻出血。

4. 检查　X线、CT、MRI等影像学检查显示窦影模糊，窦腔变小，窦内有液平面；血肿形成时还可见到半圆形致密影。

5. 诊断

（1）有呼吸道感染等诱因，或有鼻甲肥大、鼻息肉等鼻咽部疾患，在加压或减压过程中出现鼻窦区疼痛。

（2）鼻窦区压痛。

（3）鼻窦膜肿胀、鼻出血或鼻咽部有血性分泌物。

（4）鼻窦部影像学检查可发现异常病变。

（5）注意与有龋齿腔的患者鉴别，此类患者在加压时也会引起局部疼痛和压痛。

6. 治疗

（1）用麻黄素等血管收缩剂滴鼻，以使黏膜血管收缩，恢复鼻窦与鼻腔的通气，利于引流。

（2）局部热敷、理疗，以改善血液循环，增强局部抵抗力，促进炎性分泌物的吸收。

（3）如有变态反应，可用抗组胺类药物。

（4）防治感染：病情重者可使用抗生素。

（5）止痛：对疼痛剧烈者，可适当使用镇静剂或止痛剂。

（6）有鼻窦疾患及急性上呼吸道炎症的患者，一般不宜进舱治疗，应请专科积极诊治。

三、肺气压伤

肺气压伤是指肺内压过高或过低，导致肺组织损伤而引发的一系列病症。

1. 病因

（1）在减压过程中屏气：是引起肺内压过高的主要原因。

①缺乏对高气压环境的了解，情绪过于紧张甚至惊慌，无意识地屏住呼吸。

②缺乏物理学和生理学的知识，有意识地屏气。

③舱内氧惊厥或癫痫发作。

（2）减压速度过快及排气不畅：是造成肺内压过高的另一常见原因。减压时速度过快，而呼气又不畅时，肺内膨胀的气体来不及经呼吸道排出，就可损伤肺组织和肺血管。根据 Boyle - Mariotte 定律，从较低压力减压与从较高压力减压相同距离比较，前者气体和膨胀的比例比后者大。HBO 暴露的压力大多在1.5ATA 以内，从压力变化的百分比看，发生肺气压伤的可能性相对较大。

2. 发病机制　肺气压伤的主要病理变化是肺破裂后的气体栓塞或气体进入纵隔、胸腔等部位而导致的神经、循环和呼吸功能严重障碍。

（1）肺破裂。

①减压过程中，由于上述某种原因使肺内气体不能及时排出体外，而且随着减压过程的继续，肺内气体不断膨胀，使肺的容积不断扩大，当超过其弹性极限，肺组织就会破裂。

②当肺内压超过 8kPa（60mmHg），外界压力仍不能与其取得平衡时，肺内压就可使肺破裂。有研究表明，当肺内充满压缩气体时，在舱内屏气只要减压 10kPa，就可达到以上压差值而致肺破裂。

③若肺部原有潜在性病变，如较小的部分支气管阻塞、支气管功能性痉挛、肺大疱等，由于这些病变区排气不畅，也容易促进肺气压伤的发生或使肺大疱变得更大，甚至造成自发性气胸。

（2）气泡栓塞形成。

①肺组织撕裂的同时，气体并不立即进入血管。由于肺内压过高，肺静脉在一定程度上受压变扁，只有当肺内压回降到与外界压力平衡时，肺静脉从塌陷状态恢复，才有可能从其破裂口吸进气体。

②气体进肺静脉，随血流进入左心，继而进入体循环的动脉系统，造成动脉气泡栓塞，导致某些器官、系统的功能障碍。由于解剖学的特点，气泡最常进入脑血管（颈动脉、椎动脉）及冠状动脉，从而造成神经和循环系统功能的严重障碍。其程度视栓塞情况而定。

③肺气压伤患者中，并发肺动脉气泡栓塞的约占87%。

（3）气肿和气胸形成：若肺门部胸膜发生破裂，肺内气体可沿支气管、血管树间隙及周围结缔组织进入皮下及纵隔，形成颈胸部皮下气肿和纵隔气肿。气体又可从肺门和纵隔的破裂口进入胸膜腔而造成气胸，气胸多为双侧，说明气体大多数是经中心位置进入胸膜腔的。气体也可经食管周围结缔组织进入腹腔而形成气腹。

（4）肺内压过高：由于腔静脉和肺血管受压，右心回流血量减少，导致动脉血压下降，而静脉血压升高。若肺内压处于过高的状态，可引起右心扩大，最后导致右心衰竭。

3. 临床表现　起病比较急，大部分在出舱后即刻至10min内发病，少数患者甚至在减压过程中即发生。症状和体征初时可不明显，但进行体力活动时即显露和加重。以血性泡沫痰、皮下气肿并可伴有神经、循环系统症状为特征。

（1）呼吸系统症状。

①肺出血和咯血是本病的特征性症状之一，通常在出舱后立即或稍后出现。患者口鼻流出泡沫状血液。流血量有时可达 100～200ml。咯血可持续 1～3d，也可更长时间。轻症者只有少许血痰或无肺出血症状。听诊常可发现散在性湿啰音和呼吸音减弱，叩诊呈浊音。

②胸痛、咳嗽、呼吸浅速是本病患者几乎都有的症状和体征。一般胸痛出现早，多发于患侧胸部，也可发生在全胸骨后。有的表现轻微，有的刺激难忍，深吸气时可加重。患者呼吸浅速，如出现严重呼吸困难，则大多数并发动脉气泡栓塞。由于肺出血及分泌物刺激呼吸道，常引起咳嗽，这既给患者带来很大痛苦，又可能导致肺内压升高而使病情进一步恶化。

（2）神经系统症状：昏迷是最常见的症状之一，可在出舱后立即出现，有的甚至在减压过程中即发生。可能因脑血管栓塞所致，也可能是肺部损伤刺激反射引起。轻者可仅表现为神志模糊或烦躁不安。

（3）循环功能障碍：患者口唇黏膜发绀，脉搏细数，心律不齐。偶尔有右心扩大，心前区有"车水样"杂音（因气泡聚集在心室所致），皮下静脉怒张。严重者心力衰竭。有人认为，如果观察到舌有苍白区，可作为动脉气泡栓塞的佐证。由于气泡可以移动，所以症状多变，时轻时重。

（4）皮下及纵隔气肿：肺根部胸膜破裂时，大量气体进入皮下和纵隔，形成皮下和纵隔气肿。皮下气肿主要在颈胸部，可见局部肿胀，触诊有握雪感和捻发音，通常在出舱后 2～4h 发生，也有少于15min 的。纵隔气肿症状与积气量、压力高低以及发生速度有关。积气量多时，常感胸闷、咽部梗阻、胸骨后疼痛并向双肩部放射，上腔静脉受压时则更严重。呼吸困难，颈静脉怒张，心尖搏动不能触及，心浊音界缩小或消失，心音遥远。X 线透视时可见纵隔两旁有以索条状阴影为界的透亮带。如有气胸发生，呼吸更加困难，气急、发绀明显。

4. 急救与治疗　肺气压伤起病急、病情重，一经发现，应立即组织急救与治疗。

加压治疗是最有效的治疗方法，无论病情轻重，均应及早安排。

（1）加压治疗的原理，同"减压病"的治疗原理。

（2）加压速度及治疗压力：治疗肺气压伤的最低压力，过去坚持认为不低于表压 500kPa，即患者进舱以后，无论病情轻重，均应根据咽鼓管通过情况，尽快将舱压升至 500kPa。若气栓造成的临床表现尚未完全消失，则需进一步升压，最终在恰当的压力下症状、体征得以消失，再根据治疗表确定治疗方案。

5. 预防

（1）减压过程中严禁屏气：应让进舱人员了解气体在体内运动的基本知识，减压过程中保持正常呼吸节律，防止无意或故意屏气，保持正常呼吸和呼吸道通畅。

（2）避免减压速度过快：减压时，应严格按规定方案逐渐减压。

（3）保持舱内外压力平衡：如有气管插管、胸腔引流管、胃肠减压管或导尿管，均应保持管道通畅，使内外压力平衡。

（4）肺部有潜在性病变者不宜进舱：所有入舱人员（包括陪护人员）入舱前必须接受胸片检查，如有肺气肿、肺大疱或空洞型肺结核等病史者，要认真检查，不得轻易进舱。对怀疑肺部有问题的患者，须做 CT 检查，排除肺大泡后方可入舱治疗。

（5）有严重肺气肿、肺大疱患者禁止入氧舱进行高压氧治疗：有 HBO 治疗适应证而有肺大泡患者可接受常压高氧治疗。

（袁　娟）

第八章

急性呼吸系统疾病

第一节　呼吸衰竭

一、病史采集

（1）病因包括任何能损害呼吸功能的疾病，慢性呼吸衰竭主要病因为 COPD 等。

（2）呼吸困难、发绀、伴肺性脑病时出现神经精神症状；原发病的改变。

（3）Pa（O_2）<8.0kPa 伴或不伴 Pa（CO_2）>6.6kPa。

二、体格检查

（1）全身检查：体温、脉搏、呼吸、血压、神志、面容、发绀、杵状指（趾）。

（2）专科检查：呼吸频率、胸廓运动、触觉语颤、啰音。

三、实验室检查

（1）血、尿、大便常规、电解质、肝肾功能、血气分析。

（2）器械检查：胸部 X 线片、侧位片，必要时断层、CT、心电图、超声波。

四、诊断和鉴别诊断

根据患者有基础病史，有缺氧和（或）二氧化碳潴留的临床表现，结合有关体征、血气分析即可确诊。

（1）患有损害呼吸功能的疾病。

（2）呼吸困难，可出现潮式、间歇或抽泣样呼吸；呼吸浅快或不规则；点头或提肩呼吸。

（3）口唇、指甲出现发绀，贫血者可不明显或不出现。

（4）精神神经症状：急性严重缺氧可立即出现精神错乱、狂躁、昏迷、抽搐等，慢性缺氧多有智力或定向功能障碍。二氧化碳潴留在抑制之前出现失眠、烦躁、躁动等兴奋症状，进一步加重出现"肺性脑病"，表现为神志淡漠、肌肉震颤、间歇抽搐、昏睡甚至昏迷等。严重者可出现腱反射减弱或消失、锥体束征阳性等。

（5）血液循环系统：因长期缺氧、肺动脉高压，发生右心衰竭，出现颈静脉充盈，肝、脾肿大及下肢水肿等。二氧化碳潴留使外周浅表静脉充盈、皮肤红润、多汗、血压升高、洪脉，还可出现眼结合膜充血、搏动性头痛等。

（6）严重呼吸衰竭影响肝、肾功能，能引起消化道溃疡、糜烂及出血。

（7）血气分析：Pa（O_2）<8.0kPa 伴或不伴 Pa（CO_2）>6.6kPa。

五、治疗原则

（一）院前

迅速去除可逆性诱因维持生命功能。

（1）畅通气道。

①痰或异物阻塞者：患者取卧位，开口暴露咽部迅速取出或掏出声门前痰或异物。

②急性喉水肿：紧急环甲膜穿刺、地塞米松局部喷雾或静脉注射。

③张力性气胸：立即取粗针头于气管偏移，对侧鼓音明显处穿刺排气减压。

④哮喘窒息：立即沙丁胺醇（舒喘宁）雾化吸入、氨茶碱 0.125 ~ 0.250g 及地塞米松 5 ~ 10mg 稀释后缓慢静脉注射。

（2）氧疗及维持通气：鼻管高浓度输氧，呼吸浅慢者静脉注射呼吸兴奋剂。

（3）建立静脉通道，维持循环及应用应急药物。

（4）迅速安全转运患者回医院。

（二）院内

1. 建立通畅的气道

（1）用多孔导管通过口腔、鼻腔、咽喉部将分泌物和胃内反流物吸出。痰黏稠者予雾化吸入，必要时用纤维支气管镜将分泌物吸出。

（2）扩张支气管：0.5% 沙丁胺醇溶液 0.5ml 加生理盐水 2ml，以氧气驱动雾化吸入；静脉滴注氨茶碱每日限量 1.25g；必要时给予糖皮质激素。

（3）上述处理无效，则做气管插管或气管切开，以建立人工气道。

2. 氧疗

（1）单纯缺氧可吸入较高浓度氧（35% ~ 50%）或高浓度氧（大于 50%），吸氧浓度大于 60% ~ 100% 仍不能纠正缺氧时，予机械通气氧疗，使 Pa（O$_2$）>8.0kPa，并结合病情调低吸氧浓度，以防止氧中毒。

（2）缺氧伴二氧化碳潴留的氧疗原则（指慢性阻塞性肺病）为低浓度（小于 35%）持续吸氧。严重的呼吸衰竭需较高浓度氧疗时，可加用呼吸兴奋剂，或建立人工气道机械通气。

3. 增加通气量改善二氧化碳潴留

（1）呼吸兴奋剂：对低通气以中枢抑制为主者，呼吸兴奋剂疗效较好，其他情况应慎重。用法为尼可刹米 0.375 ~ 0.750g 静脉推注，随即以 3.00 ~ 3.75g 加入 500ml 5% 葡萄糖或生理盐水中静脉滴注，4 ~ 12h 无效或有严重不良反应时停用。

（2）机械通气：经处理一般情况及呼吸功能无改善或进一步恶化者，予机械通气。主要判断指标包括：①有肺性脑病的表现。②无自主排痰能力。③呼吸频率大于 30 ~ 40 次/min 或小于 6 ~ 8 次/min。④潮气量小于 200 ~ 250ml。⑤Pa（O$_2$）<4.66 ~ 6.00kPa（35 ~ 45mmHg）、Pa（CO$_2$）>9.3 ~ 10.6kPa（70 ~ 80mmHg）需参考缓解期的水平，若呈进行性升高更有意义。⑥严重失代偿性呼吸性酸中毒，pH 值在 7.20 ~ 7.25。建立人工气道可采用面罩、气管内插管和气管切开三种方法。通气方式可选择连续强制通气方式（cmV）、间歇强制通气方式（IMV）或压力支持通气（PSV）。

4. 纠正酸碱平衡失调和电解质紊乱

（1）严重酸中毒 pH < 7.25，在设法改善通气的同时，给以碱性药物，碳酸氢钠一般先给予计算量的 1/3 ~ 1/2，然后再根据血液气体分析结果调整用量；也可用三羟基氨基甲烷静脉滴注。

（2）呼吸性酸中毒合并代谢性碱中毒，应避免二氧化碳（CO$_2$）排出过快和补充碱性药物过量，并给予氯化钾。

5. 抗感染　呼吸道感染常诱发急性呼吸衰竭，应根据痰液或呼吸道分泌物培养及药敏结果，选用有效抗生素治疗。

6. 治疗肺动脉高压和心功能不全 利尿剂可用双氢克尿塞等口服,同时注意纠正电解质紊乱。在控制感染及利尿治疗后,仍有心力衰竭表现者,可用毒毛花苷 K 0.125mg 稀释后静脉注射。

7. 防治消化道出血 口服硫糖铝。

8. 出现休克时 应针对病因采取相应的措施。

9. 加强营养支持治疗 抢救时,常规给患者鼻饲高蛋白、高脂肪和低糖类,以及多种维生素和微量元素的饮食,必要时静脉滴注脂肪乳剂。

（侯秀伟）

第二节 急性呼吸窘迫综合征

一、病史采集

（1）ARDS 发病大多隐匿,容易被误认为是原发病的加重,有的可急性起病。

（2）典型症状为呼吸频数,呼吸窘迫;可有咳嗽和咳痰,晚期可咳血水样痰;神志表现为烦躁、恍惚或淡漠。

二、体格检查

呼吸频数、呼吸窘迫,常大于 28 次/min,发绀显著,早期肺部无特殊,随着病情的发展可出现"三凹征"、肺部干湿啰音。

三、实验室检查

需做外周白细胞计数与分类、血气分析、X 线检查和呼吸系统总顺应性测定。

四、诊断

依据病史、呼吸系统临床表现及动脉血气分析等进行综合判断,尚无统一标准。

（一）主要诊断依据

（1）具有可引起 ARDS 的原发疾病。

（2）呼吸频数或窘迫大于 28 次/min。

（3）低氧血症:Pa（O_2）<8kPa（60mmHg）,或氧合指数 [Pa（O_2）/FI（O_2）] 小于 300 [Pa（O_2）单位为 mmHg]。

（4）X 线胸片示肺纹理增多、模糊,或呈斑片状、大片状阴影。

（5）除外慢性肺部疾病和左心功能衰竭。

（二）典型的 ARDS 临床过程可分为四期

1. Ⅰ期 以原发病为主,可无呼吸窘迫征象。

2. Ⅱ期 潜伏期（外观稳定期）。多发生于原发病后 6～48h 内,呼吸频率增加,Pa（O_2）轻度降低,Pa（CO_2）降低,肺部体征及胸部 X 线无异常。

3. Ⅲ期 急性呼吸衰竭期。呼吸极度窘迫,肺部有干、湿啰音,胸部 X 线有小片状浸润影,以后可融合成实变影,Pa（O_2）明显下降。

4. Ⅳ期 终末期。进行性昏迷,Pa（O_2）急剧下降,Pa（CO_2）增高,继之心力衰竭,周围循环衰竭,以至死亡。

须与心源性肺水肿、非心源性肺水肿、急性肺梗死及特发性肺间质纤维化相鉴别。

五、治疗原则

1. 控制感染 严重感染是 ARDS 的首位高危因素,也是其高病死率的主要因素。一旦发现临床感

· 123 ·

染征象，及时选用有效抗生素。

2. 通气治疗

（1）鼻导管和面罩吸氧多难奏效，当 Fi（O_2）>0.5、Pa（O_2）<8.0kPa、动脉血氧饱和度小于90%时，应予机械通气。

（2）呼气末正压通气（PEEP）是常用模式，所用压力从 0.3~0.5kPa 开始，最高不超过 2.0kPa，Pa（O_2）达到 10.7kPa（80mmHg）、Sa（O_2）≥90%、Fi（O_2）≤0.4 且稳定 12h 以上者，可逐步降低 PEEP 至停用。推荐使用的方法有辅助控制通气或间歇指令通气加适度 PEEP；低潮气量通气加适度 PEEP；改良体外膜氧合器（EcmO）等。

3. 对于急性期患者应控制液体量　保持较低的血管内容量，予以液体负平衡，在血流动力学稳定的情况下，可酌用利尿剂以减轻肺水肿。补液量应使 PCWP 维持在 1.87~2.13kPa（14~16cmH_2O）。

4. 药物治疗，调控全身炎症反应　如布洛芬及其他新型非类固醇类抗炎药；应用山莨菪碱治疗 ARDS 患者，10~20mg，每 6h 静脉滴注一次，收到较好疗效；不主张常规应用皮质激素以防治 ARDS，但对多发性长骨骨折和骨盆骨折患者，早期应用甲基泼尼松龙可减少脂肪栓塞综合征的发生。

（侯秀伟）

第三节　重症支气管哮喘

一、病史采集

（1）详细了解症状的发生发展过程及严重程度、有鉴别意义的有关症状及治疗经过。

（2）重点了解急性重症哮喘形成的诱因，包括有无哮喘触发因素持续存在、激素使用不当、呼吸道感染、精神因素以及并发症等。

二、体格检查

（1）发绀、呼吸频率大于 30 次/min。

（2）辅助呼吸肌收缩，表现为矛盾呼吸运动。

（3）广泛的吸气和呼气哮鸣音，危重时呼吸音或哮鸣音明显降低甚至消失，表现为"沉默胸（silent chest）"。

（4）多有心动过速，心率大于 120 次/min，可出现奇脉。

（5）常有大汗，不能斜躺，喜坐位或前弓位，不能入睡，不能表达一句完整的句子甚至单词。

（6）发作时间持续 24h 或以上，经一般治疗不缓解者称哮喘持续状态。

三、实验室检查

（1）肺功能：FEV_1 <25% 预计值、呼吸峰流速（PEFR）小于 60L/min、VC <1.0L 应视为严重哮喘发作。血气分析：Pa（O_2）<8.0kPa（60mmHg），Pa（CO_2）>6kPa（45mmHg）；单纯性呼吸性碱中毒最常见，进一步加重可见呼吸性酸中毒。

（2）胸部 X 线检查：表现过度充气，监测有无气胸、纵隔气肿发生。

（3）检测血清电解质、尿素氮和肌酐。

四、诊断和鉴别诊断

根据病史，典型的症状、发作时的体征、肺功能检查和用药效果，不难确定诊断。诊断哮喘发作分为轻、中、重和危重四度。

应该牢记的是，哮喘急性发作最重要的危害不是它的时间，而是它的严重性。严重的哮喘发作可能是致命的，必须认真确定发作的严重程度，避免低估。

急性重症哮喘需与急性左心衰竭、上呼吸道阻塞及肺曲菌病相鉴别。

五、治疗原则

1. 院前

（1）鼻导管给氧。

（2）尽快使用沙丁胺醇（舒喘宁）吸入。

（3）泼尼松 30~60mg 口服或（和）氯化可的松 200mg 静脉滴注。

2. 院内

（1）继续吸氧，可用鼻导管或面罩给予充分饱和湿化的氧疗，使 Pa（O_2）>8.0kPa，氧饱和度在 90% 以上。

（2）定量气雾剂（MDI）和雾化吸入沙丁胺醇或叔丁喘宁，无高血压、心脏病的患者可皮下注射沙丁胺醇 0.25~0.50mg，必要时可静脉给药。

（3）对未用过茶碱的患者可于 20min 内静脉输入 5mg/kg 氨茶碱，对已用过茶碱者或病史不清者应直接给予维持量 0.8~1.0mg/（kg·h），严密观察其不良反应。

（4）用 MDI 吸入异丙溴化托品 60~80μg，每日 4 次。

（5）糖皮质激素：静脉给予氢化可的松 200mg，以后每 6h 一次，每日用量 400~600mg，必要时可达 1000mg 以上；乙醇过敏者可用甲基泼尼松龙 40~80mg，每 4~6h 重复一次；缓解后可改为口服。吸入性皮质激素不适用于重症患者。

（6）补液及纠正酸碱失衡：不能经口摄入时，静脉补液 2500~3000ml/24h，足够纠正脱水，无脱水者一般情况下 1500ml 生理盐水可维持水化，过多液体反会增加肺水肿的危险性。pH<7.2 时需要补碱，可补小剂量 5% 碳酸氢钠（40~60ml），切忌矫枉过正。

（7）伴感染者使用抗生素。

（8）严重呼吸衰竭时需机械通气治疗。

（侯秀伟）

第四节　自发性气胸

一、概述

自发性气胸是指因肺脏实质或脏层胸膜在无外源性或介入性因素的影响下破裂，引起气体在胸膜腔内蓄积。

二、病因

（一）发病原因

自发性气胸的病因构成随着社会和医学的发展而发生着变化，1932 年，Kjaergarrd 报告的自发性气胸的病因多为胸膜下肺大泡，20 世纪 50 年代，结核病成为自发性气胸的常见病因，以后，随着对结核病的有效的药物治疗和流行病学控制，由结核病引起的自发性气胸的发病率有所下降。20 世纪 80 年代以后，随着社会人口老年化的进程，老年性慢性阻塞性肺气肿引起的自发性气胸的比率有增多的趋势，同时随着一些特殊社会现象的出现，由获得性免疫缺陷综合征（AIDS）患者患卡氏肺囊虫感染引起的自发性气胸亦有所增加。

自发性气胸根据造成气体溢入胸膜腔的原因分为：特发性气胸和继发性气胸。特发性气胸多见于青少年，体形瘦高，在 X 线胸片上甚至在开胸手术直视下，在脏层胸膜表面往往见不到明确的病灶；继发性气胸在中老年人多见，往往由于肺内原有的病灶破裂所致，如肺大泡、肺结核、肺脓肿、肺癌等，气胸患者的临床症状和体征取决于基础病因、肺萎陷的程度以及是否存在基础肺部疾病。自发性气胸常见的病因如下：

1. 胸膜下肺大疱破裂　青少年自发性气胸多因肺尖部胸膜下的肺大疱破裂所致，胸膜下肺大疱大多分为两类，胸膜下微小肺大疱（bleb），直径小于1cm，常为多发，可发生于肺尖部，叶间裂边缘及肺下叶边缘。这类微小肺大疱往往是支气管和肺部炎症愈合，纤维组织瘢痕形成过程中牵拉及通气不畅所致，胸膜下微小肺大疱所致的自发性气胸在X线胸片上或手术时不易发现病灶，故亦称为"特发性气胸"。胸膜下肺大疱常为单发，多发生于肺尖部，由于脏层胸膜先天性发育不全，逐渐出现肺大疱，这类自发性气胸常见于瘦高体形的青少年，在手术过程中，除发现大疱外，常不能找到与之相关的肺实质内的基础病变，这两类肺大疱破裂引起的自发性气胸可在剧烈活动、咳嗽、喷嚏后诱发，亦可在安静状态下发生。

2. 大疱性肺气肿破裂　由于慢性阻塞性肺部疾患使肺泡单位过度充气，久之出现肺泡壁破坏，即小叶中心型肺气肿和全小叶型肺气肿，肺泡进一步融合压迫肺泡间隔和肺间质形成大疱性肺气肿。其特点是在X线胸片和胸部CT片上可见到大疱内有被压的极薄的血管和肺泡间隔，以此与巨大肺大疱鉴别，当肺实质内残气量进一步增加，压力过高引起脏层胸膜破裂就出现气胸，40岁以上的男性多见，常伴有慢性咳嗽、长期吸烟史、支气管哮喘史等。

3. 肺结核　20世纪50年代，肺结核是引起自发性气胸很重要的因素之一，其发病机制主要是：

（1）陈旧的结核性瘢痕收缩，造成小支气管扭曲、阻塞，形成局限性肺大疱破裂。

（2）肺的活动性结核空洞直接破裂。

（3）由结核性损毁肺间接引起对侧肺组织代偿性肺气肿，当出现感染，支气管阻塞时，引起其远端肺泡过度膨胀而破裂，20世纪80年代，随着有效的抗结核药物的应用，肺结核的发病率明显降低，由肺结核引起的自发性气胸的发生率亦有明显下降，1988年Beg报道的95例小儿自发性气胸的原因中，肺结核占21%，仅次于化脓性感染。近些年来，结核病的发病率又有上升的趋势，应当注意随之而来的气胸并发症。

4. 其他

（1）感染：金黄色葡萄球菌性肺炎和先天性肺囊肿继发感染后破裂是儿童自发性气胸发生的主要原因，随着各种高效抗生素的临床应用，肺脓肿破裂引起的脓气胸已经少见，而肺部真菌感染引起的自发性气胸的报道日渐增多，获得性免疫性缺陷综合征（AIDS）的伴随疾患卡氏肺囊虫性肺炎亦可引起自发性气胸，Beers证明其发病机制可能是广泛的肺间质炎症，肺的囊性蜂窝状组织坏死。

（2）恶性肿瘤：靠近脏层胸膜的癌性空洞破裂入胸膜腔可引起气胸，肺癌引起远端支气管阻塞形成局限性气肿继而破裂，尤其是转移性肉瘤可导致气胸，在儿童中，气胸可以是骨肉瘤肺转移的第一个表现。

（3）月经期自发性气胸：Maurer等在1968年报道了月经期自发性气胸，1972年，Lillingto等把这种气胸命名为月经期气胸，30～40岁人群为发病的高峰期，90%发生在右侧，常在月经开始后48～72h内发生。发生原因可能有：月经期PGF_2水平增高，导致肺泡破裂；月经期宫颈黏液栓缺乏，空气通过子宫颈、输卵管和横膈孔进入胸膜腔；胸膜或肺的子宫内膜异位症。

（4）获得性免疫缺陷综合征患者的气胸：获得性免疫缺陷综合征患者的自发性气胸通常发生在卡氏肺囊虫肺炎（PCP）的基础上，患PCP的艾滋病患者，大约有6%发生气胸。卡氏肺囊虫导致坏死性肺炎合并弥漫性胸膜下肺大疱，气胸常是双侧，顽固，易复发，漏气时间长，保守治疗后复发率高达65%，大约1/3的患者表现为同时或非同时双侧气胸。患PCP的艾滋病患者，若并发气胸，住院死亡率则高达50%，在需要通气支持的患者中，其病死率接近90%。

（二）发病机制

气胸的发生与病变的肺泡内压骤增有关，一般来说，引起正常肺泡破裂所需的压力为7.8～13.7kPa，而有病变的肺泡和肺大疱所能承受的压力远远小于正常肺泡，所以容易破裂，尤其是在以下这些情况容易发生气胸。

（1）剧烈咳嗽，腹压增高。

（2）呼吸道感染引起局部气管半阻塞状态，气体只能进入远端肺泡，而排出不畅，使受阻远端肺泡内压升高。

（3）哮喘持续状态。

（4）机械通气，气管内持续正压，超过病变肺泡所能承受的压力极限。

（5）一些体力活动时突然用力，突然改变体位，打哈欠等。

三、症状

1. 呼吸困难　气胸发作时患者均有呼吸困难，其严重程度与发作的过程、肺被压缩的程度和原有的肺功能状态有关。在年轻的呼吸功能正常的患者，可无明显的呼吸困难，即使肺被压缩大于 80%，亦仅能在活动时稍感胸闷，而在患有慢性阻塞性肺气肿的老年患者，肺被轻度压缩就有明显的呼吸困难，急性发作的气胸，症状可能更明显，而慢性发作的气胸，健侧肺脏可以代偿性膨胀，临床症状可能会较轻。

2. 胸痛　常在发生气胸当时出现突然尖锐性刺痛和刀割痛，与肺大疱突然破裂和肺被压缩的程度无关，可能与胸膜腔内压力增高，壁层胸膜受牵张有关。疼痛部位不肯定，可局限在胸部，亦可向肩、背、上腹部放射，明显纵隔气肿存在时，可出现持续的胸骨后疼痛。疼痛是气胸患者最常见的主诉，而且在轻度气胸时，可能是唯一症状。

3. 刺激性咳嗽　自发性气胸时偶有刺激性咳嗽。

4. 其他症状　气胸合并血气胸时，如出血量多，患者会心悸、血压低、四肢发凉等。

四、检查

1. X 线检查　是诊断气胸最可靠的方法，可显示肺萎陷的程度、肺部情况以及有无胸膜粘连、胸腔积液及纵隔移位等。胸像上显示无肺纹理的均匀透亮区的胸膜腔积气带，其内侧为与胸壁平行的弧形线状肺边缘，少量气体往往局限于胸腔上部，常被骨骼掩盖，此时嘱患者深呼气，使萎陷的肺更为缩小，密度增高，与外带积气透光区形成更鲜明的对比，从而显示气胸带。大量气胸时，患侧肺被压缩，聚集在肺门区呈球形阴影，有些患者在 X 线胸片上可以见到肺尖部肺大疱；在血气胸存在时，可见液气平面；当胸内存在粘连带时，萎陷的肺失去均匀向肺门压缩的状态，在 X 线胸像上显示出不规则状压缩或肺压缩边缘呈分叶状；患侧膈肌明显下移，气管、心脏向健侧移位；合并纵隔气肿时，可见纵隔和皮下积气影。根据 X 线胸像，大致可计算气胸后肺脏受压缩的程度，这对临床处理气胸有一定指导意义。

当积气带宽度相当于患侧胸廓宽度 1/4 时，肺被压缩大约 35%；当胸内积气带宽度相当于患侧胸廓宽度的 1/3 时，肺被压缩 50%；当胸内积气带宽度相当于患侧胸廓宽度的 1/2 时，肺被压缩 65%。根据气胸量的多少可把气胸分为 3 类：小量气胸（小于 20%），中量气胸（20%~40%），大量气胸（大于 40%）。

2. 胸部 CT 扫描　能清晰显示胸腔积气的范围和积气量、肺被压缩的程度，在有些患者可以见到肺尖部肺大疱的存在，同时胸部 CT 还能显示胸腔积液的多少，尤其是对含极少量气体的气胸和主要位于前中胸膜腔的局限性气胸。

五、鉴别诊断

根据临床表现结合 X 线和 CT 检查诊断不难。

1. 肺大疱　多次反复发作的气胸，由于胸内有粘连，气胸易形成局限性包裹，此时在 X 线胸片上易与张力性肺大疱相混淆，气胸往往有突然发作的病史，而张力性肺大疱则是长时间反复胸闷，X 线胸像上张力性肺大疱在胸壁边缘尤其是肋膈角处可见到纤细的肺大疱边缘线。气胸和张力性肺大疱的鉴别很重要，把张力性肺大疱误诊为气胸而放置胸腔引流管很容易引起严重的病理生理改变。

2. 支气管断裂　应当说支气管断裂是造成外伤性张力性气胸的原因之一，支气管断裂往往有胸部的外伤史，外伤的特点是加速运动过程中突然停止的过程，支气管断裂引起的张力性气胸，胸腔引流管常有持续性溢气，在 X 线胸像上可见到"肺下垂征"，即萎陷的肺上缘低于肺门水平，而一般原因引起的气胸，肺萎陷是朝向肺门的。

3. 急性肺栓塞 在临床上可有呼吸困难等症状，同时常伴有发热、咯血、休克、白细胞数增高等，一般多有下肢反复发作的静脉血栓形成史或长期卧床史，X 线胸像无气胸征象。

4. 其他 胸痛、呼吸困难等症状在临床上应与心肌梗死、胸膜炎、急腹症等鉴别。

六、治疗

积气量少的患者，无须特殊处理，胸腔内积气一般在 2 周内可自行吸收。大量气胸须进行胸膜腔穿刺，抽尽积气，或行闭式胸腔引流术，以减轻积气对肺和纵隔的压迫，促进肺尽早膨胀，同时应用抗生素预防感染。

（侯秀伟）

第五节 急性肺水肿

急性肺水肿是由不同原因引起肺组织血管外液体异常增多，液体由间质进入肺泡，甚至呼吸道出现泡沫状分泌物。表现为急性呼吸困难、发绀，呼吸做功增加，两肺布满湿性啰音，甚至从气道涌出大量泡沫样痰液。人类可发生下列两类性质完全不同的肺水肿：心源性肺水肿（亦称流体静力学或血流动力学肺水肿）和非心源性肺水肿（亦称通透性增高肺水肿、急性肺损伤或急性呼吸窘迫综合征）。

一、发病机制

（一）肺毛细血管静水压

肺毛细血管静水压（Pmv）是使液体从毛细血管流向间质的驱动力，正常情况下，Pmv 约 8mmHg（1.06kPa），有时易与 PCWP 相混淆。PCWP 反映肺毛细血管床的压力，可估计左心房压（LAP），正常情况下较 Pmv 高 1～2mmHg（0.13～0.27kPa）。肺水肿时 PCWP 和 Pmv 并非呈直接相关，两者的关系取决于总肺血管阻力（肺静脉阻力）。

（二）肺间质静水压

肺毛细血管周围间质的静水压即肺间质静水压（Ppmv），与 Pmv 相对抗，两者差别越大，则毛细血管内液体流出越多。肺间质静水压为负值，正常值为 −17～−8mmHg（−2.26～1.06kPa），可能与肺组织的机械活动、弹性回缩以及大量淋巴液回流对肺间质的吸引有关。理论上 Ppmv 的下降亦可使静水压梯度升高，当肺不张进行性再扩张时，出现复张性肺水肿可能与 Ppmv 骤降有关。

（三）肺毛细血管胶体渗透压

肺毛细血管胶体渗透压（πmv）由血浆蛋白形成，正常值为 25～28mmHg（3.33～3.72kPa），但随个体的营养状态和输液量不同而有所差异。πmv 是对抗 Pmv 的主要力量，单纯的 πmv 下降能使毛细血管内液体外流增加。但在临床上并不意味着血液稀释后的患者会出现肺水肿，经血液稀释后血浆蛋白浓度下降，但过滤至肺组织间隙的蛋白也不断地被淋巴系统所转移，Pmv 的下降可与 πmv 的降低相平行，故 πmv 与 Pmv 间梯度即使发挥净渗透压的效应，也可保持相对的稳定。

πmv 和 PCWP 间的梯度与血管外肺水压呈非线性关系。当 Pmv ＜15mmHg（2.00kPa）、毛细血管通透性正常时，πmv − PCWP≤9mmHg（1.20kPa）可作为出现肺水肿的界限，也可作为治疗肺水肿疗效观察的动态指标。

（四）肺间质胶体渗透压

肺间质胶体渗透压（πpmv）取决于间质中渗透性、活动的蛋白质浓度，它受反应系数（δf）和毛细血管内液体流出率（Qf）的影响，是调节毛细血管内液体流出的重要因素。πpmv 正常值为 12～14mmHg（1.60～1.86kPa），难以直接测定。临床上可通过测定支气管液的胶体渗透压鉴别肺水肿的类型，如支气管液与血浆蛋白的胶体渗透压比值小于60%，则为血流动力学改变所致的肺水肿，如比值大于75%，则为毛细血管渗透增加所致的肺水肿，称为肺毛细血管渗漏综合征。

（五）毛细血管通透性

资料表明，越过内皮细胞屏障时，通透性肺水肿透过的蛋白多于压力性水肿，仅越过上皮细胞屏障时，两者没有明显差别。毛细血管通透性增加，使 δ 从正常的 0.8 降至 0.3 ~ 0.5，表明血管内蛋白，尤其是清蛋白大量外渗，使 πmv 与 πpmv 梯度下降。

二、病理与病理生理

（一）心源性急性肺水肿

正常情况下，两侧心腔的排血量相对恒定，当心肌严重受损和左心负荷过重而引起心排血量降低和肺瘀血时，过多的液体从肺泡毛细血管进入肺间质甚至肺泡内，则产生急性肺水肿，实际上是左心衰竭最严重的表现，多见于急性左心衰竭和二尖瓣狭窄患者。

有以下并发症的患者术中易发生左心衰竭：①左心室心肌病变，如冠心病、心肌炎等。②左心室压力负荷过度，如高血压、主动脉狭窄等。③左心室容量负荷过重，如主动脉瓣关闭不全、左向右分流的先天性心脏病等。

当左心室舒张末压大于12mmHg（1.60kPa），毛细血管平均压大于35mmHg（4.66kPa），肺静脉平均压大于30mmHg（3.99kPa）时，肺毛细血管静水压超过血管内胶体渗透压及肺间质静水压，可导致急性肺水肿，若同时有肺淋巴管回流受阻，更易发生急性肺水肿。其病理生理表现为肺顺应性减退、气道阻力和呼吸作用增强、缺氧、呼吸性酸中毒，间质静水压增高压迫肺毛细血管、升高肺动脉压，从而增加右心负荷，导致右心功能不全。

（二）神经源性肺水肿

中枢神经系统损伤后，颅内压急剧升高，脑血流量减少，造成下丘脑功能紊乱，解除了对视前核水平和下丘脑尾部"水肿中枢"的抑制，引起交感神经系统兴奋，释放大量儿茶酚胺，使周围血管强烈收缩，血流阻力加大，大量血液由阻力较高的体循环转至阻力较低的肺循环，引起肺静脉高压，肺毛细血管压随之升高，跨肺毛细血管 Starling 力不平衡，液体由血管渗入至肺间质和肺泡内，最终形成急性肺水肿。延髓是发生神经源性肺水肿的关键神经中枢，交感神经的激发是产生肺高压及肺水肿的基本因素，而肺高压是神经源性肺水肿发生的重要机制。通过给予交感神经阻断剂和肾上腺素 α 受体阻断剂均可降低或避免神经源性肺水肿的发生。

（三）液体负荷过重

围术期输血补液过快或输液过量，使右心负荷增加。当输入胶体液达血浆容量的25%时，心排血量可增多至300%。若患者伴有急性心力衰竭，虽通过交感神经兴奋维持心排血量，但神经性静脉舒张作用减弱，对肺血管压力和容量的骤增已经起不到有效的调节作用，导致肺组织间隙水肿。

大量输注晶体液，使血管内胶体渗透压下降，增加液体从血管的滤出，聚集到肺组织间隙中，易致心、肾功能不全、静脉压增高或淋巴循环障碍患者发生肺水肿。

（四）复张性肺水肿

复张性肺水肿是各种原因所致肺萎陷后，在肺复张时或复张后24h内发生的急性肺水肿。一般认为与多种因素有关，如负压抽吸迅速排出大量胸膜积液、大量气胸所致的突然肺复张，均可造成单侧性肺水肿。

临床上多见于气胸或胸腔积液3个月后出现进行性快速肺复张，1h后可表现为肺水肿的临床症状，50%的肺水肿发生在50岁以上老年人。水肿液的形成遵循Starling公式。复张性肺水肿发生时，肺动脉压和PCWP正常，水肿液蛋白浓度与血浆蛋白浓度的比值大于0.7，说明存在肺毛细血管通透性增加。肺萎陷越久，复张速度越快，胸膜腔负压越大，越易发生肺水肿。

肺复张性肺水肿的病理生理机制可能为：①肺泡长期萎缩，使Ⅱ型肺细胞代谢障碍，肺泡表面活性物质减少，肺泡表面张力增加，使肺毛细血管内液体向肺泡内滤出。②肺组织长期缺氧，使肺毛细血管内皮和肺泡上皮的完整性受损，通透性增加。③使用负压吸引设备，突然增加胸内负压，使复张肺的毛细血管压力与血流量增加，作用于已受损的毛细血管，使管壁内外的压力差增大；机械性力量使肺毛细血管内皮间隙孔变形，间隙增大，促使血管内液和血浆蛋白流入肺组织间隙。④在声门紧闭的情况下用力吸气，负压峰值可超 $-50cmH_2O$（$-4.9kPa$），如负的胸膜腔内压传至肺间质，增加肺毛细血管和肺间质静水压之差，则增加肺循环液体的渗出。⑤肺的快速复张引起胸膜腔内压急剧改变，肺血流增加而压力升高，并产生高的直线血流速度，加大了血管内和间质的压差。当其超过一定阈值时，液体进入间质和肺泡形成肺水肿。

（五）高原性肺水肿

高原性肺水肿是一种由低地急速进入海拔3000m以上地区的常见病，主要表现为发绀、心率增快、心排血量增多或减少、体循环阻力增加和心肌受损。其发病因素是多方面的，如缺氧性肺血管收缩、肺动脉高压、高原性脑水肿、全身和肺组织生化改变。肺代偿功能异常和心功能减退是造成重度低氧血症的直接原因。高原性肺水肿为高蛋白渗出性肺水肿，炎性介质是毛细血管增加的主要原因。

（六）通透性肺水肿

通透性肺水肿指肺水和血浆蛋白均通过肺毛细血管内间隙进入肺间质，肺淋巴液回流量增加，且淋巴液内蛋白含量亦明显增加，表明肺毛细血管内皮细胞功能失常。

1. 感染性肺水肿　感染性肺水肿指继发于全身感染和（或）肺部感染的肺水肿，如革兰阴性杆菌感染所致的败血症和肺炎球菌性肺炎均可引起肺水肿，主要是通过增加肺毛细血管壁通透性所致。肺水肿亦可继发于病毒感染。流感病毒、水痘—带状疱疹病毒所致的病毒性肺炎均可引起肺水肿。

2. 毒素吸入性肺水肿　毒素吸入性肺水肿指吸入有害性气体或毒物所致的肺水肿。有害性气体包括二氧化氮、氯、光气、氨、氟化物、二氧化硫等，毒物以有机磷农药最为常见。其病理生理为：①有害性气体引起过敏反应或直接损害，使肺毛细血管通透性增加，减少肺泡表面活性物质，并通过神经体液因素引起肺静脉收缩和淋巴管痉挛，使肺组织水分增加。②有机磷通过皮肤、呼吸道和消化道进入人体，与胆碱酯酶结合，抑制该酶的作用，使乙酰胆碱在体内积聚，导致支气管痉挛、分泌物增加、呼吸肌麻痹和呼吸中枢抑制，导致缺氧和肺毛细血管通透性增加。

3. 淹溺性肺水肿　淹溺性肺水肿指淡水和海水淹溺所致的肺水肿。淡水为低渗性，被大量吸入后，很快通过肺泡－毛细血管膜进入血循环，导致肺组织的组织学损伤和全身血容量增加，肺泡－毛细血管膜损伤较重或左心代偿功能障碍时，诱发急性肺水肿。高渗性海水进入肺泡后，使得血管内大量水分进入肺泡引起肺水肿。肺水肿引起缺氧可加重肺泡上皮、毛细血管内皮细胞损害，增加毛细血管通透性，进一步加重肺水肿。

4. 尿毒症性肺水肿　肾功能衰竭患者常伴肺水肿和纤维蛋白性胸膜炎。主要发病因素有：①高血压所致左心衰竭。②少尿患者循环血容量增多。③血浆蛋白减少，血管内胶体渗透压降低，肺毛细血管静水压与胶体渗透压差距增大，促进肺水肿形成。

5. 氧中毒性肺水肿　氧中毒性肺水肿指长时间吸入高浓度（大于60%）氧引起肺组织损害所致的肺水肿。一般在常压下吸入纯氧12～24h，高压下3～4h即可发生氧中毒。氧中毒的损害以肺组织为主，表现为上皮细胞损害、肺泡表面活性物质减少、肺泡透明膜形成，引起肺泡和间质水肿，以及肺不张。其毒性作用是由于氧分子还原成水时所产生的中间产物自由基（如超氧阴离子、过氧化氢、羟自由基和单线态氧等）所致。正常时氧自由基为组织内抗氧化系统，如超氧化物歧化酶（SOD）、过氧化氢酶、谷胱甘肽氧化酶所清除。吸入高浓度氧，氧自由基形成加速，当其量超过组织抗氧化系统清除能力时，即可造成肺组织损伤，形成肺损伤。

（七）与麻醉相关的肺水肿

1. 麻醉药过量　麻醉药过量引起肺水肿，可见于吗啡、美沙酮、巴比妥酸盐和海洛因中毒。发病机制可能与下列因素有关：①抑制呼吸中枢，引起严重缺氧，使肺毛细血管通透性增加，同时伴有肺动脉高压，产生急性肺水肿。②缺氧刺激下丘脑引起周围血管收缩，血液重新分布而致肺血容量增加。③海洛因所致肺水肿可能与神经源性发病机制有关。④个别患者的易感性或过敏反应。

2. 呼吸道梗阻　围手术期喉痉挛常见于麻醉诱导期插管强烈刺激，亦见于术中神经牵拉反应以及甲状腺手术因神经阻滞不全对气道的刺激。气道通畅时，胸腔内压对肺组织间隙压力的影响不大，但急性上呼吸道梗死时，用力吸气造成胸膜腔负压增加，几乎全部传导至血管周围间隙，促进血管内液进入肺组织间隙。上呼吸道梗阻时，患者处于挣扎状态，缺氧和交感神经活性极度亢进，可导致肺小动脉痉挛性收缩、肺小静脉收缩、肺毛细血管通透性增加。酸中毒又可增加对心脏做功的抑制，除非呼吸道梗阻解除，否则将形成恶性循环，加速肺水肿的发展。

3. 误吸　围手术期呕吐或胃内容物反流可引起吸入性肺炎和支气管痉挛，肺表面活性物质灭活和肺毛细血管内皮细胞受损，从而使液体渗出至肺组织间隙内，发生肺水肿。患者表现为发绀、心动过速、支气管痉挛和呼吸困难。肺组织损害的程度与胃内容物的 pH 值直接相关，pH > 2.5 的胃液所致的损害要比 pH < 2.5 者轻微得多。

4. 肺过度膨胀　一侧肺不张使单肺通气，全部潮气量进入一侧肺内，导致肺过度充气膨胀，随之出现肺水肿，其机制可能与肺容量增加有关。

三、临床表现

发病早期，均先有肺间质性水肿，肺泡毛细血管间隔内的胶原纤维肿胀，刺激附近的肺毛细血管旁"J"感受器，反射性引起呼吸频率增快，促进肺淋巴液回流，同时表现为过度通气。

水肿液在肺泡周围积聚后，沿着肺动脉、静脉和小气道鞘延伸，在支气管堆积到一定程度，引起支气管狭窄，可出现呼气性啰音。患者常主诉胸闷、咳嗽，有呼吸困难、颈静脉怒张，听诊可闻及哮鸣音和少量湿啰音。若不及时发现和治疗，则继发为肺泡性肺水肿。

肺泡性肺水肿时，水肿液进入末梢细支气管和肺泡，当水肿液溢满肺泡后，出现典型的粉红色泡沫痰，液体充满肺泡后不能参与气体交换，通气/血流比值下降，引起低氧血症。插管患者可表现呼吸道阻力增大和发绀，经气管导管喷出或涌出大量的粉红色泡沫痰。

四、辅助检查

（一）X 线

早期肺上部血管扩张和瘀血，肺纹理显著增加。间质性肺水肿时，肺血管纹理模糊，肺门阴影不清楚，肺小叶间隔加宽，形成 Kerley A 线和 B 线。Kerley A 线少见，在肺野中央区，呈弧形斜向肺门，较 B 线为长。

Kerley B 线常见于二尖瓣狭窄患者，在两侧下肺野肋膈角区最清楚，呈横行走向，而在膈上部呈纵行走向，与胸膜垂直。间质内积液，肺野密度普遍增多。肺泡性肺水肿时，出现肺泡状增密阴影，形状大小不一，可融合成片状，弥散分布或局限于一叶，肺门两侧由内向外逐渐变淡，形成"蝴蝶状"典型表现。虽肺水肿多表现为两侧，但单侧肺水肿也常可见。

（二）实验室检查

血气分析在肺水肿发展过程中表现不一。肺间质水肿时，$Pa(CO_2)$ 下降，pH 增高，呈呼吸性碱中毒；肺泡性肺水肿时，$Pa(CO_2)$ 升高和（或）$Pa(O_2)$ 下降，pH 下降，表现为低氧血症和呼吸性酸中毒。

五、诊断

肺水肿发病早期多为间质性肺水肿，若未及时发现和治疗，可继发为肺泡性肺水肿，加重心肺功能紊乱，故应重视早期诊断和治疗。

肺水肿的诊断主要根据症状、体征和 X 线表现，一般并不困难。临床上同时测定 PCWP 和 πmv，πmv－PCWP 正常值为（1.20 ± 0.20）kPa〔（9.7 ± 1.7）mmHg〕，当 πmv－PCWP $\leqslant 0.533$kPa（4mmHg）时，提示肺内肺水增多，有助于早期诊断。复张性肺水肿常伴有复张性低血压。

六、鉴别诊断

心源性肺水肿在肺间质和肺泡腔的渗出以红细胞为主。左心衰竭导致肺瘀血。非心源性肺水肿在肺间质和肺泡腔的渗出以血浆内的一些蛋白、体液为主。肺泡－毛细血管膜的通透性增加，为漏出性肺水肿。

（一）心源性肺水肿

1. 主要表现　常突然发作、高度气急、呼吸浅速、端坐呼吸、咳嗽、咳白色或粉红色泡沫痰、面色灰白、口唇及肢端发绀、大汗、烦躁不安、心悸、乏力等。

2. 体征　包括双肺广泛水泡音和（或）哮鸣音、心率增快、心尖区奔马律及收缩期杂音、心界向左扩大，可有心律失常和交替脉，不同心脏病尚有相应体征和状。

急性心源性肺水肿是一种严重的重症，必须分秒必争进行抢救，以免危及患者生命。具体急救措施包括：①非特异性治疗。②查出肺水肿的诱因并加以治疗。③识别及治疗肺水肿的基础心脏病变。

（二）非心源性肺水肿

1. 主要表现　进行性加重的呼吸困难、端坐呼吸、大汗、发绀、咳粉红色泡沫痰。

2. 体征　双肺可闻及广泛湿啰音，可先出现在双肺中下部，然后波及全肺。

3. X 线　早期可出现 Kerley 线，提示间质性肺水肿，进一步发展可出现肺泡肺水肿的表现。

肺毛细血管楔压（PCWP）用于鉴别心源性及非心源性肺水肿。前者 PCWP＞12mmHg（1.60kPa），后者 PCWP≤12mmHg（1.60kPa）。

七、治疗

治疗原则为病因治疗，是缓解和根本消除肺水肿的基本措施；维持气道通畅，充分供氧和机械通气治疗，纠正低氧血症；降低肺血管静水压，提高血浆胶体渗透压，改善肺毛细血管通透性；保持患者镇静，预防和控制感染。

（一）充分供氧和机械通气治疗

1. 维持气道通畅　水肿液进入肺泡和细支气管后汇集至气管，使呼吸道阻塞，增加气道压，从气管喷出大量粉红色泡沫痰，即便用吸引器抽吸，水肿液仍大量涌出。采用去泡沫剂能提高水肿液清除效果。

2. 充分供氧　轻度缺氧患者可用鼻导管给氧，每分钟 6～8L；重度低氧血症患者，行气管内插管，进行机械通气，同时保证呼吸道通畅。约85%的急性肺水肿患者须行短时间气管内插管。

3. 间歇性正压通气　间歇性正压通气（IPPV）通过增加肺泡压和肺组织间隙压力，阻止肺毛细血管内液滤出；降低右心房充盈压，减少肺内血容量，缓解呼吸肌疲劳，降低组织氧耗量。常用的参数是：潮气量 8～10ml/kg，呼吸频率为 12～14 次/min，吸气峰值压力应小于 30mmHg（3.99kPa）。

4. 持续正压通气或呼气末正压通气　应用 IPPV，Fi（O_2）＞0.6 仍不能提高 Pa（O_2），可用持续正压通气（CPAP）或呼气末正压通气（PEEP）。通过开放气道，扩张肺泡，增加功能残气量，改善肺顺应性以及通气/血流比值。合适的 PEEP 通常先从 5cmH_2O（0.49kPa）开始，逐步增加到 10～15cmH_2O（0.98～1.47kPa），其前提是对患者心排血量无明显影响。

（二）降低肺毛细血管静水压

1. 增强心肌收缩力　急性肺水肿合并低血压时，病情更为险恶。应用适当的正性变力药物使左心室能在较低的充盈压下维持或增加心排血量，包括速效强心苷、拟肾上腺素药和能量合剂等。

强心苷药物表现为剂量相关性的心肌收缩力增强，同时可以降低房颤时的心率、延长舒张期充盈时间，使肺毛细血管平均压下降。强心药对高血压性心脏病、冠心病引起的左心衰竭所造成的急性肺水肿疗效明显。氨茶碱除增加心肌收缩力、降低后负荷外，还可舒张支气管平滑肌。

2. 降低心脏前后负荷 当 CVP 为 15cmH$_2$O（1.47kPa），PCWP 增高达 15mmHg（2.00kPa）以上时，应限制输液，同时静注利尿药，如呋塞米、依他尼酸等。若不见效，可加倍剂量重复给药，尤其对心源性或输液过多引起的急性肺水肿，可迅速有效地从肾脏将液体排出体外，使肺毛细血管静水压下降，减少气道水肿液。使用利尿药时应注意补充氯化钾，并避免血容量过低。

吗啡解除焦虑、松弛呼吸道平滑肌，有利于改善通气，同时具有降低外周静脉张力、扩张小动脉的作用，减少回心血量，降低肺毛细血管静水压。一般静注吗啡 5mg，起效迅速，对高血压、二尖瓣狭窄等引起的肺水肿效果良好，应早期使用。在没有呼吸支持的患者，应严密监测呼吸功能，防止吗啡抑制呼吸。休克患者禁用吗啡。

东莨菪碱、山莨菪碱及阿托品对中毒性急性肺水肿疗效满意，该类药物具有较强的解除阻力血管及容量血管痉挛的作用，可降低心脏前后负荷，增加肺组织灌注量及冠状动脉血流，增加动脉血氧分压，同时还具有解除支气管痉挛、抑制支气管分泌过多液体、兴奋呼吸中枢及抑制大脑皮质活动的作用。

患者体位对回心血量有明显影响，取坐位或头高位有助于减少静脉回心血量、减轻肺瘀血、降低呼吸做功和增加肺活量，但低血压和休克患者应取平卧位。

α 受体阻滞剂可使全身及内脏血管扩张、回心血量减少，改善肺水肿。可用酚妥拉明 10mg 加入 5% 葡萄糖溶液 100～200ml 静脉滴注。硝普钠通过降低心脏后负荷改善肺水肿，但对二尖瓣狭窄引起者要慎用。

（三）镇静及感染的防治

1. 镇静药物 咪达唑仑、丙泊酚具有较强的镇静作用，可减少患者的惊恐和焦虑，减轻呼吸急促，将急促而无效的呼吸调整为均匀有效的呼吸，减少呼吸做功。有利于通气治疗患者的呼吸与呼吸机同步，以改善通气。

2. 预防和控制感染 感染性肺水肿继发于全身感染和（或）肺部感染所致的肺水肿，革兰阴性杆菌所致的败血症是引起肺水肿的主要原因。各种原因引起的肺水肿均应预防肺部感染，除加强护理外，应常规给予抗生素以预防肺部感染。常用的抗生素有氨基苷类抗生素、头孢菌素和氯霉素。

给予抗生素的同时，应用肾上腺皮质激素，可以预防毛细血管通透性增加，减轻炎症反应，促使水肿消退，并能刺激细胞代谢，促进肺泡表面活性物质产生，增强心肌收缩，降低外周血管阻力。

临床常用的药物有氢化可的松、地塞米松和泼尼松龙，通常在发病 24～48h 内用大剂量皮质激素。氢化可的松首次静脉注射 200～300mg，24h 用量可达 1g 以上；地塞米松首次用量可静注 30～40mg，随后每 6h 静脉注射 10～20mg，甲泼尼龙的剂量为 30mg/kg 静脉注射，用药不宜超过 72h。

（四）复张性肺水肿的防治

防止跨肺泡压的急剧增大是预防肺复张性肺水肿的关键。行胸腔穿刺或引流复张时，应逐步减少胸内液气量，复张过程应在数小时以上，负压吸引不应超过 10cmH$_2$O（0.98kPa），每次抽液量不应超过 1000ml。

若患者出现持续性咳嗽，应立即停止抽吸或钳闭引流管，术中膨胀肺时，应注意潮气量和压力适中，主张采用双腔插管以免健侧肺过度扩张，肺复张后持续做一段时间的 PEEP，以保证复张过程中跨肺泡压差不致过大，防止复张后肺毛细血管渗漏的增加。

肺复张性肺水肿治疗的目的是维持患者足够的氧合和血流动力学的稳定。无症状者无须特殊处理，低氧血症较轻者予以吸氧，较重者则需气管内插管，应用 PEEP 及强心利尿剂和激素。向胸内注入 50～100ml 气体、做肺动脉栓塞术均是可取的方法。在肺复张期间要避免输液过多、过快。

（侯秀伟）

第九章

循环系统疾病

第一节 高脂血症

高脂血症（hyperlipidemia）是促进动脉粥样硬化（artherosclerosis，AS）的一个直接因素。高血脂常常指血浆三酰甘油、总胆固醇、低密度胆固醇升高，这类血脂的升高在动脉粥样硬化、糖尿病的发展过程中起着重要的作用，也都是冠心病的独立危险因素，其中特别是低密度胆固醇（LDL）的升高与AS的相关更为密切，因而高LDL一直是AS重要的生物标志物和干预靶点。大量的AS干预研究结果表明降低LDL的措施最大限度可引起1/3动脉粥样硬化性冠心病死亡率的降低，还有2/3的AS患者不能通过单纯降低LDL治疗而得到控制。近几十年来大量的研究认为低血浆HDL（小于等于35mg/dl）是AS、冠心病的另一重要的独立危险因素，目前大量临床研究在关注升高HDL的策略。高脂血症并不能概括低HDL在AS形成中的危害作用，近来更倾向用血脂紊乱来代替高脂血症。有以下三种中的一种就为血脂异常：血清TC水平增高，血清TG水平增高，血清HDL－C水平减低。

血浆中的脂类主要分为5种：三酰甘油（triglyceride）、磷脂（phospholipid）、胆固醇酯（cholesterol ester）、胆固醇（cholesterol）以及游离脂肪酸（free fatty acid）。除游离脂肪酸是直接与血浆清蛋白结合运输外，其余的脂类则均与载脂蛋白结合，形成水溶性的脂蛋白转运。由于各种脂蛋白中所含的蛋白质和脂类的组成和比例不同，所以它们的密度、颗粒大小、表面负荷、电泳表现和其免疫特性均不同。脂蛋白的分离常用密度离心法，可将脂蛋白分为：乳糜微粒（chylomicrons，CM）、极低密度脂蛋白低密度脂蛋白和高密度脂蛋白。CM是颗粒最大的脂蛋白，主要功能是运输外源性胆固醇。VLDL主要含内源性三酰甘油。LDL是富含胆固醇的脂蛋白，主要作用是将胆固醇运送到外周血液。HDL是血清中颗粒密度最大的一组脂蛋白，主要作用是将肝脏以外组织中的胆固醇转运到肝脏进行分解代谢。

一、膳食营养因素和血脂代谢

营养膳食是影响和调节血脂代谢的最重要的环境因素，其中膳食脂类是影响脂质代谢最突出的因素。

（一）脂类

1. 脂肪酸　膳食脂肪酸的组成不同对血脂水平的影响也不同，如脂肪酸的饱和程度不同和脂肪酸碳链长度不同对血脂的影响不一。

（1）饱和脂肪酸：饱和脂肪酸被认为是膳食中使血液胆固醇含量升高的主要脂肪酸。但进一步研究表明，并不是所有的饱和脂肪酸都具有升高血清胆固醇的作用。小于10个碳原子和大于18个碳原子的饱和脂肪酸几乎不升高血液胆固醇。而棕榈酸（palmitic acid）、豆蔻酸（myristic acid）和月桂酸（lauric acid）有升高血胆固醇的作用。升高血清胆固醇的作用以豆蔻酸最强，棕榈酸次之，月桂酸再次之。这些饱和脂肪酸升高胆固醇的机制可能与抑制LDL受体的活性有关，从而干扰LDL从血液循环中清除。

（2）单不饱和脂肪酸：单不饱和脂肪酸如橄榄油和茶油曾被认为对血清胆固醇的作用是中性的，

既不引起血清胆固醇升高，也不引起其降低。但随着研究的深入，发现摄入富含单不饱和脂肪酸橄榄油较多的地中海居民虽然脂肪的摄入量很高，但冠心病的病死率较低。进一步的研究认为单不饱和脂肪酸能降低血总胆固醇和 LDL，而不降低 HDL 水平，或使 LDL 胆固醇下降较多而 HDL 胆固醇下降较少。

（3）多不饱和脂肪酸：膳食中的多不饱和脂肪酸主要为 n-6 多不饱和脂肪酸和 n-3 多不饱和脂肪酸。n-6 多不饱和脂肪酸如亚油酸（linoleic acid，C18：2）能降低血液胆固醇含量，降低 LDL 胆固醇的同时也降低 HDL 胆固醇。亚油酸对血胆固醇的作用机制正好与饱和脂肪酸相反，即增加 LDL 受体的活性，从而降低血中 LDL 颗粒数及颗粒中胆固醇的含量。

膳食中的 n-3 多不饱和脂肪酸如 α-亚麻酸（α-linolenic acid，C18：3）、EPA 和 DHA 能降低血液胆固醇含量，同时降低血液三酰甘油含量，并且升高血浆 HDL 水平。EPA 和 DHA 降低血浆三酰甘油的作用是因为它们阻碍了三酰甘油掺入到肝脏的 VLDL 颗粒中，导致肝脏分泌三酰甘油减少，血浆三酰甘油降低。

n-6 多不饱和脂肪酸系列的亚油酸和 n-3 系列的 EPA 和 DHA 可为前列腺素中阻碍血小板凝集成分的前体之一，故亚油酸、EPA 和 DHA 具有抑制血小板凝集的作用。除此之外，n-3 多不饱和脂肪酸还具有改善血管内膜的功能，如调节血管内膜 NO 的合成和释放等。

多不饱和脂肪酸由于双键多，在体内易被氧化。大量多不饱和脂肪酸的摄入可提高机体内的氧化应激水平，从而促进 AS 的形成或发展。单不饱和脂肪酸由于不饱和双键较少，对氧化作用的敏感性较多不饱和脂肪酸低，可能对预防 AS 更有优越性。

（4）反式脂肪酸：反式脂肪酸（trans fatty acids）是食物中常见的顺式脂肪酸的异构体。在将植物油氢化制成人造黄油的生产过程中，双键可以从顺式变成反式，即形成反式脂肪酸。近年来的研究表明摄入反式脂肪酸可使血中 LDL 胆固醇含量增加，同时引起 HDL 降低，HDL/LDL 比例降低。

2. 胆固醇　人体内的胆固醇来自外源性和内源性两种途径，外源性占 30%～40%，直接来自于膳食，其余由肝脏合成。当膳食中摄入的胆固醇增加时，不仅肠道的吸收率下降，而且可反馈性地抑制肝脏 HMG-CoA 还原酶的活性，减少体内胆固醇的合成，从而维持体内胆固醇含量的相对稳定。但这种反馈调节并不完善，故胆固醇摄入太多时，仍可使血中胆固醇含量升高。值得注意的是，个体间对膳食胆固醇摄入量的反应差异较大，影响这种敏感性的因素主要有膳食史、年龄、遗传因素及膳食中各种营养素之间的比例等。

3. 植物固醇　植物中含有与胆固醇结构类似的化合物称为植物固醇（phytosterol），它能够在消化道与胆固醇竞争性形成"胶粒"，抑制胆固醇的吸收，降低血浆胆固醇。

（二）膳食纤维

膳食纤维能够降低胆固醇和胆酸的吸收，并增加其从粪便的排出，改变肝脏脂蛋白和胆固醇的代谢，具有降低血脂的作用。

二、血脂异常的营养治疗

血脂异常主要表现为总胆固醇、LDL 升高，根据胆固醇和 LDL 的水平，把血脂异常分为轻度、中度和严重升高。

（一）轻度高胆固醇血症的营养治疗

对没有冠心病而表现为轻度胆固醇升高（200～239mg/dl）的，主要通过膳食治疗。膳食治疗的策略是指合理控制热能和糖，减少升高胆固醇脂肪酸的摄入，主要是指饱和脂肪酸的摄入不超过总能量的10%，总脂肪酸的摄入不超过30%能量摄入。饱和脂肪酸常来源于动物性食物，包括肉类和奶类脂肪。相对而言，奶类脂肪比肉类更易于升高血浆胆固醇。植物的饱和脂肪酸主要来自热带植物如椰子油。减少牛排、汉堡和肉类的摄入是降低饱和脂肪酸摄入的主要途径，此外，减少奶制品的摄入如减少牛奶、奶酪、冰激凌及用低脂肪或无脂肪的乳制品来替代也是减少饱和脂肪酸摄入的有效途径。

反式脂肪酸可升高胆固醇。西方国家要求反式脂肪酸的摄入低于总能量的 3%，鉴于我国反式脂肪酸的消费量低，通常反式脂肪酸的摄入量达不到这个水平。减少动物性食物也必然减少胆固醇的摄入，有助于降低血浆总胆固醇和 LDL 水平。轻度胆固醇升高者常伴有肥胖，因此控制肥胖也是降低胆固醇的一个重要方面。

（二）中度高胆固醇血症的营养治疗

中度高胆固醇血症（240～299mg/dl）的治疗方案取决于冠心病的危险状况。患者可分为中度和高度危险状况。

在中度胆固醇升高不伴有或伴有上述危险因素中的一项被认为是中度危险患者，而伴有 2 项危险因素及以上者被认为是高度危险患者。

中度危险的患者其血浆 LDL 在 160～180mg/dl 之间，可通过非药物的膳食或生活方式可使 LDL 水平控制在 <160mg/dl。而 LDL 在 190～219mg/dl 的中度危险患者及高度危险患者，需在膳食的基础上应用降脂药物治疗。

（三）常用降低血脂的食物的选择

大量的研究观察了食物对血脂的影响，发现了不少食物可以防治高胆固醇血症或改善血脂紊乱。

1. 豆类　包括大豆、蚕豆、豌豆、赤豆、绿豆等，它们是人体蛋白质的良好来源，蛋白质的氨基酸比较齐全，因而营养价值较高，特别是经过加工成豆腐或其他制品后，更易被人体消化吸收利用。几乎不含胆固醇，含有豆固醇，可以起到抑制机体吸收动物食品所含胆固醇的作用。大豆中所含脂肪为多不饱和脂肪酸，即亚油酸；还含有丰富的磷脂、食物纤维、维生素、无机盐，微量元素如钙、磷、铁、锰、碘等，所有这些不仅有益于身体健康，而且有益于防治高血脂病、冠心病等。专家指出大豆中还含有皂角苷，能降低血液中的胆固醇。若每人每天或隔日能吃豆类 50～100g，便可有明显的降低胆固醇的作用，从而达到降低血脂的目的。

2. 大蒜　它不仅含有丰富的营养，而且含有大量的大蒜素，其主要成分是挥发性硫化物。它可抑制胆固醇的合成，对高血脂有预防作用，能使血清胆固醇明显减少。

3. 洋葱　其降血脂效能与其所含的烯丙基二硫化物作用有关，健康人每天吃 60g 油煎洋葱，能有效预防因高脂食物引起的血胆固醇升高的现象。

4. 苹果　常年不间断地食用苹果，每天大约 110g 左右，可以防止血中胆固醇的增高。其原因是苹果中含有丰富的类黄酮。类黄酮是一种天然抗氧化剂，具有降低血脂的作用。

5. 山楂　山楂酸甜可口具有很多的医学价值，如具有散瘀、消积、化痰、解毒、活血、醒脑等功效。山楂主要含有山楂酸、柠檬酸、脂肪分解酸、维生素 C、枸橼酸、黄酮、糖类和蛋白质等多种成分，可促进胆固醇排泄而降低血脂的作用。

6. 鱼类　鱼类含有多不饱和脂肪酸，特别是二十碳五烯酸，可使血液中的三酰甘油和胆固醇显著降低，对于防止高脂血症大有益处。

7. 海带　海带中含有一种叫做海带多糖的有效成分，可以降低血清总胆固醇和三酰甘油的含量。在食用油腻过多的动物脂肪膳食中掺点海带，可以减少脂肪在体内的寄存，会使脂肪在人体内的蓄积趋向于皮下和肌肉组织中，同时会使血液中的胆固醇含量显著降低。海带中含有纤维素，纤维素可以和胆汁酸结合而排出体外，从而减少胆固醇的合成，防止动脉粥样硬化的发生。海带中含有丰富的维生素和矿物质。

8. 菌类食物　蘑菇、草菇、香菇、平菇等菌类食物，是一种高蛋白、低脂肪、富含天然维生素的健康食品，具有许多的保健作用。如香菇中含有纤维素，能促进胃肠蠕动，防止便秘，减少肠道对胆固醇的吸收；含有的香菇嘌呤等核酸物质，能促进胆固醇分解而排泄，防止血脂升高。

9. 牛奶　牛奶不仅营养价值高，而且含有羧基与甲基戊二酸，能够抑制人体内胆固醇合成酶的活性，从而抑制胆固醇的合成，降低血中胆固醇的含量。牛奶中含有丰富的钙，能降低人体对胆固醇的吸收。牛奶中含有的乳清酸能有效抑制胆固醇的生物合成与吸收，故能使人体内的胆固醇的含量降低。如果有条件喝脱脂的牛奶和酸奶对高脂血症或高胆固醇症者有益。

10. 燕麦 燕麦是世界上公认的高营养粮种之一，必需氨基酸的含量高于其他谷类粮食。燕麦有降低胆固醇的作用。每天适量食用燕麦粥，可使人体血清胆固醇水平降低。究其原因一是燕麦富含人体必需的亚油酸，另外燕麦中含有丰富的可溶性膳食纤维。

11. 植物油 食用植物油，包括菜油、豆油、麻油、花生油或玉米油等，由于其中含丰富的不饱和脂肪酸，有降低血中胆固醇的作用；但需注意油脂含有的热能较高，过量可引起体重的增加。

（焦栓林）

第二节 冠心病

冠心病的病理改变是动脉粥样硬化（atherosclerosis，AS），因此冠心病的预防也就是 AS 的预防。AS 是一种炎症性、多阶段的退行性的复合性病变。近年来的研究认为 AS 是在损伤因子的作用下导致的一个慢性炎症的过程，主要包括四期的病理变化：动脉血管内膜功能紊乱期、血管内膜脂质条纹期，典型斑块期和斑块破裂期。目前认为除了遗传、年龄、肥胖、吸烟、血脂异常、机体内氧化应激水平升高和缺乏体力活动等危险因素外，营养膳食因素在 AS 的发病中起着极为重要的作用。

一、膳食营养因素和冠心病

（一）热能、糖类

过多的能量摄入在体内转化成脂肪，储存于皮下或身体各组织，形成肥胖。肥胖患者的脂肪细胞对胰岛素的敏感性降低，引起葡萄糖的利用受限，继而引起代谢紊乱，血浆三酰甘油升高。

膳食中糖类的种类和数量对血脂水平有较大的影响。蔗糖、果糖摄入过多容易引起血清三酰甘油含量升高，这是因为肝脏利用多余的糖类变成三酰甘油所致。膳食纤维能够降低胆固醇和胆酸的吸收，并增加其从粪便的排出，具有降低血脂的作用。

（二）脂类

膳食脂肪酸、胆固醇对血脂水平有直接的影响。

（三）蛋白质与动脉粥样硬化

蛋白质与动脉硬化的关系尚未完全阐明。在动物实验中发现，高动物性蛋白（如酪蛋白）膳食可促进 AS 的形成。用大豆蛋白和其他植物性蛋白代替高脂血症患者膳食中的动物性蛋白能够降低血清胆固醇。研究还发现一些氨基酸可影响心血管的功能，如牛磺酸能减少氧自由基的产生，使还原性谷胱甘肽增加，保护细胞膜的稳定性，同时还具有降低血胆固醇和肝胆固醇的作用。目前高血浆同型半胱氨酸被认为是血管损伤或 AS 的独立危险因子，同型半胱氨酸在体内由必需氨基酸——蛋氨酸转变生成。蛋氨酸摄入增加引起血浆同型半胱氨酸升高，动物研究发现增加蛋氨酸摄入能引起动脉内膜的损伤。除了酶代谢因素外，同型半胱氨酸的升高不仅取决于膳食蛋氨酸的摄入，而且也取决于维生素 B_{12}、维生素 B_6 和叶酸的水平，因为维生素 B_{12}、维生素 B_6 和叶酸在同型半胱氨酸转化为蛋氨酸或胱氨酸的过程中起着重要的作用。

（四）维生素和微量元素

1. 维生素 E 人群观察性研究和动物实验干预研究已证实，维生素 E 有预防动脉粥样硬化和冠心病的作用，但人群干预研究中，维生素 E 是否具有抗动脉粥样硬化作用并不清楚。维生素 E 预防动脉粥样硬化作用的机制可能与其抗氧化作用有关，即减少脂质过氧化物质的形成。除了氧化－还原特性外，维生素 E 还可能通过抑制炎症因子的形成和分泌以及抑制血小板凝集而发挥抗动脉粥样硬化的作用。

2. 维生素 C 维生素 C 在体内参与多种生物活性物质的羟化反应，包括参与肝脏胆固醇代谢成胆酸的羟化反应，促进胆固醇转变为胆汁酸而降低血中胆固醇的含量。维生素 C 参与体内胶原的合成，降低血管的脆性和血管的通透性；维生素 C 是体内重要的水溶性抗氧化物质，可降低血管内皮的氧化损伤；大剂量的维生素 C 可加快冠状动脉血流量，保护血管壁的结构和功能，从而有利于防治心血管疾病。

3. 其他维生素　血浆同型半胱氨酸是动脉粥样硬化的独立危险因素。同型半胱氨酸是蛋氨酸的中间代谢产物，同型半胱氨酸在转变成蛋氨酸和胱氨酸过程中需要叶酸、维生素 B_{12} 和维生素 B_6 作为辅酶。当叶酸、维生素 B_{12} 和维生素 B_6 缺乏时，血浆同型半胱氨酸浓度增加。膳食中补充叶酸、维生素 B_{12} 和维生素 B_6 可降低高血浆同型半胱氨酸对血管的损伤。

烟酸在药用剂量下也有降低血清胆固醇和三酰甘油、升高 HDL、促进末梢血管扩张等作用。维生素 B_6 与构成动脉管壁的基质成分——酸性黏多糖的合成以及脂蛋白脂酶的活性有关，缺乏时可引起脂质代谢紊乱和动脉粥样硬化。

4. 微量元素　镁对心肌的结构、功能和代谢有重要作用，还能改善脂质代谢并有抗凝血功能。缺镁易发生血管硬化和心肌损害，软水地区居民心血管疾病发病率高于硬水地区，可能与软水中含镁较少有关。高钙饲料可降低动物血胆固醇。铬是葡萄糖耐量因子的组成成分，缺铬可引起糖代谢和脂类代谢的紊乱，增加动脉粥样硬化的危险性。而补充铬可降低血清胆固醇和 LDL，提高 HDL 的含量，防止粥样硬化斑块的形成。铜缺乏也可使血胆固醇含量升高，并影响弹性蛋白和胶原蛋白的交联而引起心血管损伤。过多的锌则降低血中 HDL 含量，膳食中锌/铜比值较高的地区冠心病发病率也较高。近年来的实验研究还发现，过量的铁可引起心肌损伤、心律失常和心力衰竭等，应用铁螯合剂可促进心肌细胞功能和代谢的恢复。此外，碘可减少胆固醇在动脉壁的沉着，硒是体内抗氧化酶——谷胱甘肽过氧化物酶的核心成分。谷胱甘肽过氧化物酶使体内形成的过氧化物迅速分解，减少氧自由基对机体组织的损伤。缺硒也可减少前列腺素的合成，促进血小板的聚集和血管收缩，增加动脉粥样硬化的危险性。

（五）其他膳食因素

1. 酒　少量饮酒可增加血 HDL 水平，而大量饮酒可引起肝脏的损伤和脂代谢的紊乱，主要是升高血三酰甘油和 LDL。

2. 茶　茶叶中含有茶多酚等化学物质，茶多酚具有抗氧化作用和降低胆固醇在动脉壁的聚集作用。

3. 大蒜和洋葱　大蒜和洋葱有降低血胆固醇水平和提高 HDL 的作用，其作用与大蒜和洋葱中的含硫化合物有关。

4. 富含植物化学物质的食物　植物性食物中含有大量的植物化学物质如黄酮、异黄酮、花青素类化合物和皂苷类化合物，这些化合物具有降低血浆胆固醇、抗氧化和抑制动脉粥样硬化性的血管炎性反应，及抗动脉粥样硬化形成的作用。

二、动脉粥样硬化及冠心病的营养防治

冠心病的临床分为隐匿型、心绞痛型、心肌梗死型、心力衰竭和心律失常型、猝死型。冠心病是在动脉粥样硬化的基础上逐步发展形成的，而动脉粥样硬化与血脂异常密切相关，在一般情况下，血脂异常、动脉粥样硬化和冠心病的营养膳食治疗的基本原则和措施是相同的。

动脉粥样硬化或动脉粥样硬化冠心病的防治原则是在平衡膳食的基础上，控制总热能和总脂肪，限制膳食饱和脂肪酸和胆固醇，保证充足的膳食纤维和多种维生素，保证适量的矿物质和抗氧化营养素。但在发生心肌梗死或心力衰竭等危急情况时，营养膳食措施可做适当的调整。

1. 限制总热量摄入，保持理想体重　热能摄入过多是肥胖的重要原因，而后者是动脉粥样硬化的重要危险因素，故应该控制总能量的摄入，并适当增加运动，保持理想体重。

2. 限制脂肪和胆固醇摄入　限制膳食中脂肪总量及饱和脂肪酸和胆固醇摄入量是防治高胆固醇血症和动脉粥样硬化以及动脉粥样硬化性冠心病的重要措施。膳食中脂肪摄入量以占总热能 20%～25% 为宜，饱和脂肪酸摄入量应少于总热能的 10%，适当增加单不饱和脂肪酸和多不饱和脂肪酸的摄入。鱼类主要含 n—3 系列的多不饱和脂肪酸，对心血管有保护作用，可适当多吃。少吃含胆固醇高的食物，如猪脑和动物内脏等，胆固醇摄入量小于 300mg/d。高胆固醇血症患者应进一步降低饱和脂肪酸摄入量使其低于总热能的 7%，胆固醇小于 200mg/d。国际上对降低和控制血浆胆固醇已经进行过很多的研究，并在许多问题上已经取得了共识，相当多的方案都是一致的。

3. 提高植物性蛋白的摄入，少吃甜食 蛋白质摄入应占总能量的15%，植物蛋白中的大豆有很好地降低血脂的作用，所以应提高大豆及大豆制品的摄入。碳水化合物应占总能量的60%左右，应限制单糖和双糖的摄入，少吃甜食和含糖饮料。

4. 保证充足的膳食纤维摄入 膳食纤维能明显降低血胆固醇，因此应多摄入含膳食纤维高的食物，如燕麦、玉米、蔬菜等。

5. 供给充足的维生素和矿物质 维生素E和很多水溶性维生素以及微量元素具有改善心血管功能的作用，特别是维生素E和维生素C具有抗氧化作用，应多食用新鲜蔬菜和水果。

6. 饮食清淡，少盐和少饮酒 高血压是动脉粥样硬化的重要危险因素，为预防高血压，每日盐的摄入应限制在6g以下。严禁酗酒，可少量饮酒。

7. 适当多吃保护性食品 非营养素的植物化学物质（phytochemicals）具有心血管健康促进作用，摄入富含这类物质的食物将助于心血管的健康和抑制动脉粥样硬化的形成。应鼓励多吃富含植物化学物质的植物性食物，如大豆、黑色或绿色食品、草莓、洋葱和香菇等。

三、心肌梗死的营养治疗

心肌梗死（myocardial infarction）是心肌的缺血性坏死。常见的是在冠状动脉粥样硬化病变的基础上，发生冠状动脉血供应急剧减少或中断，使相应的心肌严重而持久地急性缺血所致，可发生心律失常、休克或心力衰竭。

心肌梗死的饮食治疗包括以下几个方面：

1. 限制能量摄入 急性心肌梗死发病开始的2~3d内，能量摄入不宜过高，以减轻心脏负担。能量给予500~800kcal（2092~3347kPa）/d，食物总容量1000~1500ml，进食内容包括米汤、藕粉、去油肉汤、温果汁、菜汁、蜂蜜水等流质。此阶段应避免胀气或带刺激性的食物，如豆浆、牛奶、浓茶和咖啡。少量多餐，分5次多次进食，以避免膈肌抬高加重心脏负担。食物不宜过冷和过热，以防引起心律失常，这阶段应完全卧床休息，进食由他人协助。

2. 注意水和电解质的平衡 要一并考虑食物中的饮水及输液的总量，以适应心脏的负荷能力。患者如伴有高血压或心力衰竭，应限制钠盐。临床上观察到急性心肌梗死发生后，有尿钠的丢失。高钾和低钾对心脏功能不利，故应该根据血液生化指标予以调整。

3. 注意饮食清淡、易消化且营养平衡 病情好转后，可选用低脂半流质，能量供给增至1000~1500kcal（4184~6276kPa）/d。膳食宜清淡、富有营养和容易消化。可选用适量的瘦肉末、鱼类、家禽、蔬菜、水果、低脂奶和豆浆。保持胃肠道通畅，以防大便时过分用力，加重病情。

病情稳定后（一般3~4周后），随着患者逐步恢复活动，饮食的限制也可逐渐放松，但脂肪和胆固醇的摄入仍然应适当限制，以防止血脂升高、血液的黏度增加。另外，仍应少食多餐，避免过饱，以防心肌梗死再复发。另一方面，饮食不要过分限制，以免造成营养不良和增加患者的精神负担，影响患者的康复。

四、心力衰竭的营养治疗

心力衰竭系指在适量静脉回流情况下，心脏不能输出足够的血液来满足组织代谢需要的一种病理状态，临床上可分为左心、右心和全心衰竭。心力衰竭的常见诱因有：感染、心律不齐、心肌缺血、心脏负荷加重、电解质平衡紊乱和酸碱平衡紊乱等。心力衰竭期间的营养膳食应注意以下几个方面：

1. 适当限制能量和蛋白质的摄入 限制能量和蛋白质的摄入，以减轻心脏的负担。心力衰竭明显时，每天的能量摄入限制在600~1000kcal（2510~4184kPa），蛋白质为25~30g为宜，能量逐渐增加至1000~1500kcal（4184~6276kPa）/d，蛋白质逐渐增加至40~50g/d。病情稳定后，能量以低于理想体重，蛋白质以0.8g/kg为宜。

2. 控制钠盐 根据心力衰竭的程度，钠盐的摄入量每天限制在2000mg、1500mg或500mg。心力衰竭时水潴留常继发于钠潴留，在限钠的同时饮水量可不加严格限制，一般允许每天摄入 1500～2000ml。

3. 注意电解质的平衡　心力衰竭最常见的电解质紊乱之一是钾的平衡失调。由于摄入不足、丢失增加或利尿剂的使用等可出现低钾血症，这时应摄入含钾高的食物。如并发肾功能减退，出现高钾血症，则注意选择低钾食物。

4. 维生素、无机盐充足　宜补充富含维生素的食物，尤其是 B 族维生素和维生素 C。钙与心肌收缩密切相关，给予适量的钙或摄入含钙丰富的食物在心力衰竭的治疗中有积极的意义。

5. 少食多餐　减少胃胀，食物应易消化。

（焦栓林）

第三节　高血压

一、定义

原发性高血压是一种以体循环动脉收缩压和（或）舒张期血压持续升高为主要特点的全身性疾病。

二、高血压诊断标准和分类

我国目前采用的高血压诊断标准和分类（表 9－1），采用世界卫生组织和国际高血压学会给出的高血压诊断标准和分类。

表 9－1　血压水平的分类和定义

类别	收缩压（mmHg）	舒张压（mmHg）
正常血压	<120（15.96kPa）	<80（10.64kPa）
正常高值	120～139（15.96～18.49kPa）	80～89（10.64～11.84kPa）
高血压	≥140（18.62kPa）	≥90（11.97kPa）
1 级高血压（轻度）	140～159（18.62～21.15kPa）	90～99（11.97～13.17kPa）
2 级高血压（中度）	160～179（21.28～23.81kPa）	100～109（13.30～14.50kPa）
单纯收缩期高血压	≥140（18.62kPa）	<90（11.97kPa）

目前 90% 以上高血压原因不明，称为原发性高血压。如果高血压是由于某些疾病（如肾脏病、原发性醛固酮增多症、嗜铬细胞瘤等）引起的，称为继发性高血压。继发性高血压服药治疗效果差，应当针对病因治疗，去除病因后血压能有效降低甚至恢复正常。本节仅对原发性高血压加以介绍，简称高血压。

三、我国高血压流行现状

1959 年，我国成人高血压的患病率只有 5.9%，2002 年上升到 18.8%，估计每年新增 1000 万例患者，估算 2012 年 15 岁以上患病率达 24%，全国高血压患者达 2.66 亿。可见，伴随着人口老龄化、城镇化进程、生活方式和膳食结构的改变，高血压的患病率呈增长趋势。同时注意，现在高血压越来越年轻化，儿童和中青年高血压的患病率呈持续上升趋势。然而，我国人群高血压知晓率、治疗率和控制率分别为 30.2%、24.7% 和 6.1%。

我国高血压患病率和流行存在地区、城乡和民族差异，随年龄增长而升高。北方高于南方，华北和东北属于高发区；沿海高于内地；城市高于农村；高原少数民族地区患病率较高。男、女性高血压总体患病率差别不大，青年期男性略高于女性，中年后女性略高于男性。

高血压是导致其他心、脑血管疾病的主要基础病变之一，我国心脑血管疾病现患人数为 2.9 亿。每年约有 350 万人死于心脑血管疾病，占总死亡病因的首位（41%），平均每 10s 就有一人死于此病。我国现有脑卒中患者至少 700 万，心肌梗死 250 万，这些患者超过一半存在不同程度的残疾。在心脑血管病死亡人群中，一半以上与高血压有关。

四、高血压的病因和发病机制

高血压是一种由遗传多基因与环境多危险因子交互作用而形成的慢性全身性疾病。但是遗传和环境因素具体通过何种途径升高血压，至今尚无完整统一的认识，原因如下：高血压不是一种均匀同质性疾病，不同个体间病因和发病机制不尽相同；其次，高血压病程较长，进展一般较缓慢，不同阶段始动、维持和加速机制不同。因此，高血压是多因素、多环节、多阶段和个体差异性较大的疾病。

1. 遗传因素　高血压具有明显的家族聚集性。通过高血压患者家系调查发现，父母均患有高血压者，其子女今后患高血压概率高达46%；父母一方患高血压者，子女患高血压的概率是28%；而双亲血压正常者其子女患高血压的概率仅为3%。约60%的高血压患者有高血压家族史。高血压的遗传可能存在主要基因显性遗传和多基因关联遗传两种方式。

2. 年龄　医学研究发现，中老年人即使不患高血压，其血压值也随年龄增长，从40岁开始，每增加10岁，收缩压就增高10mmHg（1.33kPa）。因此年龄增长与高血压是密切相关的。

年龄和遗传因素是高血压不可逆的危险因素。

3. 超重和肥胖　大量研究已证实，肥胖或超重是血压升高的重要危险因素，特别是向心性肥胖是高血压危险性的重要指标。体质指数（BMI）与血压水平有着明显的正相关关系，$BMI > 24kg/m^2$ 者，在4年内发生高血压的风险是 $BMI < 24kg/m^2$ 者的 $2 \sim 3$ 倍，且随着BMI的增加，血压水平也相应增加。肥胖儿童高血压的患病率是正常体重儿童的 $2 \sim 3$ 倍，成人肥胖者中也有较高的高血压患病率，超过理想体重20%者患高血压的危险性是低于理想体重20%者的8倍以上。高血压患者60%以上有肥胖或超重，肥胖的高血压患者更易发生心绞痛和猝死。此外，体脂水平也与高血压患病风险相关，体脂量每增加10%，收缩压和舒张压平均上升6mmHg（0.80kPa）和4mmHg（0.53kPa）。我国南北地区人群比较研究表明，尽管国人平均BMI明显低于西方国家，单因素与多因素分析一致显示BMI增高是血压升高的独立危险因素。

减轻体重已成为降血压的重要措施，体重减轻9.2kg可引起收缩压降低6.3mmHg（0.84kPa），舒张压降低3.1mmHg（0.4kPa）。肥胖导致高血压的机制可能归于：肥胖引起高血脂，脂肪组织增加导致心输出量的增加，交感神经活动增加以及胰岛素抵抗增加。

4. 高钠低钾膳食　研究表明钠盐摄入与血压升高呈正相关，严格控制钠盐摄入量能有效降低血压。钾能促钠排出，钾的摄入量与血压呈负相关，而我国居民的膳食特点是高钠低钾。我国南方人群食盐摄入量平均为 $8 \sim 10g/d$，北方人群为 $12 \sim 15g/d$，均远远超过WHO推荐的5g标准。我国人群钾的摄入量只有1.89g，远低于WHO推荐4.7g。高盐膳食不仅是高血压发生的主要危险因素，同时也是脑卒中、心脏病和肾脏病发生发展的危险因素。每日食盐的摄入量从9g降到6g，可使脑卒中的发生率下降22%，冠心病发生率降低16%。

5. 钙　膳食中钙摄入不足可使血压升高，膳食中增加钙可引起血压降低。美国全国健康和膳食调查结果显示，每日钙摄入量低于300mg者与摄入量为1200mg者相比，高血压危险性高 $2 \sim 3$ 倍。一般认为膳食中每天钙的摄入少于600mg就有可能导致血压升高。钙能促进钠从尿中的排泄可能是其降血压作用的机制之一。

6. 镁　镁与血压的研究较少。一般认为低镁与血压升高相关。摄入含镁高的膳食可降低血压。镁降低血压的机制可能包括：降低血管的紧张性和收缩性；减少细胞钙的摄取而引起细胞质的钙降低；促进产生具有舒血管作用的物质等。

7. 过量饮酒　高血压的患病率随着饮酒量增加而增加。高血压患者中，有5%~10%是因为过量饮酒造成的。少量饮酒后短时间内血压下降，但随后血压上升。大量饮酒刺激交感神经兴奋，心跳加快，血压升高及血压波动性增大。重度饮酒者脑卒中的死亡率是不常饮酒者的3倍。

8. 精神长期过度紧张　主要机制是：①情绪失调引起大脑皮层兴奋抑制机制失调，交感神经活动增强，血压升高。②神经内分泌功能失调，诱发心率失常。③血小板活性反应性升高。④诱发冠状动脉收缩、粥样斑块破裂而引起急性事件。有心血管病史的患者，心理压力增加会使病情复发或恶化。

9. 吸烟　烟草中含有2000多种有害物质，会引起交感神经兴奋、氧化应激，损害血管内膜，致血管收缩、血管壁增厚、动脉硬化，不仅使血压增高，还增加冠心病、脑卒中、猝死和外周血管病发生的风险。被动吸烟同样有害。婴幼儿尤其容易受到二手烟的有毒物质的侵害。孕妇主动或被动吸烟，烟草中的有害物质可通过胎盘而损害胎儿的心血管系统，这种损害对下一代是永久性的。

10. 体力活动不足　我国城市居民（尤其是中青年）普遍缺乏体力活动，严重影响心血管健康。适量运动可舒缓交感神经紧张，增加扩血管物质，改善内皮舒张功能，促进糖脂代谢，降低高血压、心血管疾病风险。

五、高血压的营养防治

所有高血压患者都应坚持健康的生活方式，主要包括合理膳食、控制体重、戒烟限酒、适量运动、心理平衡。

1. 合理膳食　重点是限制钠盐摄入、限制总热量和饮食均衡。

1）限制钠盐摄入：高血压的膳食疗法最主要的关键点是减盐，严格限盐可有效降低血压。中国营养学会推荐健康成人每日食盐摄入量不超过6g，高血压患者不超过3g。

膳食中钠钾比值和血压呈正比，通过增加钾的摄入量也可起到降压效果。钾在蔬菜、水果含量较高，因此摄入充足的蔬菜（500g/d）、水果（1~2个/d）可起到降压作用，市场上出售的富钾低盐也可以起到补钾的作用。

避免高盐摄入的措施包括：①使用限量盐勺，每人每餐不超过2g（即一个2g的标准盐勺），每人每天不超过6g。②尽量避免高盐的食物和调味品如榨菜、咸菜、腌菜、黄酱、辣酱、酱油、腌肉、咸肉、火腿肠、午餐肉、咸蛋、皮蛋、挂面等。利用佐料、食物本身的风味来调味，如葱、姜、蒜、醋、青椒、番茄、洋葱、香菇等。

2）限制总热量：尤其要控制油脂的总量和种类。蛋白质、脂肪、糖类三大产能营养素，如果摄入过多超过人体需要量，多余的能量就会转换成脂肪储存起来，久而久之就会造成肥胖。

对于体重超重或肥胖的高血压患者，总热量在标准体重的基础上，按20~25kcal（83.68~104.6kPa）/（kg·d）或在正常能量需求［30kcal（125.52kPa）/（kg·d）］的基础上每天减300~500kcal（1255.2~2092.0kPa）。为增加饱腹感，可适量增加粗杂粮和蔬菜供给量。减重膳食也应该是平衡膳食，三大营养素要保持适当比例。

（1）减少动物油和胆固醇的摄入：来自动物性食物的饱和脂肪酸和胆固醇是导致血脂异常的确定性危险因素。饱和脂肪酸主要存在于肥肉和动物内脏中。胆固醇主要存在于动物内脏、蟹黄、鱼子、蛋黄、鱿鱼。

（2）减少反式脂肪酸的摄入：反式脂肪酸主要来源为含人造奶油食品，包括西式糕点、巧克力派、咖啡伴侣、速食食品等。不饱和脂肪酸高温或反复加热会形成反式脂肪酸危害健康。

（3）适量选用橄榄油：橄榄油含有单不饱和脂肪酸，主要是油酸，对降低血胆固醇、三酰甘油、低密度脂蛋白有益。橄榄油可做凉拌菜也可以炒菜，但是油温控制在150℃以下。

（4）限制烹调用油：不论何种烹调油，烹调油的总量限制在25g以内（半两，2.5汤匙），家庭用餐建议用带刻度油壶控制用油量。

（5）控制烹调油温：油温越高，不饱和脂肪酸氧化越快，营养成分流失越多。

3）营养均衡

（1）适量补充蛋白质：蛋白质摄入不足，影响血管细胞的代谢，血管老化加剧，加速高血压和动脉硬化的发生。富含蛋白质的食物包括：牛奶、鱼类、鸡蛋清、瘦肉、豆制品。成人蛋白质摄入量按1.0g/（kg·d）。

（2）适量增加新鲜蔬菜和水果：①蔬菜、水果含钾高，可促进体内钠的排出。②蔬菜水果能量密度低，避免摄入过多能量。增加水溶性维生素，特别是维生素C的摄入。③增加膳食纤维，特别是可溶性膳食纤维的摄入。

高血压患者每天可摄入新鲜蔬菜 400~500g，水果 1~2 个。对伴有糖尿病的高血压患者，可在血糖稳定的前提下选择一些低糖或中等糖度的水果，如苹果、猕猴桃、草莓、梨、橙子等。

（3）增加钙的摄入：低钙膳食易导致血压升高，钙摄入量小于 500mg/d 人群，收缩压随年龄增加而上升得最为明显，钙摄入量 500~1200mg/d 者次之，钙摄入量大于 1200mg/d 者最低。我国居民人均钙的摄入量为 390.6mg/d，远低于中国营养学会的推荐量 800mg/d。

补钙最简单、安全、有效的方法是保证奶及奶制品的摄入，即低脂或脱脂奶 250ml/d，对乳糖不耐受的可选用酸奶或去乳糖奶粉；其次大豆及其制品也是钙的良好来源，每天可摄入 50~100g 的豆制品。

（4）丰富的膳食纤维：膳食纤维丰富的食物饱腹感强，有助于控制体重。可溶性膳食纤维有助于降低胆固醇。富含膳食纤维的食物有：燕麦、薯类、粗杂粮、杂豆等。

2. 控制体重　控制体重避免超重肥胖。

在体重控制方面应注意以下几点：

（1）体质指数（BMI）：BMI = 体重（kg）/身高^2（m^2）是国际上通用的评价人体胖瘦的指标。中国肥胖问题工作组推荐的 BMI 标准是：正常为 18.5~23.9kg/m^2；超重为 24.0~27.9kg/m^2；肥胖大于28kg/m^2；消瘦小于 18.5kg/m^2。

（2）体脂：体脂超标将显著增加高血压的风险。目前主张，男性体脂不超过体质量的 25%，女性体脂不超过体质量的 30%。凡体脂超标即使体质量正常也认为是肥胖，应该减肥。

（3）腰围、腰臀比：腰臀比反映体脂在人体的分布。脂肪过多地分布在上半身或腹部称为中心性肥胖（即腹型、苹果型、或内脏脂肪型肥胖）。脂肪过多地集中在下半身、臀部或四肢皮下称为周围型肥胖（即梨型肥胖或皮下脂肪型肥胖）。腹部脂肪积聚越多，发生高血压等疾病的风险越高。成年男性腰围大于 90cm 或腰臀比大于 0.9，女性腰围大于 85cm 或腰臀比大于 0.85 为中心性肥胖。

减肥的方法：适度的低热量膳食加适量运动，达到能量的负平衡，从而达到减重效果。

减肥有益于高血压的治疗，可明显降低患者心血管的风险。每减少 1kg 体重，可降低 4mmHg（0.53kPa）的收缩压。对很多超重/肥胖的中老年高血压患者，即使达不到理想体重，但是只要在原有的基础上有所降低，都能对高血压的控制和临床后果产生益处。减肥膳食应该是低能量的平衡膳食，在平衡膳食的基础上再加上适量的有氧运动，可以使体内脂肪燃烧分解而减肥。

减肥应循序渐进，通常每周减 0.5~1.0kg，在 6 个月至 1 年内减轻原体重的 5%~10% 为宜，不提倡快速减重。减慢进食速度有减少进食量的效果。

3. 戒烟限酒　戒烟可明显降低心血管、癌症等疾病的风险。戒烟不仅是一种生理矫正，更是一种行为心理矫正。烟草依赖是一种慢性成瘾性疾病，自行戒烟率低，复吸率高，必须将烟草依赖作为一种慢性病对待，进行长期评估并反复干预才能取得成效。复吸率高还与社会环境和风气有关。对戒烟成功者要不断进行随访和督促，使他们不再重蹈覆辙。教育青少年终身不吸烟是根本大计。

长期过量饮酒是高血压、心血管病发生的危险因素。饮酒还可对抗降压药的作用使血压难以控制；戒酒后，除血压下降外，降压药的疗效也大为改善。

高血压患者最好不要饮酒。如饮酒，建议少量，男性饮酒的酒精量不超过 25g。按此计算，白酒 <25~50ml（0.5~1.0 两）或葡萄酒 <100~150ml（2~3 两）或啤酒小于 250~500ml（半斤至 1 斤）。女性减半，孕妇不饮酒。

4. 适量运动　运动中的收缩压随运动增加而升高，中等强度运动时收缩压比安静状态升高 30~50mmHg（3.99kPa），舒张压有轻微的变化或基本维持稳定。运动可降低安静时的血压，一次 10min 以上，中低强度运动的降压效果可维持 10~22h，长期坚持规律运动，可以增强运动带来的降压效果。安静时血压未能很好控制或超过 180/110mmHg（23.94/14.63kPa）的患者暂时禁止中度或以上强度的运动。

5. 运动强度　中低强度运动较高强度运动在降压方面更有效、更安全。可选用以下方法评价中等强度：①主观感觉：运动中心跳加快、微微出汗、自我感觉有点累。②客观表现：运动中呼吸频率加快、微喘，可以与人交谈，但是不能唱歌。③步行速度：每分钟 120 步左右。④运动中心率 = 170 - 年龄。⑤在休息 10min 后，呼吸频率增加明显缓解，心率也恢复到正常或接近正常，否则考虑运动强度过大。

生活中的体力活动：高血压患者可适当做些家务、购物等活动，使每天的活动总步数达到或接近 10 000 步。

运动适宜时间：高血压患者清晨血压常处于比较高的水平，清晨也是心血管事件的高发时段，因此最好选下午或傍晚进行锻炼。

高血压患者适宜的运动方式包括有氧运动、力量练习、柔韧性练习和综合功能练习。

（1）有氧运动：是高血压患者最基本的健身方式，常见运动形式有快走、慢跑、骑自行车、秧歌舞、广播体操、有氧健身操、登山、爬楼梯。建议每周 3～5 次，每次 30min 以上中等强度的运动。注意循序渐进，量力而行，不可操之过急。

（2）力量训练：力量训练可以增加肌肉量、增强肌肉训练，减缓关节疼痛，增加人体平衡能力，防止跌倒。建议高血压患者每周 2～3 次力量训练，两次间隔 48h 以上。可采用多种运动方式和器械设备，针对每一组肌群进行力量练习，每组力量练习以 10～15 次为宜。生活中的推、拉、拽、举、压等动作都是力量练习方式。力量练习选择中低强度，练习时应保持正常呼吸状态，避免憋气。

（3）柔韧性练习：柔韧性练习可以改善关节活动度，增强人体的协调性和平衡能力，防止摔倒。建议每周进行 2～3 次柔韧性练习。

（4）综合功能练习：包括太极、瑜伽、太极柔力球、乒乓球、羽毛球等可以改善身体功能。

6. 心理平衡　预防和缓解心理压力主要方法如下：

（1）避免负性情绪，保持乐观和积极向上的态度。

（2）正视现实生活，正确对待自己和别人，大度为怀。

（3）有困难主动寻求帮助。

（4）处理好家庭和同事的关系。

（5）寻找适合自己的心理调节方式。

（6）增强承受心理压力的抵抗力，培养应对心理压力的能力。

（7）心理咨询是减轻心理压力的科学方法。

（8）避免和干预心理危机（一种严重的病态心理，一旦发生必须及时求医）。

（焦栓林）

第四节　营养与脑卒中

一、定义

脑卒中（俗称脑中风），是一种突然起病的脑血液循环障碍性疾病。脑卒中分为缺血性脑卒中和出血性脑卒中。

二、脑卒中的流行现状

中是目前世界上导致人类死亡的第 2 位原因，我国 2004—2005 年完成的全国第 3 次死因回顾抽样调查报告显示，脑血管病已经跃升为国民死因的首位，卒中也是单病种致残率最高的疾病。本病的高发病率、高死亡率和高致残率，给社会、家庭和个人带来沉重的负担和巨大的痛苦。

流行病学研究表明，我国每年 150 万～200 万新发脑卒中病例，校正年龄后的年脑卒中发病率为（116～219）/10 万人口，年脑卒中死亡率为（58～142）/10 万人口。目前我国现存脑血管患者 700 余万人，其中 70% 为缺血性脑卒中，有相当的比例伴有多种危险因素，是复发性脑卒中的高危个体。随着人口老龄化和经济水平的快速发展及生活方式的变化，缺血性脑卒中发病率明显上升提示以动脉硬化为基础的缺血性脑血管病 [包括短暂性脑缺血发作（transient cerebral ischemlc attacks，TIA）] 发病率正在增长。

三、脑卒中的危险因素

1. 年龄　随着年龄的增长，卒中的危险性持续增加，55 岁以后每 10 年卒中的危险性增加 1 倍。

2. 性别　卒中的发病率男性高于女性，男女之比为（1.1~1.5）：1。

3. 高血压　国内外几乎所有的研究均证实，卒中发病率和死亡率的上升与血压升高有着十分密切的关系。这种关系是直接的、持续的并且是独立的。在控制了其他危险因素后，收缩压每升高 10mmHg（1.33kPa），卒中发病的相对危险增加 49%，舒张压每升高 5mmHg（0.66kPa），卒中发病的相对危险增加 46%。

4. 吸烟　32 项研究结果的荟萃分析显示，吸烟者与不吸烟者相比，缺血性卒中的相对危险度（RR 值）为 1.9，蛛网膜下腔出血的 RR 值是 2.9。另有研究表明，吸烟可以使出血性卒中的风险升高 2~4 倍。

长期被动吸烟同样是卒中的危险因素。在去除年龄、性别、心脏病、高血压和糖尿病的影响后，长期被动吸烟者比不暴露于吸烟环境者卒中发生的相对危险增加 1.82 倍，且在男性和女性中都有统计学意义。

5. 糖尿病　糖尿病是缺血性卒中的独立危险因素，数值在 1.8~6.0 之间。而针对糖尿病的多种危险因素进行有效干预治疗后，其卒中风险是会降低的。医疗研究委员会与英国心脏病基金会心脏保护研究（heart protection study，HPS）发现 5963 例糖尿病患者在现有最佳治疗之外加用他汀类药物可使大血管事件发生率下降 22%，卒中发生率降低 24%。

6. 心房颤动　研究显示调整其他血管危险因素后，单独的心房颤动可以使卒中的风险增加 3~4 倍。我国 14 个省市共 29 079 人的流行病学调查资料显示，心房颤动的人群发病率为 0.77%，男性略高于女性。心房颤动患者卒中的发生率达到 12.1%，以缺血性为主，明显高于非心房颤动人群的 2.3%（P<0.01）。

7. 其他心脏病　除了心房颤动外，其他类型的心脏病也可能增加血栓性卒中的危险。美国的一项前瞻性研究结果表明，无论血压水平如何，有心脏病者发生卒中的危险比无心脏病者高 2 倍以上。在年轻患者中，潜在性心源性栓塞与 40% 病因不明的卒中有关。另有研究显示，卒中的发病率与心脏射血分数成反比，射血分数小于 2g% 的心肌梗死患者与射血分数大于 35% 的患者相比较，RR 为 1.86（P=0.01，射血分数每降低 5%，卒中的危险度增加 18%）。

8. 血脂异常　血脂异常与缺血性脑卒中发生率有明显的相关性。亚太组织合作研究项目通过对 352 033 名受试者的研究发现，总胆固醇每升高 1mmol/L，卒中的发生率就会增加 25%。哥本哈根城市心脏病研究发现高密度脂蛋白每升高 1mmol/L，缺血性卒中的发生率可以减少 47%。

9. 缺乏体力活动　体力活动能够降低不同性别、种族和不同年龄层次人群的卒中风险。队列和病例对照研究的荟萃分析显示，与缺乏运动的人群相比，体力活动能降低卒中或死亡风险 27%；与不锻炼的人群相比，中等运动强度能够降低卒中风险 20%。

10. 肥胖　国内对 10 个人群的前瞻性研究表明，肥胖者缺血性卒中发病的 RR 值为 2.0。国外有研究显示男性腹部肥胖和女性 BMI 增高是卒中的独立危险因素。迄今为止，尚无临床研究检验体重减轻是否可以降低卒中的危险性。然而大量临床研究显示，无论是否高血压患者，体重减轻都可以引起血压水平下调。

11. 高同型半胱氨酸血症　大量研究支持高同型半胱氨酸水平与动脉粥样硬化性疾病存在联系。叶酸与维生素 B_6 和维生素 B_{12} 联合应用，可降低血浆同型半胱氨酸浓度，但对于降低卒中风险的研究结果不一致。

12. 饮酒过量　大多数研究表明，酒精消耗与卒中发生的危险度之间有一种 J 型关系。也就是说，轻、中度饮酒有保护作用，过量饮酒则会使卒中风险升高。饮酒与卒中相关性的 35 个观察研究荟萃分析，将饮酒分为戒酒、1drink/d、1~2drink/d、大于2~5drink/d、大于5drink/d 5个等级（1drink 相当于11~14g乙醇含量），分别与戒酒者相比，结果显示每天饮酒大于5drink 者，其缺血性和出血性卒中风险分别升高1.69倍和2.18倍；每天饮酒小于1drink 者总体卒中和缺血性卒中的发生风险分别降低17%和20%；每天饮酒1~2drink 者，仅使缺血性卒中的发生降低28%。

四、脑卒中的营养防治

1. 急性脑卒中的营养治疗　目前，关于急性脑卒中的营养治疗尚无一致的临床处置措施。一项由澳大利亚国家脑卒中基金会和营养师协会提供的研究结果认为：脑卒中伴吞咽障碍患者应尽早（7d 内）给予肠内喂养，如果肠内喂养需要持续2~3周则最好选择鼻胃管（naso-gastric tube，NGT）途径，除非具有很强的经皮内镜下胃造口（percutaneous endoscopic gastrostomy，PEG）指征。该结论是基于下述FOOD（food or ordinary diet）临床研究的结果。

2005年，FOOD 临床研究为急性脑卒中伴吞咽困难患者的肠内营养提供了有力的证据，这是项多中心、随机对照研究。2003年，FOOD 试验第一阶段研究结果发布。该研究纳入急性脑卒中患者3 012人，追踪2955人（98%）。入院时收集患者营养状况和其他临床指标；6个月后对其生存和神经功能状态（改良 Rankin 评分，MRS）进行评估。结果脑卒中后营养正常者占74%（2 194人），其中445人（20%）死亡；营养不良患者占9%（275人），其中102人（37%）死亡，死亡率的比值比（OR）为2.32，95%可信区间（CI）为1.78~3.02；调整年龄、既往卒中后功能状态以及本次卒中严重程度后，虽然数据稍有变化，但OR 仍为1.82，95%CI 为1.34~2.47，提示脑卒中患者并发营养不良是导致不良结局的独立危险因素。此外，营养不良患者在住院期间更易并发肺炎或其他部位感染；以及胃肠道出血。

2005年 FOOD 临床研究第二阶段研究结果发布。该研究包括两个部分：脑卒中伴吞咽障碍患者早期（7d 内）肠内营养与延迟（7d 后）肠内营养（给予必要的肠外糖类）随机对照研究（研究纳入15个中心、83家医院的859名患者），6个月后早期肠内喂养患者的绝对死亡危险比延迟肠内喂养患者减少5.8%，95%CI 为-0.8~12.5，P=0.09；死亡和不良结局（改良 Rankin 评分3~5分）的绝对死亡危险减少1.2%，95%CI 为-4.2~6.6，P=0.7。脑卒中伴吞咽障碍患者 PEG 途径喂养与 NGT 途径喂养的随机对照研究，研究纳入11个中心、47家医院的321名患者，6个月后发现 PEG 途径喂养的117例患者的绝对死亡危险比 NGT 喂养的115例患者增加了1.0%，95%CI 为-10~11.9，P=0.9；死亡或不良结局（改良 Rankin 评分为3~5分）的绝对死亡危险增加7.8%，95%CI 为0.0~15.5，P=0.05。第二阶段研究结果提示，脑卒中伴吞咽障碍患者进行早期肠内营养可能减少病死率，但因不良预后患者比例增加而费用增加，早期 PEG 喂养策略未得到支持，因其可能增加不良结局的危险。

2. 恢复期患者饮食治疗　脑卒中恢复期患者的饮食治疗原则和注意事项如下：

（1）多吃蔬菜、水果：蔬菜、水果含有丰富的抗氧化物质、钾、膳食纤维和叶酸。丰富的蔬菜（500g 以上）、水果（1~2个）可降低脑卒中的风险。含钾高的食物有龙须菜、豌豆苗、莴苣、芹菜、丝瓜、茄子、绿叶蔬菜、大豆、马铃薯、蜂蜜、核桃、香蕉等，海带、紫菜也是钾的良好来源。

（2）常吃全谷类食物：包括燕麦、全麦、糙米、玉米、小米、荞麦、大麦、高粱等。

（3）多饮水：每天饮水量达到1500ml 以上。

（4）常吃奶类、豆类及制品：每天250g 低脂奶制品，大豆每天30g，相当于豆腐150g 或豆腐干45g。

（5）经常吃鱼、禽、蛋、瘦肉，保证蛋白质摄入，每天100g 左右，少吃肥肉和荤油。

（6）清淡少盐，盐的食用量不超过6g。

（7）烹调用油控制在20~25g，尽量选择植物油。

（8）限制饮酒。

（焦栓林）

第五节 心律失常

正常心律起源于窦房结，成人频率 60～100 次/min。心律失常是指心脏激动的起源、频率、节律、传导速度和传导顺序等的异常。多数情况下，心律失常不是一种独立的疾病，而是众多心脏或非心脏疾病或生理情况下导致的心肌细胞电生理异常。少数情况下，以综合征的形式出现，如预激综合征、病态窦房结综合征、长 QT 综合征、短 QT 综合征等。

一、心律失常的病因

心律失常可见于各种器质性心脏病，其中以冠状动脉粥样硬化性心脏病、心肌病、心肌炎和风湿性心脏病多见，尤其在发生心力衰竭或急性心肌梗死时。发生在健康者或自主神经功能失调患者中的心律失常也不少见，也可见于非心源性疾病如慢性阻塞性肺病、急性胰腺炎、急性脑血管病、甲状腺功能亢进、甲状腺功能减退等，其他常见的病因有电解质紊乱、麻醉、低温、缺氧、胸腔或心脏手术、药物的致心律失常、电击伤、中暑等。部分患者病因不明。

二、心律失常的诊断步骤

（一）病史和体格检查

病史通常能提供足够的信息帮助建立初步的诊断。询问病史时应详细了解发作时患者的感受、心率、节律，每次发作的起止与持续时间，发作的诱因、频率，治疗经过（用过何种药物，药物治疗效果）等。发作时的伴随症状，如有无低血压、昏厥或近乎昏厥、抽搐、心绞痛或心力衰竭等表现。同时需了解患者的既往史，是否有冠心病、高血压、心肌病等。体格检查有助于发现相关病因的体征、心律失常的某些特征及心律失常对血流动力状态的影响。

（二）辅助检查

心电图是诊断心律失常最重要的一项非侵入性检查技术，应记录 12 导联心电图、24h 动态心电图或其他心电监测装置。其他的诊断和评估方法有心电向量图、心脏电生理检查、运动试验、心室晚电位、直立倾斜试验、心率变异性、QT 间期和 QT 离散度等。对于某些特殊患者，基因检测也是诊断的重要组成部分。

三、抗心律失常药物的分类

抗快速性心律失常药物目前广泛使用的是改良的 Vaughan Williams 分类。

1. 第一类抗心律失常药物　又称膜抑制剂。有膜稳定作用，能阻滞钠通道。抑制 0 相去极化速率，并延缓复极过程。又根据其作用特点分为三组：Ⅰa 组对 0 相去极化与复极过程抑制均强，有奎尼丁、普鲁卡因胺等。Ⅰb 组对 0 相去极化及复极的抑制作用均弱，包括利多卡因、苯妥英等。Ⅰc 组明显抑制 0 相去极化，对复极的抑制作用较弱，包括普罗帕酮、氟卡尼等。

2. 第二类抗心律失常药物　即 β 肾上腺素受体阻滞剂，其间接作用为 β 受体阻断作用，而直接作用系细胞膜效应。具有与第一类药物相似的作用机制。这类药物有：心得安，氨酰心安、美多心安、心得平、心得舒、心得静。

3. 第三类抗心律失常药物　系指延长动作电位间期药物，可能系通过肾上腺素能效应而起作用。具有延长动作电位间期和有效不应期的作用。其药物有：胺碘酮、溴苄铵、乙胺碘呋酮。

4. 第四类抗心律失常药物　系钙通道阻滞剂。主要通过阻断钙离子内流而对慢反应心肌电活动超抑制作用。其药物有：异搏定、硫氮䓬酮、心可定等。

5. 第五类抗心律失常药物　即洋地黄类药物，其抗心律失常作用主要是通过兴奋迷走神经而起作用的。其代表药物有西地兰、毒毛旋花子苷 K$^+$、地高辛等。

腺苷的作用比较复杂，在心脏主要通过心肌细胞腺苷 A_1 受体发挥作用，腺苷的直接效应是激活位于心房、窦房结和房室结细胞的外向钾离子流，引起细胞膜超极化，导致窦房结冲动发放速率降低以及一过性房室传导阻滞。腺苷还可通过抑制细胞内环腺苷酸的生成而间接发挥作用。这些离子通道在心室肌细胞无分布，因此腺苷对心室肌无作用。一种抗心律失常药物的作用可能不是单一的，如胺碘酮同时表现 Ⅰ、Ⅱ、Ⅲ、Ⅳ 类的作用，还能阻滞 α、β 受体；普鲁卡因胺属 Ⅰa 类，但它的活性代谢产物 N2乙酰普鲁卡因胺（NAPA）具Ⅲ类作用；奎尼丁同时兼具Ⅰ、Ⅲ类的作用。

抗缓慢性心律失常药物主要可分为以下 3 类：β 肾上腺素能受体兴奋剂包括异丙肾上腺素、沙丁胺醇（舒喘灵）、麻黄碱、肾上腺素等；M 胆碱受体阻滞剂包括阿托品、普鲁苯辛、山莨菪碱（654－2）等；非特异性兴奋、传导促进剂包括糖皮质激素、乳酸钠、氨茶碱、硝苯地平、甲状腺素等。

抗心律失常药物除其治疗作用外，也有产生不良反应的危险，这些不良反应可以分为促心律失常（proarrythmia）、其他心血管作用如心动过缓或心力衰竭及其他非心血管作用。抗心律失常治疗尤其是长期治疗会有一定的风险，有些可能很高，故在治疗过程中应考虑下列情况：确定治疗是否受益、确定治疗的终点、最大限度地减少风险或治疗的风险不能大于获益、确定治疗的需求、考虑其他的替代治疗。

抗心律失常药物目前仍然是心律失常的基本治疗，药物治疗的地位如下：①控制急性发作：房颤复律、控制室率、终止室上性心动过速、室性心动过速等。②辅助电复律治疗，减少电复律后心律失常的复发。③未接受 ICD、消融治疗的替代治疗，或已置入 ICD 或已接受消融治疗的补充治疗（消融后复发、ICD 后频发放电）。④不危及生命但构成症状的心律失常的治疗。

四、心律失常的治疗

对心律失常患者的治疗，首先要有正确的心电图诊断，进一步确定引起心律失常的可能病因。心律失常是否需要治疗取决于患者的症状、基础心脏疾病的严重程度、心律失常的严重程度、对血流动力学的影响及诱因等。治疗的目的是缓解或消除心律失常引起的症状，纠正心律失常引起的血流动力学障碍，阻止心律失常对心脏及人体的进一步损害，延长患者生命。治疗措施选择取决于对心律失常病因和机制的理解，对心律失常带来的风险和治疗风险得益比的评估。

心律失常治疗原则包括：①原发疾病和诱因的治疗。②发作时终止心律失常，维持正常或接近正常的血液循环状态，减轻或消除症状，预防复发和猝死。③治疗措施有药物治疗、非药物治疗，包括电学治疗（电复律、起搏器、消融）和外科手术治疗。

以下简要介绍常见和部分特殊类型心律失常的治疗。

（一）室上性心动过速

室上性心动过速（简称室上速）大多属阵发性，可见于无器质性心脏病及有器质性心脏病患者。室上速发生的主要电生理基础是折返，少数为自律性异常增高或触发活动异常引起，折返可以发生在心脏的任何部位，如窦房结、房室结、心房和旁路等。

1. 终止急性发作　对发作时无明显血流动力学障碍的患者，有些可通过刺激迷走神经如颈动脉窦按摩、咽喉刺激、冷水浸脸、屏气等终止心动过速。抗心律失常药物的选择取决于临床医生对该药的熟悉程度，可选用静脉抗心律失常药物，如普罗帕酮、维拉帕米、地尔硫䓬、艾司洛尔、美托洛尔、腺苷和胺碘酮等。若血流动力学不稳定，最有效的处理方法是直流电转复。

2. 预防复发　长期预防用药远不如终止发作简单，对正常心脏结构患者，若发作不频繁，发作时血流动力学影响较小者，可以不长期使用预防复发的药物；对发作频繁影响正常生活和工作、发作时产生明显血流动力学障碍、使原有心脏病症状加重或恶化者，首先考虑射频消融根治，不接受手术者才考虑药物治疗。

（二）心房颤动（房颤）

房颤是最常见的持续性心律失常，发生率随年龄而增加，人群流行病学资料表明大于 65 岁的发病率可达 6%，男性较女性稍高。房颤对临床的危害主要是增加血栓栓塞的危险，近 10 年来心房颤动的治疗取得了重大的发展。2006 年，ACC/AHA/ESC 心房颤动治疗指南将房颤分为阵发性房颤（可自行转复窦性心律）、持续性房颤（持续时间常大于 7d，干预后可转复窦性心律）、永久性房颤（不能转复窦性心律）。2010 年，ESC 首次公布的心房颤动治疗指南在原 3P 框架上将房颤分为 5 类：首次诊断的房颤（第一次确诊房颤，与房颤持续时间及相关症状无关）、阵发性房颤（持续小于 7d）、持续性房颤（7d 至 1 年）、长程持续性房颤（long - standing persistent AF）（持续时间超过 1 年，拟采用节律控制治疗策略，即导管消融治疗）、永久性房颤。该新指南还提出了无症状房颤的概念，指房颤发生时不伴任何症状，仅偶尔在心电图检查或发生房颤相关并发症时才诊断的房颤。房颤患者治疗的目标是缓解症状、减少住院、减少心血管事件、提高生存率和生活质量，不再单纯追求严格控制心室率和恢复窦性心律。评价房颤患者临床症状的严重性推荐使用欧洲心律学会 EHRA（European heart rhythm association）分级。根据患者个体风险/效益比来决定维持窦性心律或控制心室率。

1. 节律控制　节律控制包括两个内容：一是恢复窦性心律，二是减少房颤复发，维持窦性心律。维持窦性心律的优点是：缓解症状、提高生活质量、减少脑卒中的危险、减轻或消除心房结构和电的重构。缺点是：可选择的药物有限、抗心律失常药物（AAD）不良反应大、维持窦性心律的比例较低，总体疗效不佳。

转复新发房颤（小于 48h）主要依据血流动力学是否稳定，不稳定者采用电复律立即纠正，稳定者可选胺碘酮、普罗帕酮、伊布利特等。持续时间大于 48h 或发作时间不明确的房颤患者，都应在抗凝前提下进行复律和维持窦律，或在复律前先接受超声心动图检查明确是否有血栓存在，一般药物可选胺碘酮、决奈达隆（dronedarone）、普罗帕酮、氟卡尼、伊布利特、索他洛尔、维纳卡兰（vernakalant）等。

由于胺碘酮在长期使用中常引起较严重的心外不良反应，这限制了它在房颤治疗中的长期应用。荟萃分析表明，胺碘酮治疗的 1 ~ 2 年内，因药物不良反应导致的停药率高达 23%。决奈达隆是在胺碘酮分子结构上移去含碘部分，加入硫酰基构成的，其抗心律失常作用与胺碘酮相似；脂溶性低、口服后更快达到稳定的血药浓度，用药 5 ~ 7d 达到稳态血浆浓度，主要经粪便排出，对甲状腺功能几乎没有影响，主要的不良反应是恶心、呕吐、腹泻等胃肠道反应和血肌酐水平的增高。决奈达隆通过 CYP3A4 代谢，影响 CYP3A4 代谢的药物均能影响决奈达隆的代谢，酮康唑、伊曲康唑、伏立康唑、克拉霉素、泰立霉素通常被禁忌与其合用。地尔硫䓬、维拉帕米具有中效 CYP3A4 抑制作用，如需合用，应从低剂量给药，与他汀类辛伐他汀、洛伐他汀、阿托伐他汀合用时应注意他汀类的肌肉毒性，与地高辛合用时能使地高辛浓度增加 2.5 倍，应对地高辛浓度进行监测。与胺碘酮相比，决奈达隆的促心律失常作用尤其是引起尖端扭转性室速的危险更小。目前的临床研究结果显示其长期治疗维持窦性心律的有效率为 35% 左右，而胺碘酮的有效率为 60% 以上。决奈达隆治疗房颤的临床研究主要包括 DAFNE（决奈达隆房颤电复律后治疗研究）、ADONIS 研究（美国 - 澳大利亚 - 非洲决奈达隆治疗房颤或房扑维持窦律研究）、EURIDIS（欧洲决奈达隆治疗房颤或房扑维持窦律研究）、ERATO（决奈达隆控制心室率的有效性和安全性研究）ANDROMEDA（决奈达隆治疗中重度心衰心律失常研究）、ATHENA（决奈达隆预防房颤患者住院或死亡研究）。DAFNE 研究开始于 2003 年，是第一个有关决奈达隆前瞻性、随机、双盲、安慰剂对照的临床试验，旨在评价房颤复律后使用不同剂量决奈达隆对房颤复发的影响，入选的持续性房颤患者 270 例，多数并发高血压、缺血性心肌病和心力衰竭等器质性心脏病，给予决奈达隆（400mg，2次/d）或安慰剂 5 ~ 7d 的治疗，对不能转复为窦律的患者予电复律治疗，然后继续分别服用决奈达隆或安慰剂 6 个月，结果表明决奈达隆（400mg，2次/d）和安慰剂组的第一次房颤复发的中位数时间分别是 60d 和 5.3d，6 个月时窦性心律维持率分别是 35% 和 10%。与决奈达隆（400mg，2次/d）相比，决奈达隆（600mg，2次/d 和 800mg，2次/d）房颤复发率未能进一步降低，但不良反应和停药的发生率明显增加，800mg 组 QTc 明显延长，但未有尖端扭转性室速的发生。ADONIS 和 EURIDIS 研究为随机、双盲、安慰剂对照的Ⅲ期临床研究，目的是评价房颤患者经电复律、药物或自行复律后用决奈达隆维持窦律的疗效，随访时间 10 ~ 12 个月，主要研究终点是首次房颤复发时间，次要终点为房颤复发时的心室率。ADONIS 研究表明决奈达隆组和安慰剂组首次房颤复发的平均时间分别是 158d 和 59d，房颤复发率两组分别是 61.1% 和 72.8%，首次房颤复发时心室率两组分别是（104.6±27.1）次/min 和（116.6±31.9）次/min，两组不良反应发生率相似。EURIDIS 研究表明决奈达隆组和安慰剂组首次房颤复发的平均时间分别是 96d 和 41d，房颤复发率两组分别是 65% 和 75%，首次房颤复发时心室率两组分别是（102.3±24.7）次/min 和（117.5±29.1）次/minn，两组不良反应发生率相似，但这两项研究均排除了左心功能障碍的患者。ERATO 研究是对 ADONIS 和 EURIDIS 研究的补充，研究对象为使用 β 受体阻滞剂、钙离子拮抗剂、地高辛等传统药物心室率控制不佳的永久性房颤患者，在原药物治疗基础上加用决奈达隆 400mg，2 次/d，结果表明治疗 14d 时，决奈达隆组比安慰剂组 24h 平均心室率减少 11.7 次/min，达到最大运动量时心室率减少 24.5 次/min，但运动耐量未出现减少。治疗 6 个月时，决奈达隆组仍显著减少 24h 平均心室率和最大运动心室率，并且耐受性良好，未出现明显的器官毒性和促心律失常作用。ANDROMEDA 研究评估了充血性心力衰竭和左心功能不全患者对决奈达隆的耐受性，因发现决奈达隆可显著增加患者的病死率而提前中止，原因可能是决奈达隆增加患者血清肌酐水平，另外可能与不恰当地停止服用 ACEI 或 ARB 药物有关。ATHENA 研究是目前最大的评估抗心律失常药物安全性的临床试验，共入选 4628 例阵发性或持续性房颤/房扑患者，主要终点是心血管疾病住院或任何原因导致的死亡，平均随访 21 个月。与安慰剂组相比，决奈达隆组显著降低心血管疾病住院率（39.4%：31.9%），减少心血管病病死率（3.9%：2.7%）。决奈达隆已于 2009 年 7 月通过美国 FDA 认证，用于阵发性或持续性房颤/房扑的治疗，批准用于心功能 Ⅰ、Ⅱ 级的心力衰竭患者，对 NYHA 心功能 Ⅲ、Ⅳ 级的心力衰竭和 4 周内有失代偿心衰发作的患者禁用决奈达隆。但 DIONYSOS 研究及一些荟萃分析表明：决奈达隆尽管不良反应较小，但临床疗效不如胺碘酮，而且对心功能不全的患者要慎用，故决奈达隆可能尚无法完全取代胺碘酮。

维纳卡兰（vernakalant）是心房选择性多通道阻滞剂，属Ⅲ类抗心律失常药，有静脉和口服两种剂型，经肝细胞 P450 2D6 同工酶代谢，随尿液排出体外，半衰期约 2h。对心率、血压影响不大，临床研究显示对于新近发作的房颤经静脉急性中止、转复成功率较高，安全性较好，静脉用药方法：3mg/kg，10min 静脉推注，如果未转复窦性心律，15min 后再给予 2mg/kg，10min 静脉推注。根据 AVRO STUDY 试验，90min 内胺碘酮转复率 5.2%（6/116 例），vernakalant 转复率 51.7%（60/116 例），且无尖端扭转性室性心动过速、心室颤动或多形性室性心动过速、持续性室性心动过速发生。口服疗效和安全性的评价正在进行中。美国 FDA 和欧洲人用药品委员会（CHMP）已批准其静脉注射剂用于房颤的治疗，目前推荐用于房颤发作时间小于等于 7d 的非手术患者和心脏手术后发生房颤时间小于等于 3d 的患者。主要不良反应为恶心、打喷嚏和味觉障碍。

2. 心室率控制　心房颤动节律控制随访研究（AFFIRM）共入选 4060 例年龄大于 65 岁的房颤患者，平均随访 3.5 年，结果显示与应用抗心律失常药物进行节律控制相比，一级终点事件死亡率两组间无统计学差异（P=0.06），但心室率控制组可以轻微降低死亡率，而节律控制组死亡率有增加趋势，卒中的发生率两者没有区别，节律控制组为 7.3%，心室率控制组为 5.7%。荟萃分析（包括 AFFIRM、HOT、CAFe、STAF、PIAF 和 RACE 对比心室率控制和节律控制策略的研究）结果显示，心室率控制和节律控制两组全因性病死率分别是 13.0% 和 14.6%（P=0.09），两组间差异无统计学意义，但心室率控制可能更好。另一项国际多中心观察性研究 Record－AF 注册研究再次验证了房颤节律和室率控制疗效相当。5604 例心房颤患者入选，入选标准为年龄大于等于 18 岁、房颤病史小于 1 年、适合药物治疗，除外手术后房颤和由可逆性病因所诱发的房颤患者，随访 1 年。主要复合终点为治疗成功率和主要不良心脏事件［心血管死亡、心肌梗死、卒中、因短暂脑缺血（TIA）发作住院治疗等］发生率。治疗成功指满意维持窦性心律或控制心率、未发生主要不良心脏事件且无需更改治疗方案。结果显示节律控制组治疗成功的比值（OR）为 1.67，临床因素（冠心病、心力衰竭、年龄大于 75 岁，卒中或 TIA 病史）是治疗失败的预测因素；主要不良心脏事件发生率与临床因素相关，而与治疗策略无关；房颤患者节律控制或心率控制主要不良事件发生率相似（17% vs18%）。故最新的观点认为窦性心律强化控制并不能改善病死率，而心室率的良好控制或许有益。控制心室率的优点是：①控制心室率能显著减轻症状，部分患者可消除症状。②与心律转复相比，控制心室率较易达到。③很少或不会引致室性心律失常作用。缺点是：①心室率不规则，部分患者仍有症状。②快速心室率被控制后血流动力学状态虽会得到改善，但不规则心室率与规则（窦性）心室率相比，后者的血流动力学状态更好些。③少数患者为维持适当心室率所需用的药物可能引起很慢的心室率，需要置入永久性起搏器。④房颤持续存在有脑卒中高危因素的患者需华法林抗凝治疗。心室率控制的目标是静息时为 60~80 次/min，中等程度活动时为 90~115 次/min。另一项宽松控制心室率与严格控制心室率的前瞻性、多中心、随机开放试验 RACE Ⅱ 研究表明：宽松控制心室率与严格控制心室率疗效相当，且未增加死亡及严重并发症的风险。宽松控制心率，即静息时心率控制在 110 次/min 以下，严格控制心室率，即静息时心率控制在 80 次/min 以下，中等运动时心率控制在 110 次/min 以下。对永久性房颤患者如无症状或症状能耐受，把心率控制在 110 次/min 以下即可；但如有症状或心脏扩大，则采取严格控制心率。严格控制心率者应采用动态心电图评估它的安全性，以避免产生严重窦性心动过缓。β 受体阻滞剂、非二氢吡啶类药物（地尔硫革、维拉帕米）和地高辛仍然是控制心室率的首选药物，地高辛是心力衰竭伴房颤的首选药物。对慢性阻塞性肺部疾病者多选用地尔硫革或维拉帕米。

3. 药物预防血栓栓塞 房颤是卒中和血栓形成的主要原因，但房颤患者卒中的风险并不一致，因此对房颤患者应进行卒中风险的评估，以进一步采用相应的抗血栓治疗。2006 年 AHA/ACC/ESC 房颤治疗指南血栓栓塞危险采用 CHADS2（cardiac failure, hypertension, age, diabetes, stroke ×2）评分，5 项是：心力衰竭 1 分，高血压 1 分，年龄大于等于 75 岁 1 分，糖尿病 1 分，卒中或 TIA 2 分，积分大于等于 2 分为中高危患者。低危因素是女性、年龄 65~74 岁、冠心病；中等危因素是年龄大于等于 75 岁、心力衰竭 LVEF 小于等于 35%、高血压、糖尿病；高危因素是既往卒中、TIA 血栓栓塞史、二尖瓣狭窄、人工心脏瓣膜。

对非瓣膜性房颤患者，卒中和血栓栓塞形成的危险因素分为主要危险因素和临床相关的非主要危险因素。主要危险因素是既往卒中、TIA、血栓栓塞史，临床相关非主要危险因素是心力衰竭或中、重度左心室收缩功能减退 LVEF≤40% 及高血压、糖尿病、年龄 65~74 岁、女性、血管疾病。

由于房颤患者发生血栓栓塞的风险明显增高，故抗栓治疗是房颤治疗中的重要环节，只要没有抗凝治疗禁忌证，都应接受抗凝治疗。现阶段抗凝治疗主要是抗凝剂华法林和抗血小板药阿司匹林、氯吡格雷等。对使用华法林者，将 INR 控制在 2~3 之间。由于应用华法林较阿司匹林使严重脑出血事件增加 1.7 倍左右，为保证华法林用药的安全性和有效性，需定期监测 INR 来调整华法林的剂量。高龄是房颤的高危因素，老年患者又是房颤的主要人群，作为高出血风险的老年人尤其是大于 75 岁者，是否可以采用更低的 INR 治疗窗？日本一项比较实际临床情况下老年房颤患者采用低强度华法林的研究表明 INR 1.5~2.5 对老年房颤患者安全有效。目前发表的研究支持有中到高危卒中风险的房颤患者口服华法林抗凝治疗，但不适合有极高出血风险的患者。

电复律或药物复律均可导致栓塞，提前抗凝治疗有可能减少栓塞的风险，目前的建议是对房颤持续时间不明或持续时间大于 48h 的患者，在复律前 3 周及复律后 4 周使用华法林，推荐 INR 达到 2.0~3.0 后复律，对高危患者复律后应长期进行抗凝治疗。另一种方法是复律前行食管超声心动图检查，若未发现左心房血栓，静脉应用肝素后可进行复律。对房颤持续时间小于 48h 者，复律前给予肝素治疗，若无危险因素，复律后不需长期进行口服抗凝治疗。

由于华法林治疗窗口窄，需定期测定 INR，出血发生率高，患者依从性差，研究者一直致力于开发新的抗凝药以期能取代华法林，目前 2 种新药达比加群（dabigatran）和利伐沙班（rivaroxaban）有较大应用前景。

达比加群是凝血酶的直接抑制物，临床应用时无须常规检测。由 44 个国家超过 900 家单位参加，共入选 18 113 例房颤并发 1 个脑卒中危险因素患者进行了为期 2 年的非劣效性随机临床研究（RELY），患者平均年龄为 71 岁，男性占 63.6%，将患者随机分为 3 组，分别接受控制良好的华法林治疗（INR 2.0~3.0），达比加群 110mg，每日 2 次、达比加群 150mg，每日 2 次治疗。华法林是开放标签，两个剂量的达比加群按照双盲设计，完成随访的患者比率达 99.9%，仅 20 例失访。结果表明，达比加群每次 110mg，每日 2 次，与对照组华法林的预防卒中和全身性栓塞效果相当，而大出血发生率减少 20%

（P＝0.003）；达比加群每次150mg，每日2次，能显著降低房颤患者脑卒中和栓塞性疾病发生的风险达34%（P＜0.001），预防效果优于华法林，而其大出血发生率与华法林相当。达比加群是成为继阿司匹林、氯吡格雷、华法林等之后治疗房颤的最有前景的抗栓新药，2010年10月，美国FDA批准达比加群用于房颤卒中的预防。

利伐沙班是口服Xa因子抑制剂，对血小板聚集及Ⅱ因子没有直接作用，无须做常规临床抗凝监测。2009年6月，在中国与全球同步上市，商品名为拜瑞妥。利伐沙班房颤卒中预防的Ⅲ期临床研究（ROCKET AF）结果在2010年11月AHA年会上公布。该研究共纳入来自45个国家110个中心的14 264例非瓣膜性心脏病导致的房颤患者，随机分为利伐沙班组（20mg，每日1次）和华法林组（INR 2.0～3.0），结果表明利伐沙班疗效显著优于华法林，使卒中和非中枢神经系统栓塞事件的发生率下降21%，出血事件和不良反应发生率和华法林相当，利伐沙班较华法林显著降低颅内出血和致死性出血的发生率。这一研究结论提示利伐沙班可替代华法林用于具有中、重度卒中风险的房颤患者。

房颤患者在开始抗凝治疗前应进行出血风险评估，对出血风险高者无论给予阿司匹林或华法林治疗均应谨慎。2010年，ESC新指南除对卒中危险性进行评估外，也对出血的风险进行了考虑，为评估出血风险，推荐使用HAS－BLED出血风险评分，HAS－BLED评分大于等于3者为出血高风险，抗凝治疗需谨慎，需低剂量和勤随访。

4. 左心耳封堵术　对非瓣膜性房颤患者，其左心房血栓90%以上在左心耳。左心耳封堵术于2001年首先始于动物实验，后在人体身上进行研究。已在临床使用的有PLAATO和WATCHMAN左心耳封堵器装置，初步证实左心耳封堵术是安全可行的，但由于价格昂贵等因素，厂家已于2006年停止生产PLAATO装置。2005年进行的PROTECT－AF研究评价了使用WATCHMAN左心耳封堵器和华法林对非瓣膜性房颤患者的临床疗效，共入组707例患者，以2∶1比例随机分配到封堵器组和华法林组，2009年公布的初步研究结果表明左心耳封堵术在有中度危险的脑卒中患者中有与华法林相当的预防卒中的效果，但有较高的手术并发症，需要治疗的心包积液达5%。目前安全性是阻碍该技术在临床推广使用的主要问题，美国FDA只批准WATCHMMAN封堵器用于临床研究。作为一项新技术随着器械的改良和置入经验的积累相信会得到更广泛的接受和认同。该技术对于有高危卒中和出血风险、不适宜服用华法林的房颤患者有更好的获益/风险比，是合理的，可能是一项有效的治疗方法。这一技术今后需解决的问题：更大的样本证实其可靠性及安全性；观察左心耳封堵后能否长期预防房颤患者栓塞并发症的出现，因为左心耳并非房颤患者血栓的唯一来源；对心脏功能以及内分泌的长期影响尚不明确。

5. 外科手术　外科手术治疗房颤已经有20年历史。目前Cox迷宫术已经发展到Ⅲ型。经典外科迷宫术的主要缺陷是技术难度较大、手术时间和体外循环时间较长，创伤性较大，广泛开展这一技术有一定困难。现在的发展趋势是手术消融（surgical aolation），在心脏外科手术时应用各种能量在心房内消融，消融的径线根据Ⅲ型迷宫术的切口径线和经导管消融的径线来设计，在保证房颤治疗有效性的同时可缩短手术时间、减少手术创伤，降低并发症的发生率。房颤外科治疗的主要适应证包括：需行其他心脏手术的房颤、导管消融失败的症状性房颤。

6. 射频消融　目前房颤消融病例逐年增多，对已接受合理药物治疗后仍有明显症状的患者，可考虑导管消融治疗。但对具体患者而言，在消融之前需考虑：患者的状态、房颤类型、病史、心房大小、合并的心血管疾病的严重程度、左心房是否存在血栓，能否接受抗心律失常药物及患者的个人意愿等，同时需考虑消融个体的实际获益和可能的并发症。ThermCool AF研究表明在随访的5年中，63%接受射频消融治疗的患者和17%接受抗心律失常药物治疗的患者未复发房性心律失常，射频消融显著降低房颤复发。Cappato的第二次房颤导管消融全球调查（调查包括北美、欧洲、亚洲和澳大利亚16 309例房颤患者）结果是阵发性房颤成功率为83.2%，持续性房颤成功率为75.0%，永久性房颤成功率为72.3%，总的并发症为4.54%。证实导管消融安全有效，能提高窦性心律的维持率。导管消融目前存在的问题是远期预后不一致。

目前房颤消融治疗主要适应证如下：

（1）房扑通常推荐消融治疗，若在消融前记录到房颤或在消融时发生房颤，则房颤也列入消融范围，为Ⅰ类适应证、B级证据水平。

（2）阵发性房颤有症状，既往抗心律失常药物治疗无效，应考虑消融治疗，为Ⅱa类适应证、A级证据水平。

（3）有症状的持续性房颤，药物治疗无效，应选择消融治疗，为Ⅱa类适应证、B级证据水平。

（4）持续性房颤有症状，药物治疗无效，但持续时间已久，消融治疗为Ⅱb类适应证、C级证据水平。

（5）心力衰竭的房颤患者，已接受包括胺碘酮在内的药物治疗，但不能缓解症状，消融治疗为Ⅱb类适应证、B级证据水平。

（6）无器质性心脏病有症状的阵发性房颤，在没有应用抗心律失常药物治疗之前就接受导管消融，仅做Ⅱb类适应证、B级证据水平。

当前射频消融治疗房颤的主流术式是环肺静脉大环电隔离术（circumferential radio frequency ablation of pulmonary veln isolation），又称解剖指导下的左心房线性消融或左心房基质改良术，由仿迷宫术发展而来。在CARTO或者ENSITE3000标测系统指导下重建肺静脉和心房的模拟三维图像，然后行环形线性消融；辅助心房关键部位（如三尖瓣峡部、左房顶部、冠状静脉窦口等）的线性消融、咖啡电位消融以及心房迷走神经节点消融。环肺静脉电隔离术是利用射频电流、消融肺静脉与心房之间存在的电连接突破点（break - through），形成肺静脉与心房之间的完全电隔离，即肺静脉内的自发性电活动不能传导至心房。消融终点是肺静脉电位（PVP）完全消失，处于电静止状态；或者肺静脉内虽有电活动，但其节律和频率与心房的电活动无关。现有的临床资料显示：该术式对阵发性房颤的效果较好，单次消融的成功率在50%~70%，对复发患者行2~3次消融后根治率为70%~80%。存在的问题是：①肺静脉在解剖上变异较大，消融导管始终位于肺静脉开口处有一定难度。②避免因手术造成连续、透壁的损伤仍有难度。③术后复发率较高，大于30%。因心房结构复杂，对术者的操作技术要求较高，许多部位导管仍难以到达，最终难以形成连续的消融径线。为此，近期发展了一些新技术以提高房颤的消融成功率，包括房颤的冷冻消融（利用冷冻球囊充盈液氮完成肺静脉口隔离）、超声球囊消融术（利用超声波在肺静脉口形成永久性损伤）、心脏电机械标测系统（NOGA）指导下的机械手消融（利用NOGA系统、依靠计算机从体外引导特殊导管、在左房内完成线性消融）等方法，尽管这些方法还不成熟，但展示了临床应用的广阔前景。

7. 其他 ACEI、ARB、他汀类、醛固酮拮抗剂、多不饱和脂肪酸等在维持窦性心律、控制房颤复发中可能具有作用。故对一些特定的人群，如高血压、冠心病、心力衰竭患者，这些药物可能可以作为房颤的一级预防以及维持窦性心律、防止复发的用药。

（三）室性期前收缩

室性期前收缩，简称室性早搏，可见于器质性心脏病和健康人，其预后意义因不同的心脏情况有很大差异，应对患者进行危险分层。近年的临床观察研究发现一小部分频发室性期前收缩的患者可诱发心肌病，但频发室性期前收缩引起心肌病的确切机制尚不清楚，推测的原因是长期频发室性期前收缩可能导致心肌能量储备耗竭，心内膜下至心外膜下血流比异常，从而使冠状动脉血流引起心肌缺血，细胞外基质重构，β肾上腺素反应性降低，自由基氧化应激损伤，最终引起心功能不全。24h室性期前收缩数占总心搏数比例达多少时可引起心肌病的临界值尚需进一步研究，单次24h心电图检查不能真实反映心律失常负荷。有学者认为24h室性期前收缩总数超过5000次有引起心肌病的可能；另有研究者认为当24h室性期前收缩总数/总心搏比例超过20%时才会诱发心肌病；但亦有研究者发现24h室性期前收缩总数/总心搏为4%时（其中42%为二联律，无连续5个以上室性期前收缩）也可诱发心肌病。故应根据危险分层，制定个体化的治疗方案以改善室早患者的生存状况和生活质量。

（1）经详细检查确诊不伴有器质性心脏病的室性期前收缩，即使24h动态心电图监测属于频发或少数多形、成对、成串的，其预后一般也良好，不一定给予常规抗心律失常药物治疗。首先应去除患者的诱因，对精神紧张和焦虑者可给予镇静剂或小剂量β受体阻滞剂，以缓解患者的症状。对一些心理压力大症状严重，影响正常生活者，可考虑使用抗心律失常药（如美西律、普罗帕酮、胺碘酮等）。

（2）经详细检查确诊伴有器质性心脏病的室性期前收缩，特别是复杂（多形、成对、成串）同时伴有心功能不全者，一般预后较差。根据病史、室性期前收缩的复杂程度、左心室射血分数，并参考信号平均心电图和心律变异性分析进行危险分层。越是高危的患者越要加强治疗。在治疗原发疾病，控制诱因的基础上，可选用 β 受体阻滞剂及合适的抗心律失常药。我国学者证实，对非心肌梗死的器质性心脏病患者，普罗帕酮、美西律和莫雷西嗪是有效且比较安全的。对心肌梗死后的患者，β 受体阻滞剂是目前唯一既可以抑制室性期前收缩，又可以降低死亡率的药物。胺碘酮对治疗伴有冠心病的室性期前收缩虽然比较安全，但欧洲心肌梗死胺碘酮研究（EMIAT）和加拿大胺碘酮心肌梗死心律失常研究（CAMIAT）都未能证实胺碘酮可以降低总死亡率。

（3）对疑频发室性期前收缩导致心功能减退、引起心肌病的患者，可考虑射频消融进行根治治疗（成功率高达 80%），2009 年欧洲和美国心律失常学会已把室性期前收缩诱发的心肌病列为射频消融的适应证。医生也可以在射频手术前给予 β 受体阻滞剂或抗心律失常药，如果患者室性期前收缩明显减少，心肌功能有明显改善，可选择继续药物。多数情况下，射频消融术前医无无法确定频发室性期前收缩是否是心力衰竭的直接原因，故消融术后应定期随访，进一步确定室性期前收缩和心力衰竭的关系。虽然射频消融可以改善和恢复这一人群的心功能，但能否降低其死亡率是一个有待研究的临床问题。

（四）室性心动过速

室性心动过速指异位激动起源于希氏束分叉以下的一组快速性心律失常，频率 100～250 次/min，自发地至少连续 3 个，心电程序刺激至少连续 6 个室性搏动。持续性室速指发作持续时间大于 30s 或未达 30s 但已发生血流动力学障碍。非持续性室速指发作持续时间小于 30s。室性心动过速发作时症状可以轻微，也可以表现为严重的血流动力学障碍（晕厥、心脏停搏）。根据 QRS 波形特征将室性心动过速分为单形性和多形性；根据起源部位分右室流出道室速、左室流出道室速、分支性室速；根据对药物的敏感性分维拉帕米敏感性室速和腺苷敏感性室速；基础心脏病分致心律失常性右室心肌病室速、缺血性室速等。在临床实践中，常把两类结合起来分为单形性持续性和非持续性室速；多形性持续性和非持续性室速。室速的分类很多，各有优、缺点，这从一个侧面反映了室性心动过速的复杂性。在室性心动过速（VT）中，器质性心脏病占 85%～90%，其中常见的是心肌梗死及心肌病。特发性室速是指排除了存在明显器质性心脏病的患者所发生的室速。治疗应根据患者的心脏疾病背景、室速的类型及发作时血流动力学状态选择治疗方案。

1. 急性发作时的治疗

（1）对血流动力学不稳定的 VT 患者，应采用电复律迅速终止发作，开始选 150～200J，有时情况紧急时可直接选 300～360J。对表现为反复或持续性 VT 的患者，静脉使用胺碘酮较其他抗心律失常药通常更有效。对伴发电风暴的患者 β 受体阻滞剂有效，必要时可静脉应用。当 VT 患者存在心肌缺血、电解质紊乱、低血压、缺氧、致心律失常药物等病因或诱因时，应尽早纠正。

（2）对血流动力学稳定的 VT 患者，可先静脉应用利多卡因、普鲁卡因胺、胺碘酮等终止发作，无效时可电复律。

2. 长期的治疗　长期治疗的目的是在原发疾病治疗基础上应用抗心律失常的药物或非药物治疗的方法，达到根治或减少室速发作。

1）药物治疗：心肌梗死后抗心律失常药物预防室速发生应首选 β 受体阻滞剂，如 LVEF 明显降低小于 35% 者应选用胺碘酮，如胺碘酮不耐受，可考虑选用索他洛尔等其他抗心律失常药物。无器质性心脏病基础的特发性室速通常预后良好，猝死在这些患者中罕见。β 受体阻滞剂或钙通道阻滞剂［和（或）Ⅰc 类药物］用于右室起源的特发性室速常有效。

2）置入式自动复律除颤器（ICD）治疗：1980 年，第一台 ICD 试用于临床，1985 年获得美国 FDA 批准在临床正式应用。ICD 应用可能的适应证及禁忌证如下：

（1）Ⅰ类：①室颤或血流动力学不稳定的持续室速引起的心脏骤停存活者，经过仔细评估明确原因且完全排除可逆因素后：②并发自发持续室速的器质性心脏病患者，无论血流动力学是否稳定。③不明原因的晕厥患者，伴随电生理检查诱发的临床相关血流动力学不稳定持续室速或室颤。④心肌梗死所致 LVEF <35%，且心肌梗死 40d 以上，NYHA Ⅱ 或 Ⅲ 级。⑤NYHA Ⅱ 或 Ⅲ 级，LVEF≤35% 的非缺血性心肌病。⑥心肌梗死所致 LVEF <30%，且心肌梗死 40d 以上，NYHA Ⅰ 级。⑦心肌梗死所致非持续室速，LVEF <40% 且电生理检查诱发出室颤或持续室速。

（2）Ⅱa 类：①原因不明的晕厥，伴显著的左心室功能障碍的非缺血性心肌病。②心室功能正常或接近正常的持续室速。③肥厚性心肌病，有一项以上心脏性猝死主要危险因素。④致心律失常性右心室发育不良心肌病，有一项以上心脏性猝死主要危险因素。⑤服用 β 受体阻滞剂期间有晕厥和（或）室速的长 QT 综合征。⑥在院外等待心脏移植。⑦有晕厥史的 Brugada 综合征。⑧没有引起心脏骤停，但有明确室速记录的 BrUgada 综合征。⑨服用 β 受体阻滞剂期间有晕厥和（或）记录到持续室速的儿茶酚胺敏感的多形性室速。⑩心脏肉瘤病、巨细胞心肌炎或 Chagas 疾病。

（3）Ⅱb 类：①LVEF≤35% 且 NYHA Ⅰ 级的非缺血性心肌病。②有心脏性猝死危险因素的长 QT 综合征患者。③并发严重器质性心脏病的晕厥患者，全面的有创和无创检查不能明确病因的情况下。④有猝死史的家族性心肌病患者。⑤左心室心肌致密化不全患者。

（4）Ⅲ 类：①满足以上 Ⅰ、Ⅱa 和 Ⅱb 类指征，但患者不能以较好的功能状态生存 1 年以上。②连续不断或发作频繁的室速或室颤患者。③存在明显的精神疾病，且可能由于 ICD 植入而加重，或不能进行系统随访。④NYHA Ⅳ 级，不适合心脏移植或心脏再同步化（CRT）治疗的顽固性心力衰竭。⑤不合并器质性心脏病的不明原因晕厥患者，且无诱发的室性心律失常。⑥手术或导管消融（如预激综合征并发快房颤所致的室颤、特发性室速，或无器质性心脏病的分支相关性室速）可治愈的室颤或室速患者。⑦无器质性心脏病患者，由完全可逆因素（如电解质紊乱、药物或创伤）引起的室性快速性心律失常。

ICD 局限性主要有以下几个方面：①清醒时电击，患者极度痛苦，轻者产生恐惧，重者精神失常。②价格贵，蓄电量和电击次数有限，不适合儿童和心律失常频繁发作者。③由室上性心律失常、误感知 T 波和肌电干扰等触发不适当电击。④发生导线断裂、移位、穿孔和感染等并发症。⑤因机械故障、不适当电击诱发室颤，电风暴时电击程序结束等因素，约 5% 的患者 ICD 未能防治心脏性猝死。

在我国的临床实践中，虽可根据 ACC/AHA/HRS 指南选择 ICD 治疗，但也不是唯一的选择，可结合患者的临床和经济情况，权衡药物、消融、外科手术和 ICD 治疗的风险和受益，选择一种最适合该患者的治疗方案。

3）外科手术：室速的外科治疗主要是经手术切除室壁瘤或室速起源病灶组织，或切断折返环以消除室速。应用最广泛的是室速起源部位的心内膜做 1~2cm 深的切口以切断折返环，手术后通常也需并发应用抗心律失常药物。限制手术治疗广泛应用的主要问题是手术死亡率可高达 14%，因此，只作为二线治疗手段。此外，有报道对肥厚型心肌病的肥厚室间隔切除可能有效。

4）导管消融：主要用于室速反复发作、药物难以控制、无明显器质性心脏病的特发性室速患者。最适合消融治疗的室速类型是：起源于右室流出道的室速，起源于左室近室间隔部位的室速。这两种室速的成功率可达 90% 以上。对冠心病特别是陈旧性心肌梗死所致的室速患者，一般认为适用于药物不能控制频繁发作和已置入 ICD，但室速反复发作致 ICD 频繁放电。对这类患者即使在有经验的治疗中心报道的成功率也只有 60%~70%。

总之，在确定治疗方案前，应首先明确室速的类型，其次应考虑有无基础心脏疾病、心功能状态、发作时临床症状的严重程度及是否存在可逆性病因。对临床预后意义不明确者，可行电生理检查，如能诱发出持续性室速或室颤者，是 ICD 治疗的适应证。

（五）尖端扭转性室性心动过速

尖端扭转性室性心动过速是一种特殊类型的多形性室速，于 1966 年由法国学者 Dessertenne 提出，典型的心电图特征是 QRS 波群的波幅和波形围绕等电线位扭转。可由多种原因导致，有较高的潜在致命性。多见于 QT 延长者，可以是先天性，也可以是后天获得性，少数尖端扭转性室速患者 QT 间期正常。多数学者认为不伴 QT 间期延长者应称为多形性室速。

QTc 异常延长目前尚无统一的国人标准，目前采用 ACC/AHA 推荐的 QTc 异常延长的标准，即不论男性或女性，QTc > 500ms 都属于明显异常。

先天性长 QT 综合征（LQTS）是控制离子通道的基因异常所致，其缺陷的离子通道主要为钠通道、钾通道和钙通道，常染色体显性遗传是最常见的遗传形式，称为 Romano - Ward 综合征（RWS），后代患病的概率为 50%。

获得性长 QT 综合征可由低钾、低镁、各种原因引起的严重的心动过缓、心肌缺血、心力衰竭、脑血管意外、脑炎、蛛网膜下腔出血、脑炎、创伤性脑损伤、低体温等引起，也可由药物引起以 Ⅰa、Ⅰc 类抗心律失常药物及抗组胺药阿司咪唑、三环抗抑郁药、胃肠动力学药西沙比利、抗真菌药酮康唑和氟康唑等，部分患者找不到原因。

治疗方法如下：

1. 先天性长 QT 综合征　避免使用延长 QT 间期的药物，包括非心血管药物，避免基因特异性情景和环境刺激。不论是否有症状或猝死家族史，均应使用 β 受体阻滞剂，尽可能达到患者最大耐受剂量，LQT1 对 β 受体阻滞剂反应性最好，依从性是有效治疗的关键。对于口服 β 受体阻滞剂后心动过缓诱发尖端扭转型室速或者因为心动过缓不能耐受治疗的患者，建议植入心脏起搏器。对发生过心脏骤停的幸存者建议安装 ICD。对已使用足量 β 受体阻滞剂仍有晕厥发作者，或已植入 ICD 但仍有反复发作晕厥或心脏骤停且 β 受体阻滞剂无效或不能耐受时，可考虑左侧第 4～5 交感神经节切除术。

2. 发作期紧急治疗措施　寻找并处理 QT 延长的原因：如纠正低血钾、低血镁，停用一切可能引起或加重 QT 延长的药物，并进行连续的 QTc 间期监测。对血流动力学稳定者可采用药物终止心动过速，如硫酸镁 1～2g 加入 5% 葡萄糖液稀释至 10ml，5～20min 注入，如发作仍持续，必要时可再重复一次，然后硫酸镁持续静脉滴注（2g 硫酸镁加入 100～250ml 液体中，以 2～20mg/min 速度静脉滴注），也可试用利多卡因或苯妥英钠稀释后静脉注射；对血流动力学不稳定者，应电复律转复，对频率较快、QRS 形态严重畸形的尖端扭转性室速患者，同步电复律常难以奏效，可采用室颤的复律方法。对心动过缓和明显长间隙依赖者可通过心脏起搏、异丙肾上腺素、阿托品等提高心率以缩短 QT 间期，预防心律失常进一步加重。

（六）缓慢性心律失常

缓慢性心律失常是临床常见的心律失常，大致分为窦房结功能失调和房室传导阻滞两大类。窦房结功能失调包括窦性心动过缓、窦性停搏、窦房传导阻滞、心动过缓 - 心动过速综合征。房室传导阻滞包括一度、二度、三度房室传导阻滞。缓慢性心律失常可见于各种器质性心脏病，也可由传导系统的退行性变、迷走神经兴奋、药物作用、心脏外科手术损伤、射频手术并发症、甲状腺功能减退、电解质紊乱、尿毒症等原因引起。

1. 病因治疗　首先应尽可能明确病因，如急性心肌梗死引起应尽早进行冠状动脉血运重建；外科手术或射频损伤所致，可试用激素以减轻充血和水肿。

2. 药物治疗　无症状者暂时无须治疗，注意随访。出现心动过缓症状者可以试用阿托品、麻黄碱或异丙肾上腺素暂时提高心率，避免使用任何可能加重传导阻滞和减慢心率的药物，如地高辛、β 受体阻滞剂、维拉帕米等。临床上一度或二度 Ⅰ 型房室传导阻滞一般不需起搏器治疗。

3. 植入永久心脏起搏器　药物治疗可作为临时的应急治疗措施，起搏治疗是有症状患者的主要治疗措施。对永久起搏治疗的关键点是看患者是否有症状，对无症状的患者是否进行永久起搏治疗的原则是清醒状态下有超过 3s 的长间隙或低于 40 次的室性逸搏心律。对伴有二度 Ⅱ 型房室传导阻滞的患者，推荐行电生理检查确定传导阻滞是否位于结下，如位于结下考虑起搏器治疗，但大多数二度 Ⅱ 型房室传导阻滞尤其是 QRS 波增宽者，多为结下阻滞，起搏器治疗是必须的。

（1）窦房结功能障碍永久起搏器植入适应证如下

Ⅰ 类适应证：①窦房结功能障碍表现为症状性心动过缓，包括频繁的有症状的窦性停搏。②因窦房结变时性不良而引起症状者。③由于某些疾病必须使用某些类型和剂量的药物治疗，而这些药物又可引起或加重窦性心动过缓并产生症状者。

Ⅱ类适应证：

Ⅱa类：①自发或药物诱发的窦房结功能不良，心率小于40次/min，虽有心动过缓的症状，但未证实症状与所发生的心动过缓有关。②不明原因晕厥，并发窦房结功能不良或经电生理检查发现有窦房结功能不良。

Ⅱb类：清醒状态下心率长期低于40次/min，但症状轻微。

（2）成人获得性完全性房室阻滞永久性起搏器植入适应证如下

Ⅰ类适应证：①任何阻滞部位的三度和高度房室阻滞伴下列情况之一者。a. 有房室阻滞所致的症状性心动过缓（包括心力衰竭）或继发于房室阻滞的室性心律失常。b. 需要药物治疗其他心律失常或其他疾病，而所用药物可导致症状性心动过缓。c. 虽无临床症状，但也已证实心室停搏大于3s或清醒状态时逸搏心率小于等于40次/min，或逸搏心律起搏点在房室结以下者。d 射频消融房室交界区导致的三度和高度房室传导阻滞。e. 心脏外科手术后发生的不可逆性房室阻滞。f. 神经肌源性疾病（肌发育不良、克塞综合征等）伴发的房室阻滞，无论是否有症状，因为传导阻滞随时会加重。g. 清醒状态下无症状的房颤和心动过缓者，有1次或更多至少5s的长间歇。②任何阻滞部位和类型的二度房室阻滞产生的症状性心动过缓。③无心肌缺血情况下运动时的二度或三度房室阻滞。

Ⅱ类适应证

Ⅱa类：①成人无症状的持续性三度房室阻滞，清醒时平均心室率大于40次/min，不伴有心脏增大。②无症状的二度Ⅱ型房室阻滞，心电图表现为窄QRS波。若为宽QRS波包括右束支阻滞则应列为Ⅰ类适应证。③无症状性二度Ⅰ型房室阻滞，因其他情况行电生理检查发现阻滞部位在希氏束内或以下水平。④一度或二度房室阻滞伴有类似起搏器综合征的临床表现。

Ⅱb类：①神经肌源性疾病（肌发育不良、克塞综合征等）伴发的任何程度的房室传导阻滞，无论是否有症状，因为传导阻滞随时会加重。②某种药物或药物中毒导致的房室阻滞，停药后可改善者。③清醒状态下无症状的房颤和心动过缓者，出现多次3s以上的长间歇。

（3）心肌梗死急性期后永久性起搏器植入适应证如下：

Ⅰ类适应证：①急性心肌梗死后持续存在的希氏-浦肯野系统内的二度房室阻滞伴交替性束支阻滞，或希氏-浦肯野系统内或其远端的三度房室阻滞。②房室结以下的一过性高二度或三度房室阻滞，伴束支阻滞者。如果阻滞部位不明确则应进行电生理检查。③持续和有症状的二度或三度房室阻滞。

Ⅱ类适应证

Ⅱb类：房室结水平的持续性二度或三度房室阻滞，无论有无症状。

4. 生物起搏　人工心脏起搏器应用于临床已半个多世纪，挽救了无数患者的生命，但也存在诸多缺陷，因此寻求更加符合人体需求的生物起搏器是当前研究的热点之一，但尚处于动物实验阶段。心脏生物起搏指用细胞分子生物学及相关技术对受损自律性节律点或特殊传导系统细胞进行修复或替代，从而恢复心脏起搏和传导功能。目前研究较多的是干细胞移植生物起搏，主要采用胚胎干细胞和成人间叶干细胞移植。干细胞移植应用于临床的过程中，有许多问题有待解决：干细胞移植的促心律失常不良反应；伦理问题；如何精确地控制干细胞分化为起搏细胞；移植细胞的寿命和存活数量如何；移植细胞发挥起搏作用长期稳定性如何；移植后是否发生免疫反应；是否会导致肿瘤如畸胎瘤；若为异体细胞移植则存在排异反应；成熟的心脏起搏细胞对移植部位的适应性差等。虽然干细胞移植起搏心脏存在很多问题未解决，但前景令人神往，一旦生物起搏器有突破性进展，能成功应用于临床，将造福于需要心脏起搏治疗的广大患者。

（钱　贞）

第六节　心源性猝死

心源性猝死（sudden cardiac death，SCD）是指由于心脏原因引起的、以意识突然丧失为前驱表现的生物学死亡。其特点为死亡发生的时间和形式具有不可预测性，从出现意识丧失到死亡，往往在1h

内。意识丧失的机制为心搏骤停（cardiac arrest）导致突然失去有效的血流灌注。不管是看起来健康的人，还是已知有心脏疾病的人，都有可能突然发生心源性猝死，还可以是任何系统疾病终末期共同的最终致死原因。

一、心源性猝死的生物学模式和临床分期

目前认为，心源性猝死的主要发病基础为心脏结构的异常。心脏结构异常导致心脏功能学改变，使心肌的稳定性降低，引发各种致死性心律失常，构成了心源性猝死的生物学模式。在该模式中，短期或者长期的结构异常并发功能上的改变容易使室性期前收缩进展为室速或者室颤。心源性猝死临床过程可分为4个时期：前驱期、发病期、心搏骤停期和生物学死亡期。前驱期：多数人在数个月或数日内出现胸痛、气促、疲乏、心悸等非特异性症状。

发病期：指心血管状态发生急剧变化到心搏骤停发生前约1h不等，典型的表现包括严重胸痛/呼吸困难、突发心悸或眩晕等。

心搏骤停：表现为意识突然丧失，伴有局部或全身性抽搐。心搏骤停刚发生时脑中尚存少量含氧的血液，可短暂刺激呼吸中枢，出现呼吸断续，呈叹息样或短促痉挛性呼吸，随后呼吸停止。此时可见皮肤苍白或发绀，瞳孔散大，由于尿道和肛门括约肌松弛，可出现二便失禁。

生物学死亡期：大部分患者在心搏骤停后4~6min之内开始发生不可逆脑损害，最终过渡到生物学死亡。

心搏骤停的症状和体征依次可能为：①心音消失。②脉搏扪不到、血压测不出。③意识突然丧失或伴有短阵抽搐，抽搐常为全身性，多发生于心脏停搏后10s内。④呼吸断续，呈叹息样，以后即停止，多发生在心脏停搏后20~30s内。⑤昏迷，多发生于心脏停搏30s后。⑥瞳孔散大，多在心脏停搏后30~60s出现。但此期尚未到生物学死亡，如予以适当的抢救，有复苏的可能。

二、心源性猝死的心电学表现

心源性猝死的心电学表现有以下3种：①致死性快速性心律失常，主要指室颤（ventricle fibrillation，VF）和无脉性室性心动过速（pulseless ventricular tachycardia，PVT）。②缓慢性心律失常和心室停搏。③无脉性电活动（pulseless electrical activity，PEA）。

室性心律失常是心源性猝死时最常见的电活动机制，包括室颤和无脉性室性心动过速。如果出现宽QRS波群的持续性心动过速，首先要考虑是室性来源，往往属于高度危险。大多数宽QRS波群的心动过速都要作为急症紧急处理，而大多数的窄QRS波群的心动过速，处理的紧迫性相对要低。

器质性心脏病患者极易发生持续性室性心动过速，对这一类患者，室性心动过速往往是致命性心律失常的前兆，可能发生心源性猝死。持续性室速表现为：QRS波群时限大于0.12s，平均向量与正向传导冲动的QRS向量相反；大多数的室速心率在140~200次/min，但也可以小于140次或大于200次/min；持续性室速在电活动上可以是稳定的（如心率相对较慢的单一形态室速），也可以是不稳定的（如多形性室速或心率超过190~200次/min的单一形态室速）。心率较慢的单一形态室速往往耐受性较好；而心率快的室速常伴有低血压和低灌注，后者应作为致命性心律失常，可以导致猝死（如室速/室颤引起心腔骤停）。

在小部分患者中，心脏骤停最早出现的心律异常表现为严重的心动过缓、心跳停止或无脉电活动。这些异常心律，可能是心搏骤停的真正原因，也有可能是室速或室颤未得到合适治疗的结果。用电复律终止室速或室颤以后也可出现无脉电活动。如果存在缺氧等诱发因素，无脉电活动为继发性的；如果在原有心脏异常的基础上发生，则为原发性无脉性电活动。经过积极的治疗以后，室性心动过速患者存活的可能性要比缓慢性心律失常或心脏无收缩状态高得多。无论何种原因，对于发生心源性猝死的患者来说，决定能否抢救成功的最主要因素是开始复苏到心律转复之间的时间间隔。

由于潜在的危险和治疗不同，区分室上性与室性心动过速十分重要。窄QRS波的心动过速往往是室上性的，但是室速偶尔在一两个导联上也会出现窄QRS波群，图形类似室上速。一些室内差异传导

（如左右束支传导阻滞）的患者在发生室上速时也会出现宽大波群，此时 QRS 向量与正常窦性节律相似。临床上，可以根据 12 导联心电图，用 Brugada 四步法来对宽 QRS 的心电图图形进行鉴别诊断。室上速心率很快时，出现功能性束支传导阻滞可能导致 QRS 波增宽和短暂的电轴漂移。

目前认为，在以下两种情况，室上速可引起致命性心律失常，需要即刻治疗。一种情况是冠状动脉高度狭窄的患者，由于此时冠脉血流依赖于心肌舒张时间的长短，心率加快可引起心肌缺血，这种患者的心律失常需紧急治疗，必要时使用直流电复律来迅速减慢心率。另一种情况是预激综合征伴房颤的患者，由于旁道不应期较短，心室率可达 300 次/min 以上，此时可能发生低血压、室速或室颤，需要立即治疗。

三、心源性猝死的常见病因和危险因素

心源性猝死的发生与心脏的原发疾病关系密切，因此在不同的人群中，发生比例并不相同。在一般性人群中是散发的，发生率极低。在全球的范围内，心源性猝死的发病率缺乏确切的数字。实际上，在所有的自然死亡中，约 12% 就属于猝死，其中 90% 和心脏原因相关。我国也缺乏心源性猝死的相关流行病学资料。根据美国对于急诊室抢救数据库和死亡证明的分析，总体发病率为 0.1% ~ 0.2%，美国每年因此而导致的死亡为 30 万左右。根据心源性猝死的发病特点，推测我国的总体发病率和美国相似，结合人群基数，心源性猝死的人数相当可观。在高危人群中，心源性猝死的发生率大于 30%。但是在人群绝对数量上，一般性人群的发生例数要远远高于高危人群。

在西方国家，冠心病是 80% 以上心源性猝死的病因，另外 10% ~ 15% 是由心肌疾病所致。在我国情况类似，其中 20% ~ 30% 的冠心病患者，其首次发病的临床表现就是心源性猝死，因此，现在已经将心源性猝死定义为心肌梗死的一种类型。

由于心源性猝死的发病率并不高，因此，希望用一种方法对总人群进行干预，减少心源性猝死发生的价值不大。但是，认识心源性猝死的高危因素，在人群中识别高危人群，进行相关的干预可带来明显获益。传统上，由于 80% 以上的心源性猝死的病因为冠心病，而冠心病的危险因素比较稳定且易于识别，在早期的猝死研究中，一般将冠心病的危险因素直接作为心源性猝死的危险因素。现在研究发现，心源性猝死的危险因素还有自身的特点。

在年龄上，成人的冠心病随着年龄增加而增多。心源性猝死的高峰发病见于 2 个年龄段：出生到 6 个月以内和 45 岁到 75 岁之间。心源性猝死男性高于女性。在一项多人群的研究中发现，65 岁之前，男性心源性猝死是女性的 4 ~ 7 倍，大于 65 岁的人群中，男女的比例为 2 ：1。由于绝经后，女性的冠脉事件危险增加，心源性猝死的危险也成比例升高，经典的冠心病危险因素，如吸烟、糖尿病、高脂血症等，对女性的冠脉事件也具有预测性。

目前，研究者已经认识到，时间参数与心源性猝死相关。在流行病学分析中发现，人群心源性猝死的危险在时间上存在每日性、每周性和季节性 3 种模式。高危的时间一般在早上、每周一和冬季。在主要的心血管事件发生以后的 16 ~ 18 个月，生存曲线中心源性猝死的发生迅速下降。因此，发病后存在危险的时间依赖性，最有效的干预是在事件的早期，与对照组比较，早期为有效干预，可以使各种心脏事件后存活人群的生存曲线在远期发生分离。

生活方式和精神因素也对心源性猝死的发生产生影响。Framingham 研究证实，30 ~ 59 岁吸烟者的猝死危险，每 10 年增加 2 ~ 3 倍，同时，吸烟也可以导致冠心病患者猝死的比例增加。在一项 310 例院外心搏骤停抢救存活的患者研究中，如果此后仍然抽烟者，3 年内再发心搏骤停的比例为 27%，停止吸烟者为 19%（P < 0.05）。同样在 Framingham 研究中，发现随着相对体重的增加，冠心病患者心源性猝死的百分比呈线性增高，从 39% 升到 70%。急性的精神社会压力是心源性猝死的危险因素。研究证实，心源性猝死的发生，受到社会和经济压力的影响。在健康、工作、家庭以及个人、社会等多个领域的研究中，发现急性冠脉事件发生者，在之前 6 个月，这些方面已经发生改变，在心源性猝死患者中尤为明显。

在没有心脏器质性疾病的患者，常规心电图或者 24h 心电监护中发现的室性期前收缩，并不是心源性

猝死的危险因素。在心肌梗死后的患者，对无症状性期前收缩用抗心律失常药物进行干预，还会增加病死率。心力衰竭的患者往往并发频发期前收缩或短阵室速，在临床研究中发现，重度心力衰竭患者的期前收缩或者短阵室速的发生频度较中度心力衰竭患者要高，但是，后者中发生心源性猝死的比例更高，提示心力衰竭患者的室早或短阵室速和心力衰竭的严重程度相关，并非属于心源性猝死的独立危险因素。

因此，心源性猝死的发生过程是在各种危险因素的作用下，导致心脏发生不同情况的病变和电活动改变，在一定的促发因素存在时突然发生。尽管认识到了这些危险因素，心源性猝死由于发生突然，进展迅速，有效的治疗是影响生存的重点。

四、心源性猝死的治疗

（一）基本生命支持（basic life support，BLS）

发现心搏骤停或心源性猝死的患者，应该立即实施心肺复苏（CPR），包括基本生命支持（BLS）和高级生命支持（ACLS）。在 20 世纪 60 年代，发现有效的胸外心脏按压可以极大提高院外心源性猝死的存活率，50 年来的实践证明，有效的 CPR 是猝死抢救的关键环节。在 BLS 中，"四早"组成了患者的生存链，即尽早识别和呼救、尽早 CPR、尽早除颤、尽早进入 ACLS。美国心脏协会和急救医学学会根据循证医学为 BLS/ACLS 制订了实践指南，每隔 5 年更新一次，最新版为 2010 年指南。

一旦发现意识丧失的成年患者，应该立即拍击患者肩部，并呼叫患者，判断患者情况，如果患者没有反应，立即启动急救程序，呼叫其他救护人员，准备除颤仪等。判断意识的过程不能短于 5s，也不能超过 10s。在新版的心肺复苏指南中，将原有的 ABCD，即开放气道、人工呼吸、胸外心脏按压和除颤更新为 CABD，即将胸外心脏按压提前，以提高心肺复苏的成功率。其中，复苏的核心问题如下：

（1）胸外按压：胸外按压的频率为 100 次/min，按压和人工呼吸的比例为 30：2，考虑到通气、给药等引起按压的暂停，建议按压要快速、有力。按压的定位是两乳头连线的中点。

（2）人工呼吸：使用"抬头举颌"法，开放气道，并去除气道内异物。每次有效吹气时间为 1s，如果条件具备，尽早气管插管，人工通气的频率为 10~12 次/min。

（3）电除颤和电复律：在发生心跳骤停的患者中，80% 左右为室颤，其自行转复者极少。除颤每延迟 1min，成功率下降 7%~10%，故应尽早快速除颤，是决定其成活的有效步骤。除颤的指征为室颤和无脉性室速。体重不超过 90kg 的室颤患者，90% 可通过 360J 的直流电击恢复正常节律。初次电击不能使患者恢复有效节律提示预后不良。目前建议一次除颤成功，因此，如果使用单相波的除颤仪，初始电击能量为 360J，如果初始电击能量小于 300J 则不能对心搏骤停患者产生任何效果；双相波的除颤仪为 150J，如果无法判断除颤仪的波形，初次除颤可以选择 200J 的能量。在一次电击后，应再做 5 个循环的心肺复苏，再检查患者是否恢复了自主脉搏；如果仍无搏动，进行第二次电击，然后静脉用肾上腺素 1mg。如果还是没有脉搏，则在下一次电击前重复 5 个循环的心肺复苏。肾上腺素可每 3~5min 重复使用一次，其间穿插电除颤，但是大剂量的肾上腺素并不能产生更多效果。可一次静脉给予 40IU 血管加压素，作为替代肾上腺素的治疗方法。

胸前锤击目前已经很少使用，是否取消还存在争议。研究认为，一次锤击将室速转为窦律，其有效性在 11%~25%。极少数室颤能被胸前锤击终止，而且锤击还存在引起心跳骤停或心肌电机械分离的风险，所以绝对不能用于室速且有脉搏的患者。对于停搏 1min 内，在无监护、除颤器等的情况下对无脉搏、意识丧失的患者，可以试用锤击，具体为上举拳头 20~30cm，然后向患者胸骨下 1/3 处用力叩击 1 次，可能使停搏的心脏由于机械刺激诱发电活动，触发心脏收缩或制止室性心律失常，恢复循环。对神志清醒状态的患者，另一个机械的方法是"咳嗽诱致心脏压缩"或"咳嗽复律"，通过有意识地不断用力咳嗽可使心律失常患者的胸腔内压周期性的增高，心律失常患者可能复律。

（4）静脉通道：在心源性猝死的救治过程中，静脉通道的建立十分重要。如果条件具备，应该在确认患者意识丧失时，在 BLS 同步立即开通静脉通道、给氧和监护，即"Ⅳ-O$_2$-Mornitor"。目前建议的给药途径有静脉途径、气管内途径和骨内途径。外周静脉给药，到达中央循环时间长，需要 1~2min，因此，在每一次给药以后，在 10~20s 内快速推注 20ml 生理盐水，使末梢血液迅速充盈。对无自主循环恢复的患者最好采用中央静脉穿刺给药或放置中心静脉导管才能立即起效。目前的研究认为，在救治过程中要减少氯化钙、碳酸氢钠、去甲肾上腺素和异丙肾上腺素的应用。因此，心脏停搏时，应考虑用药基于其他方法之后，如急救人员应首先开展心肺复苏、电除颤、适当的气道管理，而非先应用药物。研究发现，从注药到心搏恢复的平均时间：近心静脉为127s，气管内为132s，心内为139s。因此，现在已经不再使用心内给药。

（二）高级生命支持（advanced life support，ACLS）

ACLS指在院内进行的进一步抢救过程，包括气道建立和给氧，其中气管插管是最主要也是最重要的一种气道建立途径；除颤和病因处理。在进行高级生命支持的过程中，要注意发现SCD的可逆性原因并对其进行相应的处理。

与BLS的单人或者两人进行复苏不同，ACLS时提倡医疗团队进行操作（team work）。一个相互信任和高效合作的团队，是心源性猝死救治成功的关键。一般抢救团队由6个人组成，包括一位医生作为组长（team leader），负责抢救的指挥和协调；一位医生管理气道；一位医生负责胸外心脏按压，在保证按压暂停时间最短的前提下，每5个循环左右，可以和管理气道的医生进行互换；一位医生或者护士负责静脉给药，在每次组长给予医嘱以后，实施医嘱，并口头大声重复医嘱；一位医生负责除颤，服从组长指挥，实施除颤；一位医生或者护士对抢救过程中所有的医嘱进行记录，同时记录抢救过程。

在AGLS中，各位成员服从一个组长的统一指挥，有效合作，在遇到疑问时及时交流，进行建设性的沟通十分重要。在发生心源性猝死以后，医生立即形成一个有效的团队是困难的。因此，要对重点科室的医生进行ACLS的培训，反复进行配合，培养团队精神。复旦大学附属华山医院根据AHA的指南，对心内科、麻醉科、急诊医学和重症监护室的医生进行了ACLS的培训，颁发合格证书，有效期为2年，之后重新进行培训，并根据最新的指南，进行及时更新。实践证明，通过正规、反复地培训，医生团队合作更好，可以提高院内心源性猝死抢救的成功比例。

（三）药物使用

心肺复苏期间，应尽早建立静脉通道，给予适当的药物。但是现已肯定，药物可在电除颤前（直到除颤仪充电为止）或随后给予，给药时机的重要性小于要求胸部按压的最小中断。药物主要为血管升压药和抗心律失常药物。

1. 血管升压药 肾上腺素、去甲肾上腺素及异丙基肾上腺素三联用药在新版指南中已废止。无论何种原因，发生猝死以后建议使用的血管升压药物为肾上腺素、血管加压素和阿托品3种。肾上腺素为首选用药，适用于所有类型的心搏骤停患者。用法为每次静脉注射1mg，每3~5min重复1次，剂量可以加倍。血管加压素为仅次于肾上腺素的、证实有效性高的药物，在美国使用较多，也是心肺复苏指南的第二种推荐用药，可以用于所有类型的心搏骤停患者，用法为40IU一次性静脉注射，单剂量可代替第一次或第二次剂量的肾上腺素，国内由于情况不同，可以根据情况使用。阿托品的适应证为已经证实的心室停搏和无脉性电活动，用法为每次静脉注射1mg，可重复给予至总剂量3mg。

2. 抗心律失常药 在心肺复苏的指南中，推荐使用的是胺碘酮、利多卡因和镁剂。首次剂量血管升压药后，尤其在第二次或第三次电除颤后持续存在室颤/无脉性室速时，可考虑给予抗心律失常药。有证据表明，此时胺碘酮优于利多卡因。胺碘酮对于多次直流电击和使用肾上腺素后仍然持续室颤或无脉室速的患者，或心脏复律后再发室颤或室速的患者，能保持或者增加心脏电活动稳定。胺碘酮使用方法为：静脉注射150mg，必要时重复1~2次，之后6h以1mg/min速度滴入，第一个24h的最大的累积剂量为2200mg。胺碘酮不需要常规用于对除颤反应良好并能保持稳定节律的患者，但对于除颤和给氧后，室速或室颤复发者，推荐使用胺碘酮。也有研究表明，如果有充分临床证据证实心搏骤停是由急性冠脉综合征引起时，利多卡因（首次1.0~1.5mg/kg静脉注射；如VF/无脉VT持续，每5~10min静脉注射0.50~0.75mg/kg。最大剂量为3mg/kg）比胺碘酮更有效。如果并不考虑急性心肌缺血，或者耐药性或复发性心律失常，则应该使用胺碘酮。急性高钾血症引起的耐药室颤、低钙血症以及可能由于过量使用钙离子拮抗剂而引起的心搏骤停，用10%的葡萄糖酸钙（5~20ml，以2~4ml/min速度静脉推注）可能起效。除上述情况外，在心搏骤停复苏过程中即便钙离子浓度很低，也不应该常规使用钙剂。镁剂（硫酸镁）的适应证为尖端扭转性室速、低镁诱发的心搏骤停。一般用 1～2g 加入 10m 葡萄糖注射液，静脉推注，推注时间大于 5min。一些多形性室速（尖端扭转性室性心动过速）、快速单一形态室速、室扑（心率大于 260 次/min）和耐药性室颤对硫酸镁或 β 受体阻滞剂（美托洛尔静脉用 5mg，最大剂量为 20mg）反应良好。

（四）心搏停止（asystole）、心动过缓或无脉电活动引起的心源性猝死的治疗

对心跳停止、心动过缓或无脉电活动引起的心搏骤停所采取的治疗措施与快速心律失常（室颤/室速）引起的心搏骤停不同。一旦确定心跳停止或者无脉性电活动，采取措施维持循环和呼吸状态（如持续的胸外按压、气管插管和建立静脉通道），再次确认心脏节律（如果可能，要两个导联），使用药物或者起搏器，保证稳定的心脏节律。

心跳停止、心动过缓或无脉电活动时，往往存在可逆因素，如低血容量、低氧血症、心脏压塞和张力性气胸、酸中毒、药物过量、低温和高钾血症，应当积极寻找这些因素，并尽快纠正。研究发现，此时肾上腺素和阿托品作用有限。有效的体外起搏系统的发展，可以在没有专科医生的情况下，对心动过缓或心跳停止进行心脏起搏，可以起到一定的效果，但是其效果还缺乏循证医学证据。在院内，体外起搏只能作为初步的抢救措施，如果心搏骤停持续存在，可以用经静脉放置的起搏电极，使用临时起搏器。从目前的资料看，心跳停止或者无电活动的患者，即使放置了临时起搏装置，预后仍然很差。

（五）终止复苏的参考指征

心源性猝死发生以后，如果进行有效的胸外按压以及人工通气，患者可以一直维持重要脏器的有效灌注，但是如果患者心跳或者呼吸未恢复并有瞳孔散大、四肢无肌张力、无任何反射活动、脑电图无电活动征象，可以诊断为脑死亡。持续复苏没有必要，由于脑死亡患者，持续呼吸循环的维持也不会增加患者的生存率。但是，对心源性猝死的患者终止复苏，牵涉到多方面的问题，在国内，并没有统一的标准。建议对于心搏骤停、呼吸停止，心肺复苏已历时 30min 者，出现下列情形可终止心肺复苏：瞳孔散大或固定、对光反射消失、呼吸仍未恢复、深反射活动消失、心电图成直线。

五、心源性猝死的预防

对于原发疾病的认识和高危因素的干预，是预防心源性猝死的重点。随着心肺复苏在我国的逐渐普及，心源性猝死抢救后的幸存者也会逐年增加。长期治疗的目标是减少心源性猝死的复发率和总死亡率。植入型心脏复律－除颤仪（implantable cardiac defibrillator, ICD）可以在院外自行识别致命性心律失常并除颤，现在已经积累了越来越多的临床证据。在 20 世纪 90 年代末期，发表了一项抗心律失常药物和 ICD 的心源性猝死的高危人群中的对比研究（AVID），发现 ICD 组 2 年的死亡率是 18%，抗心律失常的药物组为 25%，在发生事件的人群中应用 ICD，相对危险降低 27%。如果把相对危险降低外推到总的目标人群，则总人群致死性事件的绝对危险降低 7%。目前，国外的循证医学证据表明；对于二级预防，胺碘酮的治疗要优于 I 类抗心律失常药物，ICD 的植入要优于胺碘酮。因此，国外 ICD 已经成为心源性猝死二级预防的首选治疗。考虑到心源性猝死的病因，在我国，可以先明确冠脉病变并进行相应的干预以后，必要时在电生理检查的指导下植入 ICD。

目前的临床证据支持在特定心脏疾病的患者中，使用 ICD 进行一级预防，例如，在肥厚性心肌病的患者或者存在猝死的家族史的患者中，使用 ICD。但是，对于在高危人群中普遍使用 ICD，还存在争议。研究发现，对于心脏事件以后的患者，ICD 的获益均来源于射血分数小于等于 35% 的患者，而对那些高射血分数的患者，ICD 治疗并未优于胺碘酮。一级预防的用药方面，对于特定的患者，可以使用胺碘酮和 β 受体阻滞剂。

时间就是生命。心源性猝死的就地救治要重于预防：应该在全民普及心肺复苏的操作，让目击者就地进行心肺复苏，才能最大限度提高心源性猝死的抢救成功率。

（钱　贞）

第七节 扩张型心肌病

扩张型心肌病（dilated cardiomyopathy，DCM）以心室进行性扩大伴心肌收缩功能减退为主要特征，病变常为弥漫性，可累及双侧心室，早期表现为舒张功能不全，继之出现收缩功能障碍，左心室射血分数（LVEF）降低，心室舒张末期压力升高，发生充血性心力衰竭，常伴有心律失常和血栓栓塞。扩张型心肌病是原发性混合性心肌病中常见的类型，发病呈增长趋势，在我国的发病率为（13～84）/10万，男性多于女性（2.5∶1），是心力衰竭的第3位病因。本文重点阐述近年来扩张型心肌病的诊治进展。

一、病因

扩张型心肌病的病因迄今未明，从流行病学与临床特征推测，可能与多种因素有关。近年来，将组织形态学、病毒学和免疫学检查相结合对扩张型心肌病进行了较为深入的研究，从而提出感染—免疫机制可能起着最为重要的作用。

（一）病毒感染

实验研究表明，柯萨奇B组病毒感染引起的心肌炎可发展为扩张型心肌病，病毒持续感染和分子模拟是诱发感染后自身免疫应答的关键机制，通过氨基酸序列分析已证实病毒蛋白与心肌特异性蛋白具有相同的抗原决定簇；临床前瞻性随访提示急性病毒性心肌炎10%～15%患者可演变为扩张型心肌病。近年来，分子生物学技术应用于心肌活检标本中肠道病毒RNA的检测，为病毒性心肌炎和扩张型心肌病的关系提供了更有力的佐证。目前认为，病毒性心肌炎演变为扩张型心肌病的病理生理进程可分为3个阶段：急性病毒感染、免疫细胞浸润和心肌重塑。在疾病演变的进程中，细胞内蛋白降解系统发挥着重要作用，主要包括泛素－蛋白酶体通路和溶酶体通路，前者降解异常蛋白质和短寿命调节蛋白；后者通过自噬作用降解长寿命蛋白质和受损细胞器。

（二）免疫反应

病毒感染触发的免疫反应在持久性心肌损害的病理生理进程起着关键作用。扩张型心肌病患者血清中能检测到多种抗心肌特异性蛋白抗体，包括抗心肌线粒体ADP/ATP载体抗体、抗肌球蛋白抗体、抗β_1受体抗体、抗M胆碱能受体抗体，可作为扩张型心肌病的辅助诊断方法。研究发现，抗ADP/ATP载体抗体和抗β_1受体抗体均可延长心肌细胞动作电位时程、激活心肌细胞膜L型钙通道，增加钙内流和胞质游离钙浓度，导致心肌细胞内钙超载和细胞毒性损害，该效应可以分别被钙离子拮抗剂和β受体阻滞剂抑制。T淋巴细胞在感染后免疫应答中发挥着重要作用，自然杀伤细胞活性减低削弱了机体的防御能力，抑制性T淋巴细胞数量及功能亦减低，由此发生细胞介导的免疫反应，引起心肌细胞损伤。

（三）遗传因素

遗传因素在扩张型心肌病的发生、发展过程中起着至关重要的作用，特别是分子生物学技术的应用，明确了心肌病研究领域的新方向。美国心脏病学会（AHA）2006年公布的心肌病定义和分类的专家共识中从基因组和分子定位的高度阐述了心肌病的发病机制，体现了对心肌病的最新认识。传统上认为扩张型心肌病多为散发流行，但近年来发现有群聚现象，通过家系调查及超声心动图对患者亲属筛查证实，有25%～30%的患者为家族性扩张型心肌病，可表现为不同基因多种突变产生的遗传异质性、遗传方式多样性以及临床表现型的多样性。目前遗传因素致病性主要表现为心肌细胞结构元件的异常；心肌肌原纤维蛋白的基因突变；突变影响能量的供应和调节；核膜组成元件缺乏可能影响了胞质和胞核之间的信号转导；心脏离子通道突变。

（四）其他

营养不良、酒精中毒、内分泌异常、化学或毒素作用、心肌代谢紊乱及冠脉微血管痉挛亦可能致病。

二、病理生理

扩张型心肌病的主要病理生理特点是心肌收缩力减弱，导致心脏泵血功能障碍。早期神经内分泌激活，通过加快心率维持心排血量；后期左心室排空受限，心室舒张和收缩末期容积增加，左心室射血分数减少，心室进行性增大，进展为充血性心力衰竭；终末期由于相对性三尖瓣关闭不全和肺小动脉病变导致肺动脉高压，使右心功能不全症状更为显著。心肌细胞肥大、间质纤维化以及心室重构影响心肌细胞离子通道功能，可引起各种类型的心律失常。

三、临床诊断

扩张型心肌病的早期临床表现隐匿或不典型，以致临床上早期诊断非常困难。超声心动图对扩张型心肌病具有形态学诊断和血流动力学评判意义，在诊断和鉴别诊断上具有重要的价值，它不难排除心包疾病、心脏瓣膜病、先天性心脏病和肺源性心脏病。心脏超声检查可见心脏扩大以左心室、左心房最为常见，并伴室壁弥漫性运动减弱，收缩期和舒张末期心室容量增加，室壁厚度可正常或变薄；二尖瓣和三尖瓣可因心室扩大和瓣环扩张而发生相对性关闭不全。缺血性心肌病亦可见心脏扩大，室壁多节段运动减弱，临床上对此鉴别困难者需做选择性冠状动脉造影。近年来研究认为，检测患者血清中抗心肌特异性蛋白抗体可以作为扩张型心肌病的辅助诊断方法。心内膜心肌活检对扩张型心肌病的临床诊断价值有限，但仍具有组织形态学诊断价值，有助于与特异性心肌病和急性心肌炎的鉴别诊断。

自 1995 年世界卫生组织和国际心脏病学会联合会（WHO/ISFC）心肌病分类出台以来，心肌病的相关研究取得了显著进展，特别是心肌病分子遗传学领域取得了突破性进展。2006 年 AHA 发布了现代心肌病的定义和分类，2008 年欧洲心脏病学会（ESC）公布的心肌病分类与 AHA 的分类有很大不同。我国分别在 1987 年、1999 年举行的全国心肌炎、心肌病专题研讨会上对心肌病的定义、分类和诊断标准进行了修订。

在采纳 WHO/ISFC 报告的基础上，中国心肌病诊断与治疗建议工作组于 2007 年重新修订的扩张型心肌病诊断标准具有临床指导意义。其诊断参考标准如下：①左心室舒张期末内径（LVEDd）大于 5.0cm（女性）和大于 5.5cm（男性）。②LVEF < 45% 和（或）左心室缩短速率（FS）小于 25%。③更为科学的是 LVEDd > 2.7cm/m²，体表面积（m²）= 0.0061 × 身高（cm）+ 0.0128 × 体重（kg）- 0.152 9，更为保守的评价 LVEDd 大于年龄和体表面积预测值的 117%，即预测值的 2 倍 SD + 5%。临床上主要以超声心动图作为诊断依据，X 线胸片、心脏核素、心脏计算机断层扫描和磁共振成像有助于诊断。在进行诊断时需要排除引起心肌损害的其他疾病，如高血压、冠心病、心脏瓣膜病、先天性心脏病、心动过速性心肌病、心包疾病、系统性疾病、肺源性心脏病和神经肌肉性疾病。

四、治疗进展

目前扩张型心肌病尚缺乏有效的治疗手段，临床上往往采取综合治疗措施。尽管长期规范化的药物治疗在一定程度上能够改善远期预后，延长患者的生命，但无法从根本上逆转心功能进行性恶化的病理生理进程。本病的病死率较高，年病死率为 25% ~ 45%，猝死的发生率高达 30%。临床治疗的主要目标在于改善心力衰竭症状、控制心律失常、预防猝死和血栓栓塞、延缓病情进展、提高患者的生活质量和生存率。

（一）病因治疗

对于不明原因的扩张型心肌病要积极寻找病因，排除任何引起心肌疾病的可能病因并给予积极治疗，控制呼吸道感染、禁酒、戒烟、改变不良的生活方式。患者应摄取易消化、富含维生素和蛋白质的食物，严格限制钠盐的摄入。

（二）药物治疗

2005 年，美国成人慢性心力衰竭诊断与治疗指南将心力衰竭分为 4 个阶段：有发展为心力衰竭高度危险的患者（阶段 A）；有心脏结构异常或重塑但尚无心力衰竭症状的患者（阶段 B）；目前或曾经有心力衰竭症状的患者（阶段 C）；难治性终末期心力衰竭患者（阶段 D）。扩张型心肌病初次诊断时患者的心功能状态各异，因此有必要针对心力衰竭的各个阶段进行规范化药物治疗，临床上通常将扩张型心肌病分为 3 期。

在早期阶段，仅仅是心脏结构的改变，超声心动图示心脏扩大、收缩功能受损，尚无心力衰竭的临床表现。此阶段针对病因的治疗最为关键，应积极进行早期药物干预治疗，包括 β 受体阻滞剂、血管紧张素转换酶抑制剂（ACEI），可减少心肌损伤并延缓病变发展。

在中期阶段，超声心动图示心脏扩大、LVEF 降低并有心力衰竭的临床表现，应按慢性收缩性心力衰竭治疗指南进行规范化治疗：存在液体潴留的患者应严格限制钠盐摄入，合理使用利尿剂；所有无禁忌证者应使用 ACEI，不能耐受者改用血管紧张素受体拮抗剂（ARB）；所有病情稳定且 LVEF <40% 的患者应使用 β 受体阻滞剂，应在 ACEI 和利尿剂应用的基础上加用 β 受体阻滞剂，需从小剂量开始，若患者能耐受则每 2 周将剂量加倍，以达到静息心率不小于 55 次/min 为目标剂量；在有中、重度心力衰竭表现又无肾功能严重受损的患者，可使用醛固酮受体拮抗剂和洋地黄类药物；有心律失常导致心源性猝死发生风险的患者，可针对性选择抗心律失常药物治疗。

在晚期阶段，超声心动图示心脏扩大、LVEF 明显降低并有顽固性终末期心力衰竭的临床表现。此阶段在应用利尿剂、ACEI/ARB、洋地黄类药物治疗基础上，可考虑短期应用磷酸二酯酶抑制剂，药物不能改善症状者建议考虑非药物治疗方案。晚期阶段患者扩大心腔内形成附壁血栓很常见，栓塞是本病的常见并发症。尽管有报道阿司匹林片有可能抑制 ACEI 类药物的作用，但对于有发生栓塞性疾病风险且无禁忌证的患者常规应用阿司匹林，预防附壁血栓形成；对已有附壁血栓和发生血栓栓塞的患者必须长期抗凝治疗，口服华法林，调整剂量使国际化标准比值（INR）保持在 2.0～3.0 之间。

（三）猝死的预防

室性心律失常和心源性猝死是扩张型心肌病的常见症状，预防猝死主要是控制诱发室性心律失常的可逆性因素：①纠正心力衰竭，降低室壁张力。②纠正低钾、低镁血症。③抑制神经内分泌激活，合理应用 ACEI 和 β 受体阻滞剂。④避免利尿剂、洋地黄类药物的不良反应。

胺碘酮为Ⅲ类广谱抗心律失常药，通过阻滞钾通道延长动作电位时程，致心律失常作用发生率低，可以有效地控制恶性室性心律失常，对预防猝死有一定作用。部分患者伴病态窦房结综合征或房室传导阻滞，安装永久性心脏起搏器有助于提高心率、增加心搏量、改善临床症状；少数患者存在严重的室性心律失常，最优化药物治疗 3 个月仍不能控制，LVEF <35% 伴心力衰竭症状 NYHA 心功能Ⅱ～Ⅲ级、预期维持较好生活质量前提下存活 1 年以上的患者建议置入埋藏式心脏复律除颤器（implantable cardioverter defibrillator，ICD），作为一级预防措施，以预防心源性猝死的发生。

（四）心脏再同步化治疗

大约 1/3 LVEF 降低、NYHA 心功能Ⅲ～Ⅳ级的扩张型心肌病患者，QRS 波群时限大于 120ms，呈完全性左束支传导阻滞或室内传导阻滞图形，存在双侧心室收缩不同步，可考虑心脏再同步化治疗（cardiac resynchronization therapy，CRT），通过左右心室同步起搏纠正不同步收缩，改善心脏泵功能和血流动力学而不增加氧耗量，并使衰竭心脏产生适应性改变，能改善药物治疗效果不佳的中、重心力衰竭患者的症状，显著提高运动耐量，改善生活质量，降低住院率和病死率。大规模多中心随机临床试验资料提示，LVEF <35%、NYHA 心功能Ⅲ～Ⅳ级、QRS 间期大于 120ms 伴有室内传导阻滞的严重心力衰竭患者是 CRT 的适应证，对伴发恶性室性心律失常患者，应考虑接受 CRT 治疗。

（五）外科治疗

近年来，随着药物和非药物的治疗的广泛开展，多数扩张型心肌病患者生活质量和生存率得到一定程度提高，但部分患者尽管采用了最佳治疗方案仍进展到心力衰竭的终末期，需要考虑应用特殊治疗策略。

机械性循环支持是采用机械方法部分替代心脏的泵功能，维持全身血液循环稳定的一种治疗措施。

应用左心室辅助装置（left ventricular assist device，LWAD）治疗可以提供血流动力学支持，为等待心脏移植的患者争取时间起到桥梁作用，也可以作为终末期心力衰竭治疗的一种较为有效的方法。临床建议应用人群：①等待心脏移植的终末期心力衰竭患者的短期支持治疗。②不适于心脏移植的患者或估计药物治疗1年病死率大于50%的患者，给予永久性左心室辅助装置治疗。同时，我们必须认识到右心功能状况对LVAD植入患者的预后非常重要，存在右心功能不全的患者植入LVAD改善了体循环血流，导致静脉回流增加，右心室容量负荷增加，可能是加重右心衰竭的潜在机制。

对于常规方法治疗无效的难治性心力衰竭，同种原位心脏移植是目前唯一确立的外科治疗方法。现阶段，我国心脏移植手术开展较少，与技术因素、传统观念、供体缺乏和手术费用昂贵有关。心脏移植的绝对适应证：①心力衰竭引起的严重血流动力学障碍，包括难治性心源性休克、明确依赖静脉应用正性肌力药物维持器官灌注、峰耗氧量低于10ml/（kg·min）达到无氧代谢。②所有治疗无效的反复发作的致命性室性心律失常。

（六）免疫学治疗

扩张型心肌病患者免疫介导心肌细胞损伤的机制已初步阐明，临床检测抗心肌特异性蛋白抗体进行病因诊断，有助于对早期诊断的患者进行免疫学治疗。针对抗 ADP/ATP 载体抗体选用钙离子拮抗剂、抗 β_1 受体抗体选用 β 受体阻滞剂，可以阻止免疫介导的心肌损害，部分逆转扩张型心肌病的病理生理进程。研究表明应用免疫吸附方法清除抗 β_1 受体抗体能使扩张型心肌病患者的心功能显著改善。新近诊断患者静脉应用免疫球蛋白，通过调节炎症因子与抗炎因子之间的平衡，产生良好的抗炎效应并改善患者心功能。经组织学证实存在心肌免疫损伤的患者应用环磷酰胺、抗 CD4 单抗可以抑制辅助性 T 细胞介导产生抗心肌自身抗体，早期阻止扩张型心肌病的进展。

（七）干细胞移植

骨髓干细胞是具有自我复制和多向分化潜能的多能干细胞，可作为受损心肌组织修复的供体细胞。骨髓单个核细胞（BMMNCs）作为多潜能干细胞的混合体，在扩张型心肌病领域的应用研究尚处于起步阶段，可能为终末期心力衰竭患者提供新的治疗方法。临床上，BMMNCs 获取方便，自体移植不会发生免疫排斥反应，也不存在伦理问题。小样本临床试验表明，自体 BMMNCs 移植是治疗终末期扩张型心肌病的安全而有效的方法。但作为一种探索性的治疗方法，将其广泛应用于临床仍有许多问题亟待解决，移植后的骨髓干细胞在不同状态心肌微环境中的分化和转归尚有待于明确。有理由相信，随着基础和临床研究的深入开展，经冠状动脉自体 BMMNCs 移植可能为终末期心力衰竭患者的细胞重建和功能恢复提供具有里程碑意义的治疗策略。

（八）基因治疗

随着分子生物学技术的发展和对扩张型心肌病认识的深入，发现基因缺陷是部分患者发病机制中的重要环节，通过基因治疗扩张型心肌病也成为目前研究热点。肝细胞生长因子（HGF）是一种有效的促血管生成剂，在抗心肌细胞凋亡和纤维化方面有独特效果。实验研究发现，应用 HGF 基因治疗自发性心肌病仓鼠，可以抑制心肌重塑、改善心脏收缩功能、延长寿命；转染单核细胞趋化蛋白-1基因治疗可明显减轻自身免疫性心肌炎。基因治疗方法的探索将有助于寻找治疗家族遗传性心肌病的方法。

（九）脑钠素

脑钠素（BNP）是利钠利尿肽系统的肽类激素，具有利钠、利尿、降压和舒张血管平滑肌的作用。短期应用外源性 BNP 可以改善心力衰竭各项指标，包括增加心脏指数、降低肺毛细血管楔压、降低平均肺动脉压、降低心脏容量负荷和压力负荷。基因重组人 BNP 可以降低扩张型心肌病患者的住院率和病死率，该药的远期疗效和安全性尚有待于多中心大规模随机临床试验加以证实。

（钱　贞）

第十章

消化系统疾病

第一节　胃肠间质瘤

1983 年 Mazur 和 Clark 首次提出胃肠道间质瘤（gastrointestinal stromal tumors，GIST）概念，它是起源于胃肠道壁内包绕肌丛的间质细胞（intestitial cell of cajal，ICC）的缺乏分化或未定向分化的非上皮性肿瘤，具有多分化潜能的消化道独立的一类间质性肿瘤，亦可发生于肠系膜以及腹膜后组织，以梭形肿瘤细胞 CD117 免疫组化阳性为特征。GIST 不是既往所指的平滑肌肿瘤和神经鞘瘤。

一、流行病学

90% GIST 好发于 40～79 岁，中位发病年龄为 60 岁，发病率男性较女性稍高，也有报道认为性别上无差异。由于既往对该病认识不足，故难有准确的发病率统计，在欧洲为（1～2）/10 万人，据估计美国每年新发病例为 5000～6000 例。多数 GIST 为散发型，其中 95% 的患者为孤立性病灶。偶见家族性 GIST 报道中，其病灶为多发性，且伴有胃肠黏膜及皮肤色素的沉着。GIST 多发生于胃（70%），其次为小肠（20%～25%），较少见于结肠、食管及直肠，偶可见于网膜、肠系膜和腹膜。

二、病因和分子生物学

对 GIST 的较早研究表明，60%～70% 的 GIST 高表达 CD34。CD34 是细胞分化抗原，编码基因位于人染色体 1q32，编码产物蛋白分子量为 105～115kD。虽然 CD34 表达谱广，特异性较低，但真正的平滑肌瘤和神经鞘瘤不表达 CD34，以此首先可将消化道平滑肌瘤、神经鞘瘤和 GIST 相鉴别。

1998 年 Hirota 等首次报道 GIST 中存在 c-kit 变异，c-kit 基因位于人染色体 4q11-21，编码产物为 CD117，分子量为 145kD，是跨膜酪氨酸激酶受体，其配体为造血干细胞生长因子（SCF），CD117 与配体结合后激活酪氨酸激酶，通过信号转导活化细胞内转录因子从而调节细胞生长、分化、增生。c-kit 基因突变导致酪氨酸激酶非配体激活，使细胞异常生长。目前研究发现 CD117 的功能获得性突变在 GIST 中可达到 90%，最常见的是在 c-kit 基因外显子 11 的突变（57%～71%）。在 4%～17% 的 GIST 患者中发现外显子 13 和 9 的突变，亦有报道发现外显子 17 的突变，可见 CD117 信号转导异常是 GIST 发病机制的核心环节。c-kit 基因突变预示肿瘤的恶性程度高，预后不佳。最近发现有部分患者存在 PDGFRα 基因的第 18 和 12 外显子突变。此外，不少研究还发现恶性 GIST 的 DNA 拷贝数和高水平扩增大于良性 GIST，14、15、22 号染色体长臂频繁丢失，提示 GIST 涉及多基因病变。

PDGFRα 基因突变的发现是 GIST 病因和发病机制研究上继 c-kit 基因之后的又一重要研究进展。PDGFRα 基因定位于人染色体 4q11-21，与 c-kit 基因紧密连锁、结构相似、功能相近。PDGFRα 基因突变常见于外显子 12 和 9，突变率可达 7.1%～72.0%。PDGFRα 基因突变可见于野生型无 c-kit 基因突变的 GIST，对 c-kit 野生型 GIST 的发生和发展起着重要作用。因此，GIST 从分子水平上可分三型：c-kit 基因突变型、PDGFRcc 基因突变型和 c-kit/PDGFRα 野生型。

三、病理学

（一）大体标本

大部分肿瘤源于胃肠道壁，表现为膨胀性生长，多显孤立的圆形或椭圆形肿块，境界清楚。其生长方式表现为：①腔内型：肿瘤向消化道腔内突出，显息肉状，表面可有溃疡。②壁内型：在胃肠道壁内显膨胀性生长。③腔外型：肿瘤向消化道腔外突出。④腔内－腔外亚铃型：肿瘤既向消化道腔内突出，又向腔外膨胀性生长。⑤胃肠道外肿块型：肿瘤源于肠系膜或大网膜。

（二）组织学

1. 光镜　GIST 有两种基本的组织学结构，梭型（60%～70%）和上皮样（30%～40%）细胞型，两种细胞常出现在一个肿瘤中。上皮细胞型瘤细胞圆形或多边形，嗜酸性，部分细胞体积较大，核深染，形态多样，可见糖原沉积或核周空泡样改变。梭型细胞呈梭形或短梭形，胞质红染，核为杆状，两端稍钝圆，漩涡状，呈束状和栅栏状分布。间质可见以淋巴细胞和浆细胞为主的炎性细胞浸润，可见间质黏液变性、透明变性、坏死、出血及钙化。不同部位的 GIST 所含的细胞型不同。胃间质瘤有 70%～80% 为梭形细胞型，20%～30% 为上皮样细胞型，即以往诊断的上皮样平滑肌瘤或平滑肌母细胞瘤或肉瘤。小肠间质瘤通常为梭形细胞型。食管和直肠的间质瘤多为梭形细胞型，瘤细胞排列结构多样。肝脏是恶性 GIST 最常见的远处转移部位，肿瘤较少转移至区域淋巴结、骨和肺。

2. 超微结构特征　电镜下，GIST 显示出不同的分化特点：有的呈现平滑肌分化的特点，如灶状胞质密度增加伴有致密小体的胞质内微丝、胞饮小泡、扩张的粗面内质网、丰富的高尔基复合体和细胞外基底膜物质灶状沉积，此类肿瘤占绝大部分。有的呈现神经样分化特点，如复杂的细胞质延伸和神经样突起、微管、神经轴突样结构以及致密核心的神经内分泌颗粒等。还有小部分为无特异性分化特点的间叶细胞。

3. 免疫组织化学特征　作为酪氨酸激酶的跨膜型受体，CD117 存在于造血干细胞、肥大细胞、黑色素细胞、Cajal 细胞（interstitial cells of cajal，ICC 是分布在消化道、自主神经末梢与平滑肌细胞之间一类特殊细胞，目前认为 ICC 是胃肠道运动的起搏细胞），被认为是诊断 GIST 的主要标记物之一，几乎所有的 GIST 均阳性表达 CD117，CD117 阴性需要进行 kit 和 PDGFRa（血小板源生长因子）基因突变的检测。另一主要标记物 CD34 是骨髓造血干细胞抗原，功能不明，但特异性较 CD117 差，恶性 GIST 患者 CD34 表达率略低于良性 GIST，故 CD34 常与 CD117 联合使用。另 SMA（α－平滑肌肌动蛋白）、结蛋白、S－100 和 NSE（神经元特异性烯醇化酶）、神经巢蛋白、波形蛋白等在 GIST 中均有较高阳性率，其中 S－100 和 NSE 有助于神经源性肿瘤的辅助鉴别，SMA 和结蛋白有助于肌源性肿瘤的辅助鉴别，波形蛋白可用于肿瘤良恶性程度的判断。随着免疫组化和电镜技术的发展，可将 GIST 分为 4 种类型：①向平滑肌方向分化。②向神经方向分化。③向平滑肌和神经双向分化。④缺乏分化特征。

四、临床表现

GIST 可发生于消化道自食管至直肠的任何部位，胃 GIST 最多见（60%～70%），其次为小肠（20%～30%），较少见于结肠、食管及直肠，偶可见于网膜、肠系膜和腹膜。

GIST 的临床表现与肿瘤大小、部位、生长方式有关。一般症状隐匿，多在体检或腹腔手术中被发现。常见的临床表现为消化道出血、腹痛和腹部肿块。

（一）消化道出血

由于肿瘤表面黏膜缺血和溃疡形成，血管破裂所致；其次为肿瘤中心坏死或囊性变向胃或肠腔内破溃的结果。肿瘤多生长在腔内，临床为间歇性出血，出血量不等，可有导致出血性休克者。

（二）腹痛

出现不同部位的腹痛，为胀痛、隐痛或钝痛性质。由于肿瘤向腔内生长形成溃疡或腔向外生长并向周围组织浸润，可引起穿孔或破溃而形成急腹症的临床表现，如急性腹膜炎、肠梗阻等，这些并发症的出现往往可为本病的首发症状。

（三）腹部肿块

以肿瘤向腔外生长多见。

（四）发生于不同部位的相应临床表现

原发于食管约半数无症状，主要表现有不同程度的胸骨后钝痛，压迫感和间歇性吞咽困难，而吞咽困难的程度与瘤体大小无明显关系。少数可有恶心、呕吐、呃逆和瘤体表面黏膜糜烂、坏死，形成溃疡出血。

胃 GIST 以消化道出血最为常见，表现为黑粪、呕血。其次为疼痛、腹部包块、消瘦、乏力、恶心、呕吐等，腹痛性质与消化性溃疡相似，如肿瘤位于胃窦、幽门部可出现梗阻症状，不少患者无症状。

小肠 GIST 多数为恶性肿瘤，向腔外生长，无症状者多见。以消化道出血为主要症状，表现为呕血、便血或仅隐血试验阳性，尤其是十二指肠肿瘤易形成溃疡，可发生大出血。也可因肿瘤膨胀性生长或肠套叠导致小肠梗阻。少数患者因肿瘤中心坏死，可引起肠穿孔。

结肠、直肠和肛门 GIST 腹痛、腹部包块为主要症状，可有出血、消瘦、便秘等。直肠和肛门处，以排便习惯改变、扪及包块为主要表现，出血也常见。个别直肠 GIST 患者可见尿频、尿少。

胃肠道外 GIST 多因肿瘤发生于网膜、肠系膜或腹膜，主要表现为腹部肿块，可有消瘦、乏力、腹胀等不适。

（五）其他

可伴有食欲缺乏、发热和体重减轻。有报道称个别病例以肿瘤自发性破裂并发弥漫性腹膜炎为首发表现。

五、辅助检查

（一）内镜检查

随着消化内镜的普及，内镜检查已成为发现和诊断 GIST 的主要方法，特别是对于腔内生长型 GIST。内镜下可见胃肠壁黏膜下肿块呈球形或半球形隆起，边界清晰，表面光滑，表面黏膜色泽正常，可有顶部中心呈溃疡样凹陷，覆白苔及血痂，触之易出血，基底宽，部分可形成桥形皱襞。用活检钳推碰提示肿块质硬，可见肿块在黏膜下移动。肿块表面有正常黏膜覆盖时，普通活检常难以获得肿瘤组织，此时需借助穿刺活检。对于肿块表面顶部中心有溃疡样凹陷的肿瘤，在溃疡边缘取活检则 GIST 检出的阳性率高。

对于小肠 GIST，目前主要可运用推进式小肠镜、双气囊小肠镜、胶囊内镜做出诊断，超声内镜（EUS）可较准确地判断其性质，并可鉴别黏膜下病变，肠外压迫，血管病变及实质肿瘤。GIST 镜下表现为胃肠壁固有肌层的低回声团块，肌层完整。直径大于 4cm 的肿瘤，边界不规则，肿瘤内部囊性间隙，引流区见淋巴结肿大等则是恶性和交界性 GIST 的特点；而良性 GIST 的特点为直径小于 3cm、边界规则、回声均匀。EUS 对 GIST 敏感，可检测出直径小于 2cm 的肿瘤。由于 GIST 为黏膜下肿块，内镜下活检取材不易取到。目前除了通过手术获得标本以外，还可通过超声内镜指导下的细针抽吸活检（EUS - FNA）取得足够的标本，诊断准确。

（二）钡剂或钡灌肠双重造影

内生长表现为球形或卵圆形、轮廓光滑的局限性充盈缺损，周围黏膜正常，如肿瘤表面有溃疡，可见龛影；向腔外生长的 GIST 表现为外压性病变或肿瘤的顶端可见溃疡并有窦道与肿瘤相通。胃间质瘤表现为局部黏膜皱襞变平或消失，小肠间质瘤有不同程度的肠黏膜局限性消失、破坏，仅累及一侧肠壁，并沿肠腔长轴发展，造成肠腔偏侧性狭窄。

（三）CT 和 MRI 检查

影像学技术可发现无症状 GIST，但通常用于对肿瘤的定位、特征、分期和术后监测。无论是原发性还是转移性肿瘤，CT 在检测和描述肿瘤方面较传统的 X 线和钡剂检测更有用。影像学技术通常能在鉴别肿瘤是来自淋巴的间叶细胞组织还是来自胃肠道上皮间叶细胞组织方面提供有价值的信息，但不能用于判断肿瘤的恶性程度。随着针对 GIST 靶向药物治疗的进展，CT 和 MRI 越来越多地用于观察肿瘤对药物的反应和是否复发。PET 也被引进用于检测肿瘤早期肉眼未见改变时的功能性改变。

CT 可直接观察肿瘤的大小、形态、密度、内部结构、边界，对邻近脏器的侵犯也能清楚显示，同时还可以观察其他部位的转移灶。CT 检查可以弥补胃肠造影及内镜对部分小肠肿瘤及向腔外生长的肿瘤诊断的不确定性，无论良恶性均表现为黏膜下、浆膜下或腔内的境界清楚的团块。良性或低度恶性 GIST 主要表现为压迫和推移，偶见钙化，增强扫描为均匀中度或明显强化；恶性或高度恶性 GIST 可表现为浸润和远处转移，可见坏死、囊变形成的多灶性低密度区，与管腔相通后可出现碘水和（或）气体充填影，增强扫描常表现为肿瘤周边实体部分强化明显。肝脏是恶性 GIST 最常见的远处转移部位，肿瘤较少转移至区域淋巴结、骨和肺。

MRI 检查中，GIST 信号表现复杂，良性实体瘤 T_1 加权像的信号与肌肉相似，T_2 加权像呈均匀等信号或稍高信号，这与周围组织分界清晰。恶性者，无论 T_1WI 不是 T_2WI 信号表现均不一致，这主要是因瘤体内坏死、囊变和出血。近年来开展的小肠 CT 检查对于 GIST 的诊断具有一定的价值。

PET 检测是运用一种近似葡萄糖的造影剂 PDF，可观测到肿瘤的功能活动，从而可分辨良性肿瘤还是恶性肿瘤、活动性肿瘤组织还是坏死组织、复发肿瘤还是瘢痕组织。其对小肠肿瘤的敏感性较高，多用于观测药物治疗的效果。PET 可提高对治疗反应的判断率，并为这种新药的临床随访和治疗措施提供了依据。

（四）超声

腹部超声可描述出原发和转移肿瘤的内部特征，通常显示与胃肠道紧密相连的均匀低回声团块。在大型肿块中不同程度的不均匀密度可能预示着肿块的坏死、囊状改变和出血。良性间质瘤超声表现为黏膜下、肌壁间或浆膜下低回声肿物，多呈球形，也可呈分叶状不规则形，黏膜面、浆膜面较光滑，伴有不同程度的向腔内或壁外突起。但由于 GIST 肿瘤往往较大，超声视野中不能观其全貌，无法获知肿瘤与周围组织的关系。

（五）选择性血管造影

多数 GIST 具有较丰富的血管，因此，GIST 的血管造影主要表现为血管异常区小血管增粗、纡曲、紊乱，毛细血管相呈结节状、圆形血管团，血管纤细较均匀，中心可见造影剂外溢的出血灶，周围为充盈缺损。瘤内造影剂池明显者常提示恶性。采用肠系膜上动脉造影有助于确定出血部位和早期诊断，故对原因不明消化道出血的患者，X 线钡剂和内镜检查均为阴性者，是腹腔血管造影的适应证。

（六）免疫组织化学检测

绝大多数 GIST 显示弥漫强表达 CD117，CD117 阳性率为 85% ～100%，因此，GIST 最终仍有赖于 CD117 染色的确诊。GIST 的 CD117 阳性特点是普遍的高表达，一般为胞质染色为主，可显示斑点样的"高尔基体复合"形式。上皮型 GIST 有膜染色，其他许多 GIST 则有核旁染色，梭形细胞肿瘤则胞质全染色。但是，不是所有的 GIST 均 CD117 阳性，而 CD117 阳性的肿瘤并非都是 GIST。目前多用 CD117 与 GIST 的另一种抗原 CD34 联合检测。CD34 在 GIST 中的阳性率为 60% ～70%，平滑肌瘤和神经鞘瘤不表达 CD34。

六、诊断

1. 症状　一般症状隐匿，多在体检或腹腔手术中被发现。最常见的症状是腹部隐痛不适，浸润到消化道内表现为溃疡或出血。其他症状有：食欲和体重下降、肠梗阻等。

2. 辅助检查　内镜检查是目前发现和诊断 GIST 的主要方法，肿瘤位于黏膜下、肌壁间或浆膜下，内镜下活检如取材表浅，则难以确诊，超声内镜指导下的肿块细针穿刺不失为一种术前提高确诊率的手段，但穿刺的技术水平、组织的多少均影响病理检查结果，同时也存在肿瘤播散的问题。光镜下细胞形态多样，以梭形细胞多见，异型性可大可小。其可分为梭形细胞为主型、上皮样细胞为主型以及混合细胞型。电镜下超微结构与 ICC 相似。免疫组化对 GIST 诊断具有重要作用，免疫组化阳性率 CD117 为 85%～100%、CD34 为 50%～80%、Vim 为 100%、S－100 为（－/灶性＋）。免疫组化 CD117 的意义为大部分 GIST 的 CD117 阳性。但是，不是所有的 GIST 均 CD117 阳性，而 CD117 阳性的肿瘤并非都是 GIST；CD117 阳性的肿瘤适合用酪氨酸激酶抑制药甲磺酸伊马替尼治疗。无论如何，GIST 的确诊仍需组织学与免疫组化检测。

3. 良、恶性判断　主要依据病理学标准：肿瘤的大小、核分裂象数目、肿瘤细胞密集程度、有无邻近器官的侵犯及远处转移、有无出血坏死或黏膜侵犯等。现认为：没有 GIST 是真正良性的，"良性的"和"恶性的"分类应该被描述为"低度恶性"和"高度恶性"更加确切。DNA 复制量的变化是新的基因参数，它也可能提示 GIST 的预后。

GIST 的恶性程度在许多情况下很难评估，目前国际上缺乏共识，众多指标中较经典的是肿瘤大小和有丝分裂指数（MI）。根据这两个指标可将 GIST 恶性度分为四级。①良性：肿瘤直径小于 2cm，MI＜5/50 高倍镜视野（HPF）。②低度恶性：肿瘤直径大于 2～5cm，MI＜5/50HPF。③中度恶性：肿瘤直径小于 5cm，MI6～10/50HPF 或者肿瘤直径 5～10cm，MI＜5/50HPF。④高度恶性：肿瘤直径大于 5cm，MI＞5/50HPF。

Jewi 等将 GIST 的恶性指标分为肯定恶性和潜在恶性，进而将 GIST 分为良性、潜在恶性和恶性。肯定恶性指标：①远处转移（需组织学证实）。②浸润邻近器官（大肠肿瘤侵犯肠壁肌层）。潜在恶性指标：①胃间质瘤大于 5.5cm，肠间质瘤大于 4cm。②胃间质瘤核分裂象大于 5/50HPF，肠间质瘤见核分裂象。③肿瘤坏死明显。④核异型大。⑤细胞密度大。⑥镜下可见黏膜固有层或血管浸润。⑦上皮样间质瘤中出现腺泡状结构或细胞球结构。良性为无恶性指标，潜在恶性为仅具备一项潜在恶性指标，恶性为具备一项肯定恶性指标或 2 项以上潜在恶性指标。

Saul suster 提出 GIST 形态学恶性指标：①肿瘤大于 5cm 浸润邻近器官。②瘤体内出现坏死。③核质比增高。④核分裂象大于 1/10HPF。⑤肿瘤浸润被覆盖的黏膜。具有两项以上者为恶性，具有一项者为潜在恶性。

估计 GIST 的复发和转移的危险性高低来代替良恶性，肿瘤大于 5cm，核分裂象大于 2/10HPF，表明有复发和转移的高危险性；而肿瘤小于 5cm，核分裂象小于 2/10HPF，表明其复发和转移的低危险性；大多数致命的 GIST 常常显示核分裂象大于 5/10HPF。总的来说，恶性 GIST 表现为肿瘤大、分裂象易见、细胞密度高、侵犯黏膜及邻近组织和结构、肿瘤内坏死、局部复发和远处转移等。GIST 的预后好坏与肿瘤的大小、有丝分裂指数和完全切除率直接相关。

七、鉴别诊断

1. 平滑肌瘤与平滑肌肉瘤　平滑肌肿瘤又分普通型平滑肌瘤、上皮样型、多形性、血管型、黏液型及伴破骨样巨细胞型等多亚型。平滑肌瘤多见于食管、贲门、胃、小肠，结直肠少见。过去诊断为平滑肌肿瘤的，实质上大多数是 GIST。平滑肌瘤组织学形态：瘤细胞稀疏，呈长梭形，胞质明显嗜酸性。平滑肌肉瘤肿瘤细胞形态变化很大，从类似平滑肌细胞的高分化肉瘤到多形性恶性纤维组织细胞瘤的多种形态均可见到。平滑肌瘤及平滑肌肉瘤免疫组化绝大多数都为 CD117、CD34 阴性，SMA、actin、MSA 强阳性，表现为胞质阳性。Desmin 部分阳性。

2. 神经鞘瘤、神经纤维瘤、恶性周围神经鞘瘤　消化道神经源性肿瘤极少见。神经鞘瘤镜下见瘤细胞呈梭形或上皮样，瘤细胞排列成栅栏状，核常有轻度异型，瘤组织内可见一些淋巴细胞、肥大细胞和吞噬脂质细胞，较多的淋巴细胞浸润肿瘤边缘，有时伴生发中心形成。免疫组化 S－100 蛋白、Leu－7 弥漫强阳性，而 CD117、CD34、desmin、SMA 及 actin 均为阴性。

3. 胃肠道自主神经瘤　少见。瘤细胞为梭形或上皮样，免疫表型 CD117、CD34、SMA、desmin 和 S－100 均为阴性。

4. 腹腔内纤维瘤病 IAF　该瘤通常发生在肠系膜和腹膜后，偶尔可以从肠壁发生。虽可表现为局部侵袭性，但不发生转移。瘤细胞形态较单一梭形束状排列，不见出血、坏死和黏液样变。免疫表型尽管 CD117 可为阳性，但表现为胞质阳性、膜阴性。CD34 为阴性。

5. 立性纤维瘤 SFT　起源于表达 CD34 抗原的树突状间质细胞肿瘤、间质细胞具有纤维母/肌纤维母细胞性分化。肿瘤由梭形细胞和不等量的胶原纤维组成，细胞异型不明显，可以有黏液变，很少有出血、坏死、钙化。尽管 CD34、Bcl－2 阳性，但 CD117 为阴性或灶状阳性。

6. 其他　与良性肿瘤、胃肠道癌、淋巴瘤、异位胰腺和消化道外肿瘤压迫管腔相鉴别。

总之，在诊断与鉴别诊断时，应重点观察瘤细胞的形态及丰富程度、胞质的染色和细胞的排列方式等方面，特别是当细胞团巢形成时，应首先考虑 GIST，并使用免疫组化试剂证明。CD117、CD34 联合使用效果好。

八、治疗

处理原则：争取手术彻底切除或姑息切除原发灶。复发转移不能切除采取甲磺酸伊马替尼（imatinib mesylate，glivec，格列卫）治疗，放、化疗几乎无效。

（一）手术治疗

目前，手术切除仍是 GIST 的首选治疗方法。过去的放、化疗方案对 GIST 肿瘤无效果。对肿块体积较小的倾向为良性的 GIST，可考虑行内镜下或腹腔镜下切除，但须考虑到所有 GIST 均具有恶性潜能，切除不充分有复发和转移的危险。

首次完整彻底地切除肿瘤是提高疗效的关键。GIST 的手术切除方案中整体切除比部分切除的治疗效果好，5 年存活率高。De Matte 等报道 200 例 GIST，完全切除的 80 例中，5 年生存率为 54%，中位生存期 66 个月，而不完全切除者术后中位生存期仅 22 个月。因 GIST 极少有淋巴结转移，故手术一般不进行淋巴结的清扫。对倾向为良性的 GIST，通常的手术切缘距肿瘤边缘 2cm 已足够；但对倾向为高度恶性的 GIST，应行根治性切除术，为避免术中肿瘤破裂和术中播散，应强调术中无瘤操作的重要性。

（二）药物治疗

完整彻底地切除肿瘤并不能彻底治愈倾向为高度恶性的 GIST，因为其复发和转移相当常见。GIST 对常规放、化疗不敏感。近年来甲磺酸伊马替尼，已成为治疗不可切除或转移的 GIST 患者最佳选择。格列卫是一种小分子复合物，具水溶性，可用于口服，口服后吸收迅速，生物利用度高，血液中半衰期为 13~16h，每日口服 1 次。格列卫可作为酪氨酸激酶的选择性抑制药，能明显抑制 c－kit 酪氨酸激酶的活性，阻断 c－kit 向下信号传导，从而抑制 GIST 细胞增生和促进细胞凋亡和（或）细胞死亡。有报道治疗 147 例进展期 GIST，有效率为 53.7%，疾病稳定占 27.9%。2003 年 5 月，ASCO 会议报道，格列卫现在不仅用于治疗晚期 GIST，而且还用于 GIST 的术前和术后辅助治疗。2002 年 2 月，美国 FDA 批准可用于治疗非手术和（或）转移的 c－kit 突变阳性的 GIST，其最佳剂量为 400~800mg/d。尽管它能够有效地治疗 GIST，但仍有部分患者对其耐药或者部分患者不能耐受该药的不良反应（包括水肿、体液潴留、恶心、呕吐、腹泻、肌痛、皮疹、骨髓抑制、肝功能异常等），很少有转移性的晚期患者获得完全缓解。而且，部分患者对该药会在服药 6 个月内发生原发性耐药或 6 个月后继发性耐药。

对格列卫产生原发性耐药或继发性耐药的 GIST 患者，可采用二线小分子多靶点作用药物靶向治疗，如舒尼替尼（Sunitinib）、尼罗替尼（Nilotinib）、索拉非尼（Sorafenib）、达沙替尼（Dasatinib）等。

九、预后

GIST 生物学行为难以预测。现已知的与预后有关的因素有：①年龄及性别：年轻患者预后差，男性 GIST 患者预后差。②部位：食管 GIST 预后最好，其次是胃 GIST、肠道 GIST、网膜 GIST、肠系膜 GIST 预后最差。③肿瘤大小与核分裂象：肿瘤越大，核分裂象越多，预后越差。④基因突变：有 c－kit 基因突变的 GIST 比无突变者预后差。⑤免疫组化表达：波形蛋白阳性表达的 GIST 预后较差，血管内皮生长因子、增殖标记 PCNA、IG－67 表达率高者预后差。⑥恶性度：低度恶性的 GIST 有 50% 复发，

60%转移，高度恶性 GIST 有 83%复发，全部发生转移。⑦DNA 含量与核异型性密切相关并与预后相关：MF 在 1~5 个/10HP 的 5 年生存率在非整倍体 DNA 者为 40%，二倍体 DNA 者达 88%；MF >5 个/10HP 时 5 年生存率在非整倍体 DNA 者为 17%，二倍体 DNA 者达 33%。

（钱 贞）

第二节 胃良性肿瘤

胃良性肿瘤占胃肿瘤的 3%~5%，可分为上皮性肿瘤如腺瘤、乳头状瘤，间叶性肿瘤如平滑肌瘤、脂肪瘤、神经鞘瘤、神经纤维瘤、脉管性肿瘤、纤维瘤、嗜酸细胞性肉芽肿等。胃息肉是一个描述性的诊断，意指黏膜表面存在突向胃腔的隆起物，通常指上皮来源的胃肿瘤。

一、胃息肉

胃息肉属临床常见病，目前随着高分辨率内镜设备的普及应用，微小胃息肉的检出率已有明显增加。国外资料显示胃息肉的发病率较结肠息肉低，占所有胃良性病变的 5%~10%。

（一）组织学分类

根据胃息肉的组织学可分为肿瘤性及非肿瘤性，前者即胃腺瘤性息肉，后者包括增生性息肉、炎性息肉、错构瘤性息肉、异位性息肉等。

1. 腺瘤性息肉　即胃腺瘤，是指发生于胃黏膜上皮细胞，大都由增生的胃黏液腺所组成的良性肿瘤，一般均起始于胃腺体小凹部。腺瘤一词在欧美指代上皮内肿瘤增生成为一个外观独立且突出生长的病变，而在日本则包括所有的肉眼类型，即扁平和凹陷的病变亦可称之为腺瘤。腺瘤性息肉约占全部胃息肉的 10%，多见于 40 岁以上男性患者，好发于胃窦或胃体中下部的肠上皮化生区域。病理学可分为管状腺瘤（最常见）、管状绒毛状和绒毛状腺瘤。可根据病变的细胞及结构异型性将其病理学分为低级别上皮内瘤变与高级别上皮内瘤变。80%以上的高级别上皮内瘤变可进展为浸润性癌。

内镜下观察，胃腺瘤多呈广基隆起样，亦可为有蒂、平坦甚至凹陷型。胃管状腺瘤常单发，直径通常小于 1cm，80%的病灶小于 2cm。表面多光滑；胃绒毛状腺瘤直径较大，多为广基，典型者直径为 2~4cm，头端常充血、分叶，并伴有糜烂及浅溃疡等改变。胃绒毛状腺瘤的恶变率较管状腺瘤为高。管状绒毛状腺瘤大多系管状腺瘤生长演进而来，有蒂或亚蒂多见，无蒂较少见，瘤体表面光滑，有许多较绒毛粗大的乳头状突起，可有纵沟呈分叶状。组织学上呈管状腺瘤基础，混有绒毛状腺瘤成分，一般超过息肉成分的 20%，但不到 80%，直径大都在 2cm 以上，可发生恶变。

2. 增生性息肉　较常见，以胃窦部及胃体下部居多，好发于慢性萎缩性胃炎及 Billroth II 式术后的残胃背景。组织学上由幽门腺及腺窝上皮的增生而来，由于富含黏液分泌细胞，表面可覆盖黏液条纹及白苔样黏液而酷似糜烂。多为单发且较小（小于 1cm），小者多为广基或半球状，表面多明显发红而光滑；大者可为亚蒂或有蒂，头端可见充血、糜烂等改变。有时可为半球形簇状。增生性息肉不是癌前病变，但发生此类病变的胃黏膜常伴有萎缩、肠上皮化生及上皮内瘤变等，且部分增生性息肉患者可在胃内其他部位同时发生胃癌，应予以重视。通常认为增生性息肉癌变率较低，但若息肉直径超过 2cm 应行内镜下完整切除。

3. 炎性息肉　胃黏膜炎症可呈结节状改变，凸出胃腔表面而呈现息肉状外观。病理学表现为肉芽组织，而未见腺体成分。胃炎性纤维性息肉是少见的胃息肉类型，好发于胃窦，隆起病灶的顶部缺乏上皮黏膜，其本质为伴有明显炎性细胞浸润的纤维组织增生。炎性息肉因不含腺体成分，无癌变风险，临床随诊观察为主。

4. 错构瘤性息肉　临床中错构瘤性息肉可单独存在，也可与黏膜皮肤色素沉着和胃肠道息肉病（Peutz - Jeghers 综合征、Cowden 病）共同存在。单独存在的胃错构瘤性息肉局限于胃底腺区域，无蒂，直径通常小于 5mm。在 Peutz - Jeghers 综合征中，息肉较大，而且可带蒂或呈分叶状。组织学上，错构瘤性息肉表现为正常成熟的黏膜成分呈不规则生长，黏液细胞增生，腺窝呈囊性扩张，平滑肌纤维束从黏膜肌层向表层呈放射状分割正常胃腺体。

5. 异位性息肉　主要为异位胰腺及异位 Brunner 腺。异位胰腺常见于胃窦大弯侧，亦可见于胃体大弯。多为单发，内镜下表现为一孤立的结节，中央时可见凹陷。组织学上胰腺组织最常见于黏膜下层，深挖活检不易取得阳性结果；有时也可出现在黏膜层或固有肌层。如被平滑肌包围时即成为腺肌瘤。Brunner 腺瘤多见于十二指肠球部，亦可见于胃窦，其本质为混合了腺泡、导管、纤维肌束和 Paneth 细胞的增生 Brunner 腺。

（二）胃肠道息肉病

胃肠道息肉病是指胃肠道某一部分或大范围的多发性息肉，常多见于结肠。可见于胃的息肉病主要有以下几种：

1. 胃底腺息肉病　较多见，典型者见于接受激素避孕疗法或家族性腺瘤性息肉病（FAP）的患者，非 FAP 患者亦可发生但数量较少，多见于中年女性，与 Hp 感染无关。病变由泌酸性黏膜的深层上皮局限性增生形成。内镜下观察，息肉散在发生于胃底腺区域大弯侧，为 3～5mm，呈亚蒂或广基样，色泽与周围黏膜一致。零星存在的胃底腺息肉没有恶变潜能。需注意在那些 FAP 已经弱化的患者，其胃底腺息肉可发展为上皮内瘤变和胃癌。

2. 家族性腺瘤性息肉病　为遗传性疾病，大多于青年期即发生，息肉多见于结直肠，55% 的患者可见胃－十二指肠息肉。90% 的胃息肉发生于胃底，为 2～8mm，组织学上绝大多数均为错构瘤性，少数为腺瘤性，后者癌变率较高。

3. 黑斑息肉病　为遗传性消化道多发息肉伴皮肤黏膜沉着病。息肉多见于小肠及直肠，亦可见于胃，为错构瘤性，多有蒂。癌变率低。

4. cronkhite－canada 综合征（CCS）　为弥漫性消化道息肉病伴皮肤色素沉着、指（趾）甲萎缩、脱毛、蛋白丢失性肠病及严重体质症状。胃内密集多发直径 0.5～1.5cm 的山田Ⅰ型、Ⅱ型无蒂息肉，少数可为恶变。激素及营养支持疗法对部分病例有效，但总体临床预后差，多死于恶病质及继发感染。

5. 幼年性息肉病　为常染色体显性遗传病，多见于儿童，息肉病可见于全消化道，多有蒂，直径 0.5～5.0cm，表面糜烂或浅溃疡，切面呈囊状。镜下特征性表现为囊性扩张的腺体衬有高柱状上皮，黏膜固有层增生伴多种炎性细胞浸润，上皮细胞多发育良好。本病可并发多种先天畸形。

6. Cowden 病　为全身多脏器的化生性与错构瘤性病变，部分为常染色体显性遗传，全身表现多样、性质各异。诊断主要依靠：全消化道息肉病、皮肤表面丘疹或口腔黏膜乳头状瘤、肢端角化症或掌角化症确立。

（三）临床表现

胃息肉可发生于任何年龄，患者大多无明显临床症状，或可表现为上腹饱胀、疼痛、恶心、呕吐、胃灼热等上消化道非特异性症状。疼痛多位于上腹部，为钝痛，一般无规律性。较大的息肉表面常伴有糜烂或溃疡，可引起呕血、黑粪及慢性失血性贫血。贲门附近的息肉体积较大时偶尔可产生吞咽困难，而幽门周围较大的息肉可一过性阻塞胃流出道引起幽门梗阻症状。很少见的情况是若胃幽门区长蒂息肉脱入十二指肠后发生充血水肿而不能自行复位时，则可能产生胃壁绞窄甚至穿孔。体格检查通常无阳性发现。

（四）诊断与鉴别诊断

胃息肉较难通过常规问诊及体格检查所诊断。粪便隐血试验在 1/5～1/4 的患者可呈阳性结果。上消化道钡剂造影对直径 1cm 以上的息肉诊断阳性率较高，由于该项检查对操作水平要求较高，可因钡剂涂布不佳、体位及时机不当、未服去泡剂导致气泡过多等原因导致漏诊误诊。内镜与活组织病理学检查相结合是确诊胃息肉最常用的诊断方法。

胃镜直视下可清晰观察息肉的部位、数量、形态、大小、是否带蒂、表面形态及分叶情况、背景黏膜改变等特征。胃镜检查中使用活检钳试探病灶，可感知病变的质地。观察中需注意冲洗去附着的黏液、泡沫等，适当注气，充分暴露病变。判断息肉是否带蒂时，宜更换观察角度、内镜注气舒展胃壁，反复确认。胃镜下可对息肉的形态进行分类，其中最常用的描述性术语是参照结肠息肉，根据是否带蒂分为广基（无蒂）、亚蒂和带蒂 3 类。山田将胃息肉分为 4 型，其中Ⅱ型和Ⅲ型介于广基与带蒂之间。

中村结合了形态与组织学改变，将胃息肉分为 3 型。

由于胃息肉大多为良性，各类息肉的形态学特征又相互重叠，限制了以上分类方法的临床应用价值。

2002 年巴黎食管、胃、结肠浅表肿瘤分型将日本胃癌学会提出的早期胃癌内镜下形态分型扩展到全消化道的上皮性肿瘤，具备上皮内瘤变的癌前病变同样适用该分型。因此，对于病理学伴有上皮内瘤变的胃息肉，按此可分为 0－Ⅰ型、0－Ⅱa 型、0－Ⅱa＋Ⅱc 型、0－Ⅰ＋Ⅱa 型等各种类型。

内镜观察后应常规对病灶行组织病理学检查。活检取材部位应选择息肉头端高低不平、色泽改变、糜烂处。若存在溃疡，宜取溃疡边缘。需取得足够组织量以便病理制片，并充分考虑到取材偏倚及病灶内异型腺体不均匀分布。约半数息肉中，活检标本与整体切除标本的组织病理学不一致，故内镜完整切除有助于最终明确诊断。鉴于未经活检而直接切除的息肉可存在癌变风险，切除后可用钛夹标记创面，并密切随访病理结果及切端情况。

胃息肉的其他诊断方法包括变焦扩大内镜、超声内镜及胃增强 CT。变焦扩大内镜可将常规内镜图像放大 200 倍，可清晰观察腺管开口及黏膜细微血管形态。胃病变的变焦扩大内镜分型有多种，其与病理学的相关性不如结肠黏膜凹窝分型。超声内镜在鉴别病变的组织学起源方面具有重要作用，应用 30MHz 的超声微探头可清晰显示胃壁 9 层不同的层次结构。从超声图像判断，胃上皮性息肉病变通常局限于上皮层与黏膜层，固有肌层总是完整连续。增强 CT 检查可发现较大的胃息肉，一定程度上可与胃壁内肿块、腔外压迫及恶性肿瘤相鉴别。

胃息肉的鉴别诊断主要包括：①与黏膜下肿瘤相鉴别：内镜下观察到广基、境界不甚清晰的隆起灶时，需注意同黏膜下肿瘤相鉴别。桥形皱襞（bridging folds），意指胃黏膜皱襞在胃壁肿瘤顶部与周围正常组织之间的牵引改变，呈放射状，走向肿瘤时变细，是黏膜下肿瘤的典型特征。当鉴别存在困难时，宜行超声内镜检查。此外，可试行活组织检查，黏膜下肿瘤几乎不可能被常规活检取得，而仅表现为一些非特异性改变，如黏膜炎症等。少数情况下，需要同胃腔外压迫相鉴别。②与恶性肿瘤相鉴别：0－Ⅰ型、0－Ⅱa 型早期胃癌可表现为息肉样、扁平隆起型改变，但肠型隆起型早期胃癌通常大于 1cm，表面多见凹凸不平、不规则小结节样、糜烂、出血或不规则微血管走行常见，活检钳触碰或内镜注气过程中易出血。弥漫型胃癌极少呈现为 0－Ⅰ型和 0－Ⅱa 型。若内镜下观察到病灶周围的蚕食像及皱襞杵状膨大等改变，应高度疑及早期胃癌。全面、准确的活检病理是最佳鉴别方法。胃类癌多为 1cm 左右扁平隆起，一般不超过 2cm，可多发，周围缓坡样隆起，中央时可见凹陷伴有发红的薄白苔，深取活检可获阳性结果。③与疣状胃炎相鉴别：疣状胃炎又称隆起糜烂型胃炎，是临床常见病，多发于胃窦及窦体交界，呈中央脐样凹陷的扁平隆起灶，胃窦黏膜背景可见有增生肥厚呈凹凸结节、萎缩、血管透见、壁内出血等炎症改变。较大的疣状灶需要通过活检鉴别。

（五）治疗与预后

采取良好的生活方式、积极治疗原发疾病如慢性萎缩、化生性炎症有助于预防胃息肉的发生。散发的、小于 5mm 的胃底腺息肉通常认为是无害的。胃息肉大多均可通过内镜切除而痊愈。切除方法包括活检钳咬除、热活检钳摘除、热探头灼除、圈套后电外科切除、氩离子凝固术（APC）、激光及微波烧灼、尼龙圈套扎后圈套切除、黏膜切除术（EMR）、黏膜下剥离术（ESD）等多种。较小的息肉可选择前 3 种方法。圈套切除是较大息肉的最常用方法，并可与黏膜下注射、尼龙圈套扎等其他方法合用，切除后创面可用 APC 或热探头修整。EMR 术适用于小于 2cm 扁平隆起病灶的完整切除，更大的病变完整切除则需要行 ESD 术，术前需于病变底部行黏膜下注射以便抬举病灶，常用的注射液有 0.9% 氯化钠溶液、1：10 000 肾上腺素、50% 葡萄糖、透明质酸钠、glyceol（10% 甘油果糖与 5% 果糖的氯化钠溶液）等，上述溶液中常加入色素以便于观察注射效果。有多种操作器械可进行 EMR 和 ESD，具体使用因不同操作者喜好而定。需要强调的是若病变疑及胃癌，则需一次性完整切除，较大的病变应展平后固定于软木板上，浸于 10% 甲醛溶液中送病理行规范取材、连续切片，尤其是应注意所有切片的切缘情况。

若病理学提示病变伴有癌变，则按胃癌根治标准处理。

内镜治疗后应规范服用胃酸抑制药及胃黏膜保护药，并定期随诊。内镜治疗主要并发症为出血、术后病变残余及穿孔。通常切除术后的黏膜缺损能很快愈合，出血通常为暂时性。创面过深、不慎切除肌层、电凝电流过大、时间过长可导致急慢性穿透性损伤而致穿孔。预防性应用尼龙圈及钛夹可减少穿孔风险。切除后当即发生的急性穿孔可试行钛夹夹闭、非手术治疗及密切观察，延迟发生的穿孔几乎均需外科手术治疗。

以下情况可行外科手术：内镜下高度疑及恶性肿瘤；内镜下无法安全、彻底地切除病变；息肉数量过多，恶变风险较高且无法逆转者；创面出血不止，内科治疗无效者；创面穿孔者。外科术式可选择单纯胃部分切除术、胃大部切除术、胃癌根治术、腹腔镜下胃切除术等。

二、胃平滑肌瘤

胃平滑肌瘤在过去的大部分时间内均被认为是最常见的胃间叶性肿瘤。随着胃肠间质瘤（GISTs）的发现，绝大多数既往诊断的胃平滑肌瘤均被归入 GISTs 的范畴。尽管如此，胃平滑肌瘤仍是一类确实存在的疾病，但由于经病理证实的例数不多而缺乏人口统计学、临床特点或大体特点方面有意义的大宗资料。

组织病理学方面，胃平滑肌瘤由少量或中等量的温和梭形细胞构成，可能存在灶状的核异型性，核分裂象较少。细胞质嗜酸，呈纤维状及丛状。胃平滑肌瘤患者通常一般情况良好，无特殊不适主诉，或可因并存的上消化道其他疾病而产生相应的非特异性症状。

内镜下胃平滑肌瘤一般多为 2～3mm，大者可达 20mm，多见于胃底及胃体上部，大多为单发，少数可为多发。表面黏膜几乎总是非常光滑地隆起，呈半球形改变。体积较大、黏膜表面出现明显溃疡应疑及恶性 GISTs 或平滑肌肉瘤。内镜检查的重要点在于从多个方向观察肿瘤、注意毛细血管透见的程度、用靛胭脂染色观察黏膜表面以排除上皮来源病变、用活检钳试探肿物的软硬程度及有无活动性，并与胃壁外压迫相鉴别。

超声内镜因可用于明确肿瘤的组织学起源而占有重要地位。超声内镜下肿瘤来源于胃壁5层结构中的第4层，呈现均匀的低回声团块，其余层次均完整连续。近年来开展的超声内镜引导下细针抽吸活检术（EUS－FNA）和切割针活检术（EUS－TCB）可提供细胞学和组织病理学诊断。肿瘤大小超过 1cm 时易被增强 CT 发现。增强 CT 或 MRI 可用于评价恶性平滑肌瘤（平滑肌肉瘤）的侵犯和转移情况。

胃平滑肌瘤的鉴别诊断主要包括：①与胃肠间质瘤（GISTs）及其他间叶性肿瘤相鉴别。GISTs 是最常见的胃肠道间叶性肿瘤，其特征为免疫组化 KIT 酪氨酸激酶受体（干细胞因子受体）阳性（CD117 阳性），在 70%～80% 的病例中可见 CD34 阳性。而平滑肌瘤仅有结蛋白（desmln）和平滑肌肌动蛋白（smooth muscle action）阳性，CD117 和 CD34 均阴性。其他间叶性肿瘤亦可表现为局限性的隆起病变，超声内镜检查可提供有价值的诊断线索，确诊依赖细胞学或组织病理学。②与平滑肌肉瘤相鉴别。平滑肌肉瘤多发于老年人，为典型的高度恶性肿瘤，其免疫组化指标同平滑肌瘤，但体积通常大于 2cm，镜下核分裂象大于 10 个/10HPF，可伴周围组织侵犯、转移等恶性生物学特征。③与胃息肉相鉴别。表面光滑、外形半球状的胃息肉时可表现为形似黏膜下肿瘤。超声内镜是鉴别此两种疾病最准确的方法。④与胃腔外压迫相鉴别。胃腔外压迫多见于胃底，亦见于胃的其他部位。大多为脾压迫所致，此外胆囊、肝等亦可造成。

胃平滑肌瘤为良性肿瘤，恶变率低。对单发、瘤体直径小于 2cm 者一般无须特殊治疗，临床观察随访大多病情稳定。或可行内镜下挖除治疗，但需注意出血或穿孔风险。对于多发、直径大于 2cm、肿瘤表面溃疡出血或伴有消化道梗阻症状、细胞病理学疑有恶变者，应予手术切除。手术方式可根据具体情况而定，选择肿瘤局部切除术、胃楔形切除术、胃大部切除术等，术中宜行冷冻切片排除恶性肿瘤。近年来开展的腹腔镜下胃部分切除术，创伤较小，疗效不逊于传统开腹手术。

三、其他胃良性肿瘤

（一）胃黄斑瘤

胃黄斑瘤较多见，通常认为是由于慢性黏膜炎症引起胃黏膜局灶性破坏，残留的含脂碎屑被巨噬细胞吞噬并聚集而成的泡沫细胞巢结构。内镜下表现为稍隆起的黄色病变，表面呈细微颗粒状变化，通常直径小于10mm。与高脂血症等疾病无特定关系，临床予观察随访。

（二）胃脂肪瘤

胃脂肪瘤是比较少见的黏膜下肿瘤，胃脂肪瘤的发病率低于结肠。多数起源于黏膜下层，呈坡度较缓的隆起性病变，亦可为带蒂息肉样病变，蒂常较粗，头端可伴充血。有时略呈白色或黄色。活检钳触之软，有弹性，即 Cushion 征阳性。超声内镜下呈均质中等偏高回声，多数来源于胃壁5层结构的第3层。临床通常无须处理，预后良好。

（三）胃神经鞘瘤

胃神经鞘瘤多见于老年人，可能来源于神经外胚层的 Schwann 细胞和中胚层的神经内膜细胞，免疫组化标记为 S—100 阳性，结蛋白、肌动蛋白及 KIT 均阴性。组织学上，通常位于胃壁的黏膜肌层或黏膜下层。内镜下观察，肿瘤多发于胃体中部，亦见于胃窦和胃底部，胃小弯侧较大弯侧多见。大多单发，表现为向胃腔内隆起的类圆形黏膜下肿瘤，外形规则，少数以腔外生长为主。肿瘤生长缓慢，平均直径为3cm，有完整的包膜。CT 检查呈边缘光整的类圆形低密度影，肿瘤较大及发生出血、坏死时中央可呈不规则低密度灶，增强后无强化或边缘轻度强化。环状强化是神经鞘瘤的重要 MRI 征象。该肿瘤无特异性症状，或可因生长较大而产生溃疡、出血、梗阻、腹部包块等症状和体征。由于消化道神经鞘瘤存在一定的恶变概率，故需手术切除，预后佳。

（四）神经纤维瘤

神经纤维瘤起源于神经纤维母细胞，组织学上可见 Schwann 细胞、纤维母细胞和黏多糖基质。肿瘤通常为实质性、没有包膜，囊性变和黄色瘤变少见，CT 增强扫描常表现为均匀强化。肿瘤一般无特异性症状，常在上消化道钡剂或胃镜检查时偶尔发现，多位于胃体，小弯侧较大弯侧多见。由于肿瘤无包膜，故可侵犯周围邻近组织，但远处播散较少见。恶变率较低。除非肿瘤存在广泛播散，均应积极手术治疗，预后较佳。

（五）胃脉管性肿瘤

胃脉管性肿瘤包括血管球瘤、淋巴管瘤、血管内皮瘤、血管外皮细胞瘤等，以血管球瘤最常见。该肿瘤由人体正常动静脉吻合处的血管球器结构中各种组织成分增生过度所致，好发于皮肤，发生于胃者少见。多见于胃窦，表现为直径1~4cm、小而圆的黏膜下层来源肿瘤，由于含有大量平滑肌成分，故质地坚硬，易被误认为恶性肿瘤。临床症状如上腹疼痛不适、黑粪等多为肿瘤压迫胃黏膜所致。外科切除疗效良好，预后佳。

（张雪梅）

第三节 肠寄生虫

人类胃肠道是多种原虫和蠕虫的寄生部位。原虫为单细胞的真核动物，而蠕虫是多细胞动物，具有不同的分化成熟的细胞。寄生虫大多经口腔侵入人体内，最终寄生在消化器官，以肝脏和肠道最常见，干扰正常的消化吸收功能，出现腹痛、腹泻等症状，出现出血、穿孔或肠外并发症。

一、蓝伯贾第鞭毛虫病

（一）流行病学

蓝伯贾第鞭毛虫（Gia'rdia Lamblia）是消化道最常见的寄生虫感染，由摄入包囊污染的水或食物而感染，人与人之间也可传播。为全球性传染病，世界各地感染率为 1%～20%。包囊在环境中可以存活数月，并且可以抵抗加氯消毒。患者和包囊携带者为传染源，通过包囊污染水源或食物而传播。通常在夏季及早秋高发流行。危险人群为旅游者在流行地区、免疫缺陷的患者以及同性恋。

（二）病因学

蓝伯贾第鞭毛虫的生活史包括滋养体和包囊期。滋养体呈纵切半梨形，含两个细胞核，腹面扁平，有向内凹陷的吸盘，吸盘吸附于肠黏膜，引起局部水肿，小肠绒毛破坏，主要寄生于小肠。包囊呈椭圆形，内含 4～8 个核，寄生于回肠及大肠，有厚囊壁对外界抵抗力强，可随粪便排出体外。

（三）病理

小肠黏膜可出现不同程度的灶性病变，固有层有中性粒细胞浸润，肠腺上皮呈局灶急性炎症反应，中性粒细胞和嗜酸粒细胞浸润，绒毛缩短增厚，重度可出现绒毛萎缩。

（四）临床症状

症状通常发生在感染 1～2 周后。患者通常表现为急性发病，包括水样泻、肠绞痛、恶心、纳差、腹胀等。腹泻有时是间歇性的，大便稀薄，有黏液，次数不多，有臭味。肉眼不见脓血，但镜检可见白细胞和红细胞，并可找见包囊。如原虫寄生在胆管系统，可引起发热、倦乏、厌食油腻，右季肋部隐痛，有时由于胆管痉挛而发生剧烈绞痛。多数患者有轻度肝大、质软、稍压痛，但肝功能大多正常，极少发生黄疸。少数患者由于长期严重感染，生长发育迟缓，甚至发生肝硬化，偶见幼虫侵入脑膜而发炎，可能从肠黏膜受损处侵入血循环所致。患者症状可自动缓解或出现慢性症状，症状反复发作或持续腹泻。慢性者并发出现吸收不良表现，如消瘦、贫血、脂肪泻、体重下降等。一些患者可以成为无症状包囊携带者。

（五）辅助检查

大便常规化验：通常只有少量红、白细胞。用改良的抗酸染色可在粪便中发现病原体。患者急性水样泻的时候多次大便检测滋养体及包囊有较高的敏感性。当患者为慢性症状或水样泻不明显时，粪便检测不敏感，可通过十二指肠液吸取或粪便进行蓝伯贾第虫抗原检测可能更好一些。采用针对虫卵的单克隆抗体的免疫荧光法或抗原包被的酶免疫法更敏感，其敏感性为 85%～98%，特异性为 90%～100%。

（六）诊断

夏季及早秋出现腹泻尤其水样泻的患者或慢性腹泻的患者、旅游者、免疫缺陷的患者以及同性恋者出现腹泻症状都应排除该病的可能，确诊依据是找到虫体。

（七）鉴别诊断

1. 阿米巴痢疾　本病的临床特点是起病缓慢，大便稀薄，呈暗红色似果酱，有脓血，味腥臭。腹部压痛部位多位于右下腹，而蓝伯贾第鞭毛虫病为稀便，味臭，但无脓血。腹部压痛可位于腹部任何区域。

2. 细菌性痢疾　多有全身中毒症状，大便为脓血便，化验有大量红白细胞。而蓝伯贾第鞭毛虫病发病轻，为水样泻，大便臭但无脓血，化验可找到包囊或滋养体。

3. 隐孢子虫病　常见免疫功能低下患者或艾滋病（AIDS）患者，水样泻量大，甚至威胁生命，可依靠针对病原体特异性检查区别。

（八）治疗

给予甲硝唑 250mg，3 次/d，5～7d 通常有效。无症状携带者接受治疗对患者无益，但可以帮助预防疾病的流行。幼儿园工作人员或卫生工作人员无症状携带者应接受治疗。

二、隐孢子虫病

（一）流行病学

隐孢子虫病（Cryptosporidiasis）是一种全球性的人兽共患寄生虫病，世界卫生组织（WHO）于

1986年将人的隐孢子虫病列为 AIDS 的怀疑指标之一，该病也被确定为引起人腹泻的六大病因之一，是目前各国重点研究的寄生虫病之一。在 AIDS 患者或免疫功能不全的宿主易患，常经污染的水源感染，也可经人与人传播。可以抵抗加氯消毒剂，可以污染水源在城市流行。

（二）病因学

隐孢子虫（cryptosporidium），是一种球形原虫，以卵囊形式从感染动物的粪便中排出，人吞食卵囊后，在小肠脱囊，其滋养体附着于小肠、结肠黏膜上，破坏绒毛。引起炎症，吸收不良。

（三）病理

小肠上皮细胞刷状缘下面可见多发圆形嗜碱小体，绒毛高度减少，隐窝伸展，固有层有中性粒细胞、浆细胞、淋巴细胞浸润。

（四）临床表现

在绝大多数健康人表现为轻症并且是自限性，感染后 7 ~ 10d 可出现水样泻、恶心、痉挛性绞痛以及腹胀等，粪便间歇出现黏液，无出现血便及脓便。腹泻症状可以持续 6 周或更长，较多伴随头痛、发热、无力等。免疫功能低下、缺陷或免疫抑制的患者感染后，可引起严重胃肠炎并伴有水样腹泻，导致大量体液丢失而危及生命，是 AIDS 患者的重要致死因素之一。

（五）辅助检查

常用的隐孢子虫实验诊断方法包括病原学诊断、免疫学诊断及分子生物学检查等，随着免疫学、分子生物学技术的应用，后两者也有了较大的发展。可通过大便涂片酸染色查找卵囊，用糖悬浮法使虫卵数量浓缩后更易检出。酶联免疫吸附试验和免疫荧光试验具有高度的敏感性、特异性和重复性，目前为国外诊断隐孢子虫病最常用的方法之一。免疫印迹技术（ELIB）：用于隐孢子虫病的临床诊断和特异性抗原、抗体分析，主要用于隐孢子虫病的血清学检查，该技术能分离出高分辨率、高度敏感和特异的隐孢子虫卵囊抗原，有利于提高隐孢子虫病的免疫学诊断效果，此法甚至被称为"金标准"。流式细胞术：是近来发展起来的一项新技术，将卵囊提纯后，用隐孢子虫的单克隆抗体荧光素标记，通过流式细胞计数仪计数。分子生物学检查法：聚合酶联反应（PCR），该技术已成为开发新一代诊断方法的基础，用于检查临床标本和环境水样本的隐孢子虫，优点是敏感、特异、能分辨基因型、简便易行。

（六）诊断

AIDS 患者或免疫功能不全的患者出现腹泻，应考虑该病的可能，确诊依据是找到虫体或特异性诊断试验阳性。

（七）鉴别诊断

1. 阿米巴痢疾 本病的临床特点是起病缓慢，大便稀薄，呈暗红色似果酱，有脓血，味腥臭。腹部压痛部位多位于右下腹，而隐孢子虫病多发生于免疫功能低下患者，为大量水样泻，无脓血。

2. 细菌性痢疾 多有全身中毒症状，大便为脓血便，化验有大量红白细胞。而隐孢子虫病为水样泻，大便无脓血，大便化验可找到卵囊或针对隐孢子虫的酶联免疫吸附试验或免疫荧光试验阳性。

3. 蓝伯贾第鞭毛虫病 二者临床症状相似，均为水样泻，但该病通常症状较轻，对甲硝唑治疗有效，而隐孢子虫病在 AIDS 患者发病重，治疗效果差。

（八）治疗

目前尚无治疗隐孢子虫感染的有效药物。硝唑尼特作为一种新的抗原虫药物，可广谱抗寄生虫和细菌感染，是近年来最有前途的治疗隐孢子虫病药物。美国于 2002 年 11 月 22 日批准硝唑尼特作为由隐孢子虫、蓝伯贾第鞭毛虫引起儿童腹泻的治疗药物上市，剂型为混悬剂，商品名为 AlianaTM。Bailey 等研究表明免疫正常的隐孢子虫患者对该药的应答率达 70%，但免疫缺陷患者的应答率比较低。对症治疗：对既往健康的患者，给予对症支持治疗如补液，即可在 2 周内痊愈。免疫缺陷者可呈长期致命性腹泻，除支持治疗外，应给予止泻。临床常用的抑制肠动力药有苯乙哌定、吗啡和普鲁卡因生长抑素（somatostatin）及其类似物（octreotidc）、含 18 碳 8 个氨基酸环状结构的肽，均为 5 - 羟色胺（5 - HT）

拮抗药，具有减少肠道分泌、增加水和电解质吸收的作用。此类药用于治疗分泌性腹泻，包括 AIDS 并发隐孢子虫腹泻显示良好疗效，腹泻停止，营养状态改善。

三、肠阿米巴病

（一）流行病学

肠阿米巴病（intestinal amebiasis）是溶组织阿米巴（entamoeba histolytica）寄居于结肠内引起的疾病。进食污染的水源或食物而传染，本病流行于世界各地，流行情况与社会经济状况、卫生条件、居住环境、个人饮食习惯等有关。在全球范围内溶组织阿米巴感染率为 0.37% ~ 30.00%，拉丁美洲、非洲、印度等地区发病率高，同性恋者由于口交、肛交，其感染率在 20% 以上，AIDS 患者粪检阿米巴原虫阳性率为对照组 20 倍以上。

（二）病因学

溶组织阿米巴有滋养体和包囊 2 期。滋养体分为大小两型，寄生于结肠肠腔和肠壁内，以二分裂法进行繁殖。大滋养体又称组织型滋养体，常见于急性阿米巴痢疾患者的粪便和病灶组织中，随着滋养体在肠内下降过程中逐渐停止活动，虫体团缩，并分泌出一种较硬的外壁，形成包囊。阿米巴包囊位于小肠及结肠，并随粪便排出体外。包囊为外传播型，对外界抵抗力较强，在一般温度和湿度中能生存 2 ~ 4 周。包囊被吞食后，经胰蛋白酶作用脱囊为小滋养体，若人体抵抗力低，小滋养体变为大滋养体侵入肠壁而致病。

（三）病理

1. **急性期** 病变好发部位依次是盲肠、升结肠、直肠、乙状结肠、其余结肠、阑尾和回肠末段。大滋养体侵入肠壁后依靠其伪足运动和分泌的溶组织酶破坏黏膜细胞，形成糜烂及浅溃疡，溃疡间可见正常黏膜。原虫易在疏松的黏膜下层侵袭扩展，形成黏膜下脓肿，脓肿破裂后形成特征性的烧瓶状溃疡。溃疡间可有窦道相连，病变可沿肠轴扩展，使大量组织坏死形成蜂窝样病灶。溃疡腔内的坏死组织碎片、黏液和大滋养体排出肠腔时即产生痢疾样便。严重病例病变侵袭肠壁血管可引起出血，病变也可穿破肠壁，造成穿孔，形成局限的腹腔脓肿或弥漫性腹膜炎。

2. **慢性期** 若病变迁延不愈，肠黏膜上皮增生，溃疡底部出现肉芽组织，溃疡周围有纤维组织增生、肠壁增厚、肠腔狭窄，如果出现大块肉芽组织形成"阿米巴瘤"，阿米巴原虫可经门静脉侵入肝脏，在肝脏内形成脓肿。也可以栓子形式流入肺、脑、脾等组织形成迁徙性脓肿。

（四）临床表现

感染后 7 ~ 21d 可出现症状，如血样便、腹痛、发热、里急后重等，同时可出现侵袭性结肠炎。阿米巴结肠炎可表现轻度或暴发。10% 患者由于阿米巴滋养体侵袭肠壁组织引起腹痛、腹泻、黏液血便、寒战、发热等症状，典型患者粪便呈暗红色糊状，似果酱样，为血、脓、黏液和粪质的混合物，称为阿米巴痢疾（amebic dysentery）。部分患者出现腹痛伴水样泄，也可表现为次数较多的软便、腹胀等。本病易复发，迁延呈慢性，腹泻反复发作，大便呈黄糊状或软便，具腐臭，带少量黏液。感染后多数患者无症状，或症状轻微，偶感腹痛或腹部不适，间断轻微腹泻，但大便中排出包囊，具有传染性，也称带包囊者。

（五）并发症

阿米巴肠炎可以发展为重症暴发型结肠炎和中毒性巨结肠。0.5% 的阿米巴结肠炎患者可出现中毒性巨结肠，幼儿、妊娠者、营养不良患者、皮质激素使用者等更易出现重症暴发型结肠炎和中毒性巨结肠。上述患者起病急骤，有明显的血性腹泻、腹痛、发热、血白细胞升高、腹膜刺激征阳性。75% 以上的重症暴发型结肠炎患者可以出现结肠穿孔。穿孔通常是缓慢渗漏，症状不典型。如果误诊为溃疡性结肠炎而使用激素患者病情加重更易出现并发症，所以应注意与溃疡性结肠炎鉴别诊断。并发大出血患者少见。患者如病原体经血液侵入身体其他器官，可引起肠外并发症，如阿米巴肝脓肿、阿米巴肺脓肿、阿米巴脑脓肿等。阿米巴肝脓肿是最常见的肠外并发症，男性更常见，患者不一定有明确的结肠炎病史。局部感染通常由肉芽组织或厚的纤维帽包裹，似结肠癌。

（六）辅助检查

大便化验寻找阿米巴滋养体或包囊，只有1/3的患者一次粪便检查即为阳性，3次以上大便检查有助于诊断。血清学检测，大约85%患者间接血凝试验阳性，可持续数年。便抗原或溶组织性肠阿米巴DNA PCR 检测敏感性更高一些。一些非致病性阿米巴可以在结肠内定植，如结肠内阿米巴、哈特曼内阿米巴、小内蜒等。即使有经验的医师也难以在常规显微镜下鉴别这些非致病性阿米巴与溶组织性阿米巴，可以借助血清学试验或粪便 PCR 反应来鉴别。

结肠镜检查：急性期有弥漫性黏膜脆性增加、颗粒形成、黏液脓性渗出、溃疡和充血等，易与溃疡性结肠炎混淆，将渗出液用生理盐水湿玻片检查或活检可发现滋养体。结肠镜检查也可发现小的孤立的表浅溃疡，直径为 3～5mm，表面覆盖黄白色渗出物。阿米巴结肠炎更多累及盲肠、升结肠而非直肠。阿米巴溃疡因为滋养体侵犯到黏膜而形成，从轻度到重度，边缘不清的溃疡到典型的烧瓶样溃疡。

（七）诊断

典型阿米巴肠病易诊断，可通过粪便或组织中检出病原体确诊。不典型患者往往需借助血清学、结肠镜、诊断性治疗等手段做出诊断。

（八）鉴别诊断

1. 细菌性痢疾　起病急，全身中毒症状重，畏寒、发热、腹痛、腹泻、大便量少、里急后重等症状明显，腹痛以左下腹为著，大便化验可见大量白细胞。细菌培养可发现相应致病细菌。而阿米巴痢疾相对起病缓慢，腹痛以右下腹为主，大便粪质多，呈暗红色或果酱样，味腥臭，粪便检查可发现阿米巴滋养体或包囊，但白细胞较少。

2. 肠结核　患者大多有原发结核病灶存在，伴发热、盗汗、营养不良等结核中毒症状，粪便呈黄色稀糊状，带黏液少脓血，腹泻与便秘交替出现。

3. 溃疡性结肠炎　直乙状结肠为常受累部位，或扩展至全结肠，病变弥漫性充血、水肿，溃疡多易出血。应多次大便寻找病原体均呈阴性或抗阿米巴治疗试验无效方可做出诊断。

（九）治疗

甲硝唑750mg，3 次/d，7～10d，是侵入性阿米巴病的首选治疗，治愈率可高达90%。严重结肠炎或肝脓肿可静脉给药治疗。包囊相对对甲硝唑耐药，需要配合其他药物治疗，如呋喃二氯散、巴隆霉素、双碘喹啉等。如果脓肿有破裂的危险或药物治疗效果不好，阿米巴肝脓肿可考虑穿刺引流。无症状性肠腔内感染的患者应给予二氯散糠酸酯500mg，3 次/d，连续10d。巴隆霉素 25～30mg/kg，3 次/d，连续7d；双碘喹啉650mg，3 次/d，20d。重症暴发型阿米巴结肠炎、中毒性巨结肠、肠穿孔或严重出血内科治疗无效时，必须外科手术。

四、钩虫病

（一）流行病学

钩虫病（ancylortomiasis）遍及全球，尤以热带和亚热带地区多见，多见卫生条件差、居民习惯赤脚行走的地区。

（二）病因学

人钩虫病是由十二指肠钩虫或美洲钩虫寄生于小肠上段所引起。虫卵随大便排出后，发育成感染期蚴虫，土壤中次蚴虫接触皮肤后钻进皮肤，通过小静脉或淋巴管入血，依次到心、肺、支气管、咽喉、小肠上段，3～4 周发育为成虫。成虫叮咬在小肠壁上吸血，导致钩虫性贫血。

（三）病理

小肠黏膜活检的组织学改变差异较大，可从正常黏膜到严重的扁平黏膜。

（四）临床表现

大多数慢性感染是无症状的。当感染钩虫数量增多，尤其是患者并发营养不良时，可出现失血性贫血和低蛋白血症。急性感染时有时并发瘙痒性红斑，或咳嗽、哮喘。成虫感染可表现为上腹部不适、食欲下降、腹泻、消瘦乏力等。多数患者有微量消化道出血，少数出血量多表现黑粪。

（五）辅助检查

血液学检查：呈缺铁性贫血，血细胞分类计数嗜酸性细胞比例明显升高。粪便：可找到虫卵，呈圆形带有透明菲薄的外壳。也可直接涂片法、饱和盐水漂浮法或虫卵计数法进行粪便检查。

（六）诊断

在流行区有赤足下地史和贫血等临床症状应考虑钩虫病，以粪便检测到虫卵为确诊依据。

（七）鉴别诊断

十二指肠溃疡：可有周期痛和节律性中上腹部饥饿性痛，伴泛酸胃灼热等症状。而钩虫病由于血浆蛋白丧失可有不同程度的水肿甚至出现腹腔积液，可伴皮肤瘙痒性红斑或咳嗽、哮喘等肠外表现。

（八）治疗

钩蚴虫侵入皮肤，24h 内仍稽留在皮下组织内，可予透热疗法杀死钩蚴虫。驱虫药有甲苯咪唑，100～200mg，2 次/d，3d。噻嘧啶：10mg/（kg·d），3d。

五、蛔虫病

（一）流行病学

蛔虫病（Ascariasis）患者与感染者是传染源，蛔虫卵污染的食物、水进入人体后传染。患者及肠道蛔虫感染者为传染源，虫卵经口吞入为主要传播途径，人群普遍易感，但以儿童感染最高。

（二）病因学

蛔虫是寄生人体内最大的线虫之一。雌雄异体，形似蚯蚓，主要寄生在小肠。虫卵进入小肠后孵化为蚴虫，进入门静脉，经肝、下腔静脉、右心、肺、气管到咽部咽下，经胃到小肠，发育成成虫，历时1～2个月。也可进入其他器官。

（三）临床表现

蚴虫迁移期表现为咳嗽、哮喘、气急、发热、痰中带血或咯血，重者可出现发绀、呼吸困难。肠蛔虫症状：寄生在小肠的蛔虫常为数条或数十条或更多，可无症状或仅轻微消化功能紊乱，如厌食、偏食、异食癖，可反复发作的脐周疼痛，伴恶心、呕吐、腹泻或便秘、食欲缺乏、营养不良、生长发育迟缓等。亦可有顽固性荨麻疹等表现。

（四）并发症

蛔虫性肠梗阻：为最常见并发症，脐周阵发性绞痛，伴恶心、呕吐，有时吐出蛔虫，一般无大便。胆管蛔虫病：蛔虫钻入胆管，引起胆总管括约肌痉挛，患者突然出现右上腹剧烈绞痛，可放射至右肩和腰背部，屈体弯腰，面色苍白，常伴呕吐、吐出胆汁和蛔虫，可持续数分钟到数小时。发作时腹部体征不明显。

（五）辅助检查

大便镜检发现蛔虫卵。血嗜酸性粒细胞增高。

（六）诊断

有吐虫或大便排虫史、反复发作的脐周疼痛，或突然发热、咳嗽、痰中带血、哮喘，伴有夜间磨牙、流涎、皮肤风疹团块、巩膜蓝斑、面部白色虫斑、唇内侧白色粟粒状小点、指（趾）甲花斑等。应考虑蛔虫病可能。

（七）鉴别诊断

胆管蛔虫病应注意与胆石症鉴别：急性胆囊炎多在饱餐或油腻食物 3~4h 逐渐发作加重，疼痛位于右上腹，吸气咳嗽时加重，Murphy 征阳性；多数胆总管结石并发胆石症症状也是逐渐加重，表现为剑下闷痛伴恶心，典型症状呈绞痛伴发热黄疸，有时并发胆囊炎、胰腺炎，有明确体征。而胆管蛔虫病患者突然出现右上腹剧烈绞痛，常伴呕吐、吐出胆汁和蛔虫，可持续数分钟到数小时，发作时腹部体征不明显。

（八）治疗

驱虫治疗：阿苯达唑，400mg，1 次顿服；枸橼酸哌哔嗪，成人每次 3.0~3.5g，儿童 100~150mg/kg，睡前顿服或分 1~2 次服，连服 2d；甲苯咪唑，2 岁以上儿童和成人顿服 200mg。并发症治疗：①胆管蛔虫病：解痉用阿托品、东莨菪碱或哌替啶；缓解后驱虫治疗。②蛔虫性肠梗阻：补液支持治疗；胃肠减压；驱虫治疗；内科治疗不缓解，手术治疗。

（张全玲）

第四节　急性胰腺炎

急性胰腺炎（acute pancreatitis，AP）是胰酶对胰腺组织自身消化导致的化学性炎症，常呈急性上腹痛，伴血淀粉酶升高，轻者病程 1 周左右，预后良好；重症患者可发展为多器官功能障碍，病死率高达 15%。

一、病因

（一）胆管疾病

胆石症、胆管感染等胆管疾病至今仍是急性胰腺炎的主要病因，当结石嵌顿在壶腹部、胆管内炎症、胆石移行时损伤 Oddi 括约肌等，将使胰液不能正常进入十二指肠，导致胰管内高压。胆囊结石伴发感染时，细菌毒素、炎症介质通过胆胰间淋巴管交通支扩散到胰腺。

（二）酒精

酒精可通过缩胆囊素（cholecystokinln，CCK）介导，促进胰液分泌，大量胰液遇到相对狭窄的胰管，将增加胰管内压力。此外，过度饮酒还可使大量胰酶在腺泡细胞内提前活化，或当其在胰腺内氧化过程中产生大量活性氧（reactive oxygen species，ROS），继而激活 NF-KB 等炎症介质，引发急性胰腺炎。

（三）胰管阻塞

胰管结石、蛔虫、狭窄、肿瘤（壶腹周围癌、胰腺癌）可引起胰管阻塞和胰管内压升高。胰腺分裂症系胰腺导管的一种常见先天发育异常，即腹胰管和背胰管在发育过程中未能融合，其在人群中的发生率大概为 10%。当副胰管经狭小的副乳头引流大部分胰腺的胰液，引流不畅导致胰管内高压。

（四）手术与创伤

腹腔手术、腹部钝挫伤等直接或间接损伤胰腺组织或导致胰腺微循环障碍，可引起急性胰腺炎。经内镜逆行胰胆管造影（ERCP）插管时导致的十二指肠乳头水肿、注射造影剂压力过高等也可引发本病。

（五）代谢障碍

高脂血症与急性胰腺炎有病因学关联，但确切机制尚不清楚，可能与脂球微栓影响微循环及胰酶分解三酰甘油致毒性脂肪酸损伤细胞有关。Ⅰ型高脂蛋白血症见于小儿或非肥胖非糖尿病青年，因严重高三酰甘油血症而反复发生急性胰腺炎。

甲状旁腺肿瘤、维生素 D 过多等所致的高钙血症可致胰管钙化，促进胰酶提前活化而促发本病。

（六）药物

可促发急性胰腺炎的药物有噻嗪类利尿药、硫唑嘌呤、糖皮质激素、磺胺类等，多发生在服药最初的2个月，与剂量无明确相关。

（七）感染

可继发于急性流行性腮腺炎、传染性单核细胞增多症、柯萨奇病毒、肺炎衣原体感染等，常随感染痊愈而自行缓解。

（八）其他

十二指肠球后穿透溃疡、邻近十二指肠乳头的肠憩室炎等炎症可直接波及胰腺。各种自身免疫性的血管炎、胰腺血管栓塞等血管疾病可影响胰腺血供。遗传性急性胰腺炎罕见，是一种有80%外显率的常染色体显性遗传病，其发病被认为是阳离子胰蛋白酶原基因突变所致。少数病因不明者，称为特发性急性胰腺炎。

二、发病机制

在上述病因作用下，胰管内高压及胰腺微循环障碍都可使胰腺腺泡细胞内的 Ca^{2+} 水平显著上升。细胞内钙的失衡，一方面使含有溶酶体酶的细胞器质膜脆性升高，增加胞内溶酶体与酶原颗粒融合；另一方面使消化酶原与溶酶体水解酶进入高尔基复合后，出现"分选"错误。溶酶体在腺泡细胞内激活酶原，使大量胰酶提前活化，超过生理性的对抗能力，发生针对胰腺的自身消化。活化的胰酶、自身消化时释放的溶酶体水解酶及细胞内升高的 Ca^{2+} 水平均可激活多条炎症信号通路，导致炎症反应，其中核因子–KB（nuclear factor–KB，NF–KB）被认为是炎症反应的枢纽分子，它的下游系列炎症介质如肿瘤坏死因子–α（tumor necrosis factor–α，TNF–α）、白介素–1（interleukin–1，IL–1）、花生四烯酸代谢产物（前列腺素、血小板活化因子）、活性氧等均可增加血管通透性，导致大量炎性渗出；促进小血管血栓形成，微循环障碍，胰腺出血、坏死。

三、病理

（一）急性水肿型

此型较多见，占90%以上。病变可累及部分或整个胰腺，以尾部为多见。胰腺肿大变硬，间质充血、水肿和炎细胞浸润是其组织学特点。

（二）急性出血坏死型

胰腺肿大变硬，腺泡及脂肪组织坏死以及血管坏死出血是本型的主要特点。肉眼可见胰腺内有灰白色或黄色斑块的脂肪组织坏死病变，出血严重者，则胰腺呈棕黑色并伴有新鲜出血。脂肪坏死可累及肠系膜、大网膜后组织等。常见静脉炎、淋巴管炎和血栓形成。

急性出血坏死型既可由急性水肿型发展而来，也可在发病开始即发生出血及坏死。急性出血坏死型胰腺炎的炎症易波及全身，故可有其他脏器如小肠、肺、肝、肾等脏器的炎症病理改变；由于胰腺大量炎性渗出，常有腹腔积液、胸腔积液等。

四、临床表现

临床上将急性胰腺炎分为下列两种类型：①轻症急性胰腺炎（mild acute pancreatitis，MAP），具备急性胰腺炎的临床表现和生化改变，而无器官功能障碍和局部并发症。②重症急性胰腺炎（severe acute pancreatitis，SAP），在MAP的基础上出现其他器官功能障碍甚至衰竭，病程1个月左右可出现局部并发症如假性囊肿或胰腺脓肿。

（一）MAP的症状及体征

腹痛为主要和首发症状，常在饮酒、脂餐后急性起病，多位于中上腹及左上腹，也可波及全腹，常较剧烈，部分患者腹痛向背部放射。多数患者病初伴有恶心、呕吐。可有轻度发热，中上腹压痛，肠鸣音减少。患者因呕吐、胰腺炎性渗出，可呈轻度脱水貌。

（二）SAP 的症状

腹痛持续不缓解、腹胀逐渐加重。

（三）后期并发症

1. 胰腺假性囊肿　重症急性胰腺炎胰内或胰周坏死、渗液积聚，包裹成囊肿，囊壁缺乏上皮，故称假性囊肿，多在重症急性胰腺炎病程进入 4 周后出现。胰腺假性囊肿通常呈圆形或卵圆形，亦可呈不规则形，大小为 2～30cm，容量为 10～5000ml。小囊肿可无症状，大囊肿可出现相应部位的压迫症状。一般当假性囊肿小于 5cm 时，约半数患者可在 6 周以内自行吸收。假性囊肿可以延伸至邻近的腹腔，如横结肠系膜及肾前、肾后间隙以及后腹膜。

2. 胰腺脓肿　胰腺内或胰周的脓液积聚，外周为纤维囊壁。患者常有发热、腹痛、消瘦等营养不良症状。

3. 肝前区域性门脉高压　胰腺假性囊肿压迫脾静脉或脾静脉栓塞导致胃底静脉曲张破裂出血。

五、辅助检查

（一）反映炎症及感染

1. 白细胞　总数增加，以中性粒细胞升高为主，常有核左移现象。

2. C - 反应蛋白（C - reactive protein，CRP）　是一种能与肺炎球菌 C 多糖体反应形成复合物的急性时相反应蛋白。在各种急性炎症、组织损伤、细菌感染后数小时迅速升高。CRP 对急性胰腺炎诊断不具特异性，主要用于评估急性胰腺炎的严重程度。CRP 正常值小于 10mg/L，当 CRP > 150mg/L 时，提示重症急性胰腺炎。

（二）急性胰腺炎的重要血清标志物

1. 淀粉酶（amylase）　主要由胰腺及唾液腺产生。急性胰腺炎时，血清淀粉酶于起病后 6～12h 开始升高，48h 开始下降，持续 3～5d。血清淀粉酶超过正常值 3 倍可诊断急性胰腺炎。胆石症、胆囊炎、消化性溃疡等急腹症时，血清淀粉酶一般不超过正常值 3 倍。血清淀粉酶高低与病情程度无确切关联，部分重症急性胰腺炎血清淀粉酶可不升高。正常时约有 3% 淀粉酶通过肾脏排泄，急性胰腺炎时尿淀粉酶也可升高，但轻度的肾功能改变将会影响检测的准确性和特异性，故对临床诊断价值不大。当患者尿淀粉酶升高而血淀粉酶不高时，应考虑其来源于唾液腺。此外，胰源性胸腔积液、腹腔积液、胰腺假性囊肿中的淀粉酶常明显升高。

2. 脂肪酶（lipase）　血清脂肪酶于起病后 24～72h 开始升高，持续 7～10d，对就诊较晚的患者有诊断价值，其敏感性和特异性均略优于血淀粉酶。

（三）了解胰腺等脏器形态改变

腹部超声波是急性胰腺炎的常规初筛影像学检查，在没有肠胀气的条件下，可探及胰腺肿大及胰内、胰周回声异常。然而急性胰腺炎时，常有明显胃肠道积气，腹部超声波对胰腺形态学变化多不能做出准确判断。对于重症急性胰腺炎后期，腹部超声波也是胰腺假性囊肿、脓肿诊断、定位的重要方法。

腹部增强 CT 被认为是诊断急性胰腺炎的标准影像学方法。其主要作用有：①确定有无胰腺炎；②对胰腺炎进行分级。③诊断、定位胰腺假性囊肿或脓肿。

（四）了解有无胆管疾病作为急性胰腺炎的病因

诊断急性胰腺炎通常并不困难，但搜寻原因有时却颇费周折。胆管结石是急性胰腺炎的首要病因，腹部超声波较易发现大的胆石，但对于作为胆源性急性胰腺炎第一位原因的小胆石（小于 5mm）、胆泥或微胆石，腹部超声波的敏感性较差。临床上对于急性胰腺炎胆管疾病病因的搜寻，多以腹部超声波为常规初筛检查，若无阳性发现，应选择准确率较高的非侵入性检查——磁共振胰胆管成像（MRCP）。

若仍为阴性，而临床高度怀疑胆管疾病，则应继以超声内镜（EUS）或 ERCP。内镜下 Oddi 括约肌切开术（EST）是检出胆泥或微胆石的金标准方法，集诊断与治疗一体。

六、诊断

患者在入院后 48h 内应明确诊断，急性胰腺炎的诊断内容应包括下列内容。

（一）确定急性胰腺炎

一般应具备：①急性、持续中上腹痛。②血淀粉酶增高超过正常值 3 倍。③胰腺炎症的影像学改变。④排除其他急腹症。部分患者可不具备第 2 条。

（二）确定轻症抑或是重症

多数重症患者经历了不同时间的轻症阶段，因此，在起病 72h 内对轻症患者应密切观察病情变化，及时发现 SAP 的症状及体征，动态了解相关实验室检测数据及胰腺形态的改变。

出现下列任一情况，应考虑重症急性胰腺炎：①出现全身炎症反应综合征。②出现器官衰竭。③起病后 72h 的胰腺 CT 评分大于等于 6 分。④APACHE Ⅱ 评分大于等于 8，可被视为重症。

（三）寻找病因

住院期间应使大于 80% 患者的病因得以明确，尽早解除病因有助于防止病情向重症发展及避免日后复发。进食常作为诱因促发本病，潜在的病因需仔细排查。详细地了解病史对寻找病因甚为重要。胆管结石是急性胰腺炎的首要病因，若病史及体征高度提示胆源性急性胰腺炎，则应逐级采用腹部超声、MRCP、EUS、ERCP 甚至 EST 等使之明确。在应激状态下，血三酰甘油常升高。当血三酰甘油大于 11mmol/L 时，可考虑为急性胰腺炎的病因。

（四）确定并发症

近期并发症包括腹膜炎、败血症、急性肝损伤、ARDS、应激性溃疡、肾功能不全、胰性脑病等。后期并发症多在急性胰腺炎后 1 个月甚至更长时间得以诊断。

七、鉴别诊断

作为常见的急腹症之一，急性胰腺炎须与消化性溃疡、胆石症、急性肠梗阻、心肌梗死等鉴别。鉴别时应抓住各疾病的特点进行甄别，收集相关证据。

八、治疗

急性胰腺炎的治疗原则在于去除潜在的病因和控制炎症。

MAP 经内科治疗后多在 5~7d 内康复。SAP 则需在内科治疗的基础上根据病情给予器官支持，后期并发症可通过内镜或外科手术治疗。如诊断为胆源性急性胰腺炎，宜在本次住院期间完成内镜治疗或在康复后择期行胆囊切除术，避免日后复发。

（一）内科治疗

1. 监护 由于急性胰腺炎患者病情变化较多，细致的监护对及时了解病情发展很重要。病程初期监测内容除体温、血压、呼吸、心率、意识等生命体征外，腹痛、腹胀、肠蠕动、腹膜炎体征、血氧饱和度、尿量、粪便、胃肠减压引流物、有无黄疸及皮肤瘀斑等均应逐日记录。入院初即应检测前述反映病理生理变化的实验室指标，以后根据病情决定复查的间隔时间。有心律失常者应予心电监测。

对重症患者应给予肺、肾、循环、肝、肠等器官的功能支持，医院的重症监护室（intenslve care unit，ICU）可为此提供良好的条件。由训练有素、多学科组成的 SAP 专门治疗小组对患者选择最佳的多学科综合治疗至关重要。

2. 补液 是维持血容量、水、电解质平衡的主要措施。重症患者胰周有大量渗液集聚，如果心功能容许，在最初的 48h 静脉补液量及速度为 200~250ml/h。补液不充分被认为是胰腺炎向重症发展的重要原因之一。补液量及速度也可根据中心静脉压（central venous pressure，CVP）进行调节。急性胰腺炎时常有明显腹胀、麻痹性肠梗阻，用股静脉插管测量的 CVP 可受腹腔压力异常升高，不能代表真正的 CVP，应予注意。重症患者还应根据病情补充清蛋白、血浆或血浆代用品，提高血浆胶渗压，才能有效维持脏器功能。

3. 吸氧　动脉氧饱和度宜大于 95%。

4. 镇痛　未控制的严重腹痛可加重循环不稳定。由于吗啡可增加 Oddi 括约肌压力，故临床常用哌替啶（meperidine）止痛，50～100mg/次，肌内注射。胆碱能受体拮抗药（如阿托品）可诱发或加重肠麻痹，也不宜使用。胃肠减压可在一定程度上减轻腹胀。

5. 预防和抗感染　胰腺感染是病情向重症发展甚至死亡的另一重要原因。导致胰腺感染的主要细菌来自肠道。预防坏死胰腺的感染可采取：①为减少肠腔内细菌过生长，可采用导泻，促进肠蠕动和清洁肠道。导泻药物可选硫酸镁，每次口服 5～20g，同时饮水 100～400ml；也可用磷酸钠等洗肠液，中药（大黄、番泻叶）导泻在临床也广为应用。在此基础上，口服抗生素（如诺氟沙星、多黏菌素等）清除肠腔内细菌。②尽早肠内营养，维持肠黏膜屏障的完整，减少细菌移位。③预防性全身给予抗生素（喹诺酮类或头孢类）。

当患者出现胰腺或全身感染，致病菌主要为革兰阴性菌和厌氧菌等肠道常驻菌，应选择喹诺酮类或头孢类抗生素，联合针对厌氧菌的甲硝唑。严重败血症或上述抗生素疗效欠佳时应使用亚胺培南等。要注意真菌感染的可能，可经验性应用抗真菌药。

6. 减少胰液分泌　旨在降低胰管内高压，减少胰腺的自身消化。常用措施如下：

（1）禁食、胃肠减压：食物和胃液是胰液分泌的天然刺激物，禁食和胃肠减压则有助于减少胰液分泌。

（2）抑制胃酸：可用 H_2 受体拮抗药或质子泵抑制药。

（3）生长抑素及其类似物：生长抑素（somatostatin）是胃肠黏膜 D 细胞合成的 14 肽，它可抑制胰泌素和胆囊收缩素（cholecystokinin，CCK）刺激的胰腺基础分泌，使基础胰液分泌减少，胰液、碳酸氢盐、胰蛋白酶产量明显减少。生长抑素 250～375μg/h 静脉滴注；生长抑素类似物奥曲肽 25～50μg/h 静脉滴注，MAP 一般持续静脉滴注 2～3d，SAP 则用药时间约 1 周甚至更长。

7. 营养支持　轻症患者，只需短期禁食，通过静脉补液提供能量即可。重症患者在短期肠道功能恢复无望，为避免胰液分泌时，应先予肠外营养。每日补充能量约 32kcal（133.89kJ）／（kg·d），肥胖者和女性减 10%。热氮比以 100kcal（418kJ）：1g 或氨基酸 1.2g/（kg·d）为宜，根据血电解质水平补充钾、钠、氯、钙、镁、磷，注意补充水溶性和脂溶性维生素，采用全营养混合液方式输注。

病情趋向缓解时，应尽早过渡到肠内营养。经口、胃或十二指肠给予的营养剂将促进胰酶和碳酸氢盐分泌，而经空肠者则不刺激胰液分泌。为此，初期肠内营养可借助内镜将鼻饲管置入空肠，并给予已充分消化的专用空肠营养剂。开放饮食从少量、无脂、低蛋白饮食开始，逐渐增加食量和蛋白质，直至恢复正常饮食。

（二）内镜治疗

对起因于胆总管结石性梗阻、急性化脓性胆管炎、胆源性败血症及胆管蛔虫的急性胰腺炎应尽早行 EST 等内镜治疗，取出胆管结石、蛔虫等，放置鼻胆管引流，胆管紧急减压，既有助于阻止急性胰腺炎病程，又可迅速控制感染。这种在 ERCP 基础上发展的内镜下微创治疗效果肯定，创伤小，可迅速缓解症状、改善预后、缩短病程、节省治疗费用，属对因治疗，可缩短病程，避免急性胰腺炎复发。

适宜于内镜治疗的其他导致急性胰腺炎的病因包括肝吸虫、胰管结石、慢性胰腺炎、胰管先天性狭窄、壶腹周围癌、胰腺癌、Oddi 括约肌功能障碍及胰腺分裂等。对重症急性胰腺炎的后期并发症如胰腺假性囊肿和脓肿也可予以内镜治疗。

确定急性胰腺炎行 ERCP 治疗的指征应根据不同影像学资料确定：

（1）B 超、MRCP 或 EUS 发现胆总管结石、胆总管直径大于 0.7cm 或胆囊切除术后胆总管直径大于 0.8cm，胆管蛔虫，胰管扩张、扭曲、狭窄等，这些均为 ERCP 治疗的明确指征。

（2）B超阴性，血三酰甘油小于11mmol/L，排除酒精、高钙血症、药物、病毒感染等因素，应行MRCP或EUS。

（3）MRCP/EUS阴性，但有下列情况，应行ERCP：①TB升高，DB＞60%，ALT升高，腹痛伴畏寒发热。②复发性胰腺炎。③胆囊切除术后，间歇发作性胆绞痛症状。④曾有胆管手术史。⑤胆囊小结石。

（4）ERCP发现胆总管微胆石、胆泥、Oddi括约肌功能障碍、胰腺分裂、胰管狭窄、壶腹周围癌、胰腺癌，这些均为ERCP治疗的明确指征。

（三）外科治疗

多数急性胰腺炎不需外科干预，即使是重症急性胰腺炎也应尽可能采用内科及内镜治疗。临床实践表明，重症急性胰腺炎时经历大的手术创伤将加重全身炎症反应，增加病死率。当重症患者内科及内镜治疗不能阻止胰腺进一步坏死时，可行经皮腹膜后穿刺引流，必要时以微创方式清除胰腺坏死组织。

与急性胰腺炎相关的主要手术治疗是胆囊切除术，以解决病因。目前胆囊切除术多采用腹腔镜完成。新近的临床研究认为，对于有1次急性胰腺炎发作史患者，有结石的胆囊即应切除；对轻中度胆囊结石相关急性胰腺炎，胆囊切除术应在本次胰腺炎恢复后10d左右实施，SAP则应在恢复后4周左右施行；不及时切除，在6～18周内，有25%～30%的患者将再次发生急性胰腺炎。

微创治疗无效的胰腺假性囊肿、脓肿和脾静脉栓塞等并发症需要外科开腹手术治疗。

九、预后

轻症患者常在1周左右康复，不留后遗症。重症患者病死率约为15%，经积极抢救幸免于死亡的患者容易发生胰腺假性囊肿、脓肿和脾静脉栓塞等并发症，遗留不同程度胰腺功能不全。未去除病因的部分患者可经常复发急性胰腺炎，反复炎症及纤维化可演变为慢性胰腺炎。

十、预防

积极治疗胆胰疾病，适度饮酒及进食，部分患者需严格戒酒。

（刘　芸）

第五节　慢性胰腺炎

慢性胰腺炎（chronlc pancreatitis，CP）是以胰腺慢性炎症、纤维化、萎缩、钙化为特征，最终导致胰腺内外分泌功能不足的疾病。临床常表现为腹痛、腹泻、营养不良等。

一、流行病学

关于慢性胰腺炎发病率或患病率的数据尚不充分。尸检报道的患病率为0.04%～5.0%，基于CT、超声或ERCP报告的有明显的胰腺组织学异常的CP年发病率为（3.5～4.0）/10万。对于部分组织学变化不甚明显的CP，常不易被上述影像学技术发现而低估了CP的实际患病率和发病率。

二、病理

慢性胰腺炎的病理特征主要有：胰腺实质散在的钙化灶，纤维化，胰管狭窄、阻塞及扩张，胰管结石，胰腺萎缩，炎性包块，囊肿形成等。

三、病因

CP是多因素相互作用导致的疾病，仅一种危险因素很难引起CP。

（一）酒精

由于70%成年CP患者有酗酒史，因此长期过度饮酒一直都被认为是慢性胰腺炎的首要病因。然而根据慢性胰腺炎的病理及影像学标准，只有不到 10% 的酗酒者最终会发展成慢性胰腺炎。临床实践观察到，多数长期大量饮酒者并无 CP 的客观证据，仅表现为餐后腹胀、脂餐后腹泻等消化不良症状。进一步的动物实验表明，单纯长期摄入酒精并非导致慢性胰腺炎而是脂肪沉积等退行性变，伴有明显胰腺外分泌功能不足。

复发性急性胰腺炎常导致胰腺纤维化、胰管阻塞，导管扩张，胰腺组织萎缩而进展为 CP。当患者胆、胰管异常持续存在，饮酒可诱发复发性急性胰腺炎，推动炎症慢性化。此外，CFTR、PRSS1 及 SPINK1 等基因的突变可能改变酒精的代谢或调节胰腺对酒精所致炎症的反应性，从而促进 CP 的发生。因此，乙醇在 CP 的发生过程中只起到促进作用，而不是独立的致病因素。

（二）基因突变

目前认为，慢性胰腺炎与以下 3 种基因突变有关。

1. 与散发的特发性胰腺炎有关的两种基因突变　囊性纤维化跨膜转导调节因子基因的突变，可能与胰管阻塞或腺泡细胞内膜的再循环或转运异常有关；胰蛋白酶促分泌抑制剂基因编码胰蛋白酶促分泌抑制剂的基因突变位点为 N34S，其突变的后果是削弱了对抗正常腺泡内自身激活的少量胰蛋白酶的第一道防线。发病年龄较遗传性胰腺炎晚，并发症和需外科手术的机会较少。但最主要的区别是无家族病史。

2. 与遗传性胰腺炎有关的基因突变　阳离子胰蛋白酶原基因编码人类胰蛋白酶原，它的突变使胰蛋白酶原容易被激活而常发生复发性胰腺炎，逐渐进展为 CP。遗传性胰腺炎家系，主要集中在欧美地区，其 PRSSI 的两种突变（R122H 和 N291）系常染色体显性遗传，外显率为 80%。其临床特征为幼年发病的复发性急性胰腺炎，常进展为慢性胰腺炎并伴有高胰腺癌发病率。患者家族中至少还有另 2 例胰腺炎患者，发病可以相隔 2 代甚至几代。

一般认为，所有的慢性胰腺炎可能都有基因异常基础，其作用大小不等，取决于胰腺炎的类型。但是否对所有 CP 患者常规筛查基因突变，尚未达成共识，但对于有家族史的早发 CP 患者（小于 35 岁）进行筛查是合理的。

（三）自身免疫

40 多年前，Sarles 等第一次描述了自身免疫性胰腺炎（autoimmune pancreatitis，AIP）。60% 的病例与其他自身免疫疾病有关，包括原发性硬化性胆管炎、原发性胆汁性肝硬化、自身免疫性肝炎和干燥综合征。淋巴细胞浸润是其主要的组织学特征之一。临床上，循环中免疫球蛋白 G（尤其是免疫球蛋白 G4）可上升至较高水平，尤其是在有胰腺肿块的情况下，且大多数患者对类固醇治疗有效。

值得一提的是，如果通过大鼠尾静脉注射能识别胰淀粉酶的 $CD4^+T$ 细胞，大鼠胰腺则会形成类似人类 AIP 的组织学特征。此实验结果支持 $CD4^+T$ 细胞在 AIP 发病中起重要作用的观点。

（四）吸烟

由于严重酗酒者通常都吸烟，所以很难将酗酒和吸烟的影响完全分开。吸烟不仅通过烟碱影响胰液分泌模式，而且诱导炎症反应，并通过其他成分发挥致癌作用。

（五）B 组柯萨奇病毒

此病毒可引起急性胰腺炎，且病毒滴度越高，引起急性胰腺炎的可能性越大，若此时缺乏组织修复，则可能进展为慢性胰腺炎。这种缺陷与巨噬细胞（M_1）和 1 型辅助性 T 细胞的优先活化有关。在 B 组柯萨奇病毒感染期间，饮用乙醇可加重病毒诱导的胰腺炎，阻碍胰腺受损后的再生，饮酒剂量越大，持续时间越长，胰腺的再生就越困难。因此，酒精可能会通过增强组织内病毒感染或复制，影响组织愈合和使胰腺炎症慢性化。

（六）营养因素

人体内及动物实验认为，食物中饱和脂肪酸及低蛋白饮食可促进慢性胰腺炎或胰腺退行性病变的发生。

四、临床表现

慢性胰腺炎的组织及功能变化大多不可逆转，但临床表现也不总是进行性恶化。症状常呈慢性过程，间歇加重。

（一）腹痛

约80%的慢性胰腺炎患者自诉腹痛，其发生的频率、性质、方式和严重程度都没有固定的特征。腹痛常位于上腹部，为持续性钝痛，可放射至背部，持续的时间从数天至数周不等，前倾坐位可一定程度上缓解疼痛。如果患者的慢性炎症或假性囊肿主要局限在胰头，疼痛则多在腹中线右侧；若炎症病变主要在胰尾，疼痛则多在左上腹。如果慢性胰腺炎并发假性囊肿、胰管梗阻、明显胰头炎性包块及胰腺癌，疼痛将更剧烈，持续时间更长。

腹痛是慢性胰腺炎最严重的临床问题，可使食欲缺乏，摄食减少，导致消瘦、营养不良，是慢性胰腺炎手术治疗最常见的适应证。也有部分患者虽然有导管内钙化、导管扩张和假性囊肿等但却没有腹痛。因此，不能通过CT扫描或ERCP发现的异常来判断患者是否有疼痛。

（二）糖尿病

一般认为，80%以上的胰腺受损时，可出现糖尿病。慢性胰腺炎进入晚期后，对糖的不耐受更为明显。由于胰高血糖素可随着胰岛细胞的损伤而同时减少，因此，慢性胰腺炎常并发脆性糖尿病。外源性补充胰岛素易导致低血糖，而胰高血糖素储备不足又常妨碍血糖恢复至正常水平，使临床治疗难度增加。

（三）脂肪泻

理论上认为，当胰腺外分泌功能减退至正常的10%以下时，可能发生脂肪泻。严重慢性胰腺炎或胰管完全梗阻时，可有脂肪泻症状，患者可能会排出油腻的粪便甚至油滴（苏丹Ⅲ染色阳性），大便3~4次/d。多数患者因腹痛而畏食，脂肪泻不明显，常表现为大便不成形、每天次数略多，腹胀。

（四）营养不良

患者常消瘦明显、贫血、肌肉萎缩、皮肤弹性差、毛发枯萎，易患呼吸道、消化道、泌尿道等感染。

（五）并发症

1. 复发性胰腺炎 通常是间质性炎症，偶尔也可能是坏死性胰腺炎。假性囊肿见于约25%的CP患者。假性囊肿压迫胃时，可引起一系列症状，如食欲减退、恶心、呕吐和早饱感；压迫胆总管时，可导致黄疸；压迫十二指肠时，引起腹痛或呕吐。约10%病例的假性囊肿与假性动脉瘤有关，可导致危及生命的大出血。脾静脉栓塞可导致胃底和食管下段静脉曲张，是CP患者并发消化道出血的原因之一。当假性囊肿伴发感染时，临床表现为腹痛、发热、白细胞增多。

2. 十二指肠梗阻 约5%的CP患者并发有十二指肠狭窄。其常常由胰头纤维化引起，也可能由胰腺脓肿或假性囊肿造成。十二指肠梗阻最重要的症状是呕吐。另外，还可能有腹痛、黄疸等表现。

3. 胰腺癌 CP是胰腺癌发生的危险因素之一。其并发胰腺癌的风险约为4%。因此，对CP患者腹痛加重或明显消瘦时，应警惕胰腺癌的存在。

五、诊断

当临床表现提示CP时，可通过影像技术获得胰腺有无钙化、纤维化、结石以及胰管扩张及胰腺萎缩等形态学资料，收集CP的证据，并进一步了解胰腺内外分泌功能，排除胰腺肿瘤。

1. 腹部X线平片 腹部X线检查简单、无创、价格便宜。弥漫性胰腺内钙化是慢性胰腺炎的特异性X线表现，但仅见于晚期慢性胰腺炎。而胰腺的局灶性钙化并非慢性胰腺炎所特有，还见于创伤、胰岛细胞瘤或高钙血症，故该检查对早期慢性胰腺炎不够敏感。

2. 腹部 B 超　可显示钙化、胰腺萎缩或明显的胰管扩张，但肠道内气体可能妨碍对胰腺的观察，其灵敏度因此而受到影响。

3. 腹部 CT　是 CP 疑似患者的首选检查。它可以显示胰腺内钙化、实质萎缩、轮廓异常、胰管扩张或变形等慢性胰腺炎特征，还能发现慢性胰腺炎并发的假性囊肿、血栓、假性动脉瘤等，能有效地检测到炎症或大于 1cm 的瘤样肿块。CT 诊断典型的慢性胰腺炎灵敏度为 74% ~90%。

4. 磁共振胰胆管成像　可显示主胰管和胆总管，并重建胆管及胰管系统，可了解胰腺实质状况，其缺点是不能直接显示结石。与 ERCP 相比，MRCP 具有无创的优点，因此在临床使用广泛。

5. 超声内镜　可显示慢性胰腺炎的异常表现，如主胰管扩张、直径小于 2cm 的小囊肿及胰腺实质的非均匀回声。其灵敏性、特异性至少与 CT、ERCP 相当，甚至可能更高。胰腺实质的非均匀回声是慢性胰腺炎的特异性表现，而 CT、MRCP 却难以显示这方面病变。更重要的是，EUS 引导下的细针穿刺有助于胰腺的炎性包块和肿瘤的鉴别诊断。

6. ERCP　慢性胰腺炎的主要表现是主胰管及其分支的变化。最常见的变化包括导管扩张、狭窄、变形、充盈缺损和假性囊肿，晚期呈"湖泊链"的典型表现。ERCP 是识别胰管病变最灵敏的检测方法，其灵敏性和特异性分别为 67% ~90% 和 89% ~100%。由于 ERCP 的有创性，该方法多用于上述影像学结果不甚明确时。

7. 胰腺外分泌功能评价　消化不良、消瘦、脂肪泻都从临床的角度反映了胰腺外分泌功能不足，粪便的苏丹Ⅲ染色有助于了解是否存在脂肪泻。

下列试验有助于评价患者胰腺外分泌功能状态，但因检测方法较烦琐，灵敏度欠佳，尚未在临床成为常规检测手段。①胰腺功能间接试验：包括胰腺异淀粉酶检测、血清胰蛋白酶放免测定、N - 苯甲酰 - L - 酪氨酰 - 对氨基苯甲酸试验、粪便中糜蛋白酶、弹性蛋白酶及脂肪的含量分析等。这些检测常在胰腺外分泌功能损失达到 90% 后才能呈阳性结果，因此无助于慢性胰腺炎的早期诊断。②胰腺功能直接试验：给患者注射促胰液素或胆囊收缩素/雨蛙肽后，通过十二指肠降段置管收集胰液，分析这些胰腺外分泌刺激物对胰液、胰酶产量的影响能力。研究表明，在诊断轻中型胰腺炎时，这些胃肠多肽激发试验比其他试验更准确、灵敏。

8. 胰腺内分泌功能评价　慢性胰腺炎时，胰岛细胞受损，A 细胞分泌的胰高血糖素和 B 细胞分泌的胰岛素都严重不足。当空腹血糖浓度大于 140mg/dl 或餐后 2h 血糖大于 200mg/dl 时，可诊断糖尿病，也表明胰腺内分泌功能的明显不足。

六、鉴别诊断

1. 胆管疾病　常与 CP 同时存在，并互为因果。因此，在做出胆道疾病诊断时应想到 CP 存在的可能。临床常依靠超声、CT、MRCP、ERCP 等进行鉴别。

2. 胰腺癌　胰腺癌常并发 CP，而 CP 也可演化为胰腺癌。胰腺包块的良、恶性鉴别因缺乏特征性影像学改变，又难以取到组织活检，而在短期内鉴别诊断常较困难。血清肿瘤标志物 CA19 - 9 > 1000μmol/ml时，结合临床表现及影像学改变，有助于胰腺癌的诊断。

3. 消化性溃疡及慢性胃炎　二者的临床表现与 CP 有相似之处，依靠病史、胃镜及超声、CT 等检查，鉴别一般不困难。

4. 肝病　当患者出现黄疸、脾大时，需与肝炎、肝硬化与肝癌鉴别。

5. 小肠性吸收功能不良　临床可有脂肪泻、贫血与营养不良，可伴有腹部不适或疼痛、腹胀、胃酸减少或缺乏、舌炎、骨质疏松、维生素缺乏、低血钙、低血钾等表现。D - 木糖试验有助于了解有无吸收不良，CP 患者主要呈消化不良，故 D - 木糖试验结果正常。

6. 原发性胰腺萎缩　多见于老年患者，常表现为脂肪泻、体重减轻、食欲缺乏与全身水肿，影像学检查无胰腺钙化、胰管异常等，部分患者 CT 仅显示胰腺萎缩。若能取到活体组织标本，显微镜下可见大部分腺泡细胞消失，胰岛明显减少，均被脂肪组织替代，纤维化病变及炎症细胞浸润较少，无钙化或假性囊肿等病灶。

七、治疗

（一）疼痛

目前，对慢性胰腺炎疼痛治疗推荐阶梯式止痛疗法。首先需要评估疼痛频率、严重度、对生活和其他活动的影响程度。可忍受的疼痛或即使有剧痛但不频繁者，应劝患者戒烟、戒酒，给予低脂饮食，补充胰酶，同时抑酸。疼痛严重或发作频繁者及有服用麻醉药止痛倾向的患者，可在上述治疗的基础上根据患者影像学异常进行内镜治疗，如括约肌切开术、胰管取石术和胰管内支架置入术。内镜治疗无法解决的胰管结石、胰管狭窄及胰腺囊肿则建议外科治疗，胰管的形态学变化决定了不同的手术方式。值得注意的是，目前尚无足够证据表明随着治疗方式有创性的增加，慢性胰腺炎疼痛的缓解率因此而提高。腹腔神经丛阻断术似乎对慢性胰腺炎的效果也有限。

（二）脂肪泻

每餐至少补充 30 000IU 的脂肪酶，能有效缓解脂肪泻。微球制剂的胰酶较片剂疗效好。还可用质子泵抑制药或 H_2 受体阻滞药抑制胃酸分泌，提高胰酶的效应。脂肪泻严重的患者可用中链三酰甘油代替饮食中的部分脂肪，因为中链三酰甘油不需要分解而直接被小肠吸收。此外，应寻找是否伴有细菌过生长、贾第鞭毛虫病和小肠功能紊乱。

（三）糖尿病

口服降糖药仅对部分患者有效。如果需要胰岛素治疗，则目标通常是控制从尿液中丢失的糖，而不是严格控制血糖。因而，慢性胰腺炎相关性糖尿病患者需要的胰岛素剂量常常低于胰高血糖素分泌不足或胰岛素抗体缺失所致的糖尿病患者。只有高脂性胰腺炎患者才需要严格控制血糖，因为对于这些患者，糖尿病是原发病。控制这些患者的血糖有助于控制血清三酰甘油水平。

八、预后

慢性胰腺炎患者的生存率明显低于正常，死亡原因常与感染、胰腺癌等有关。

（陈　良）

第六节　药物性肝病

药物性肝病或药物性肝损（druginduced liver injury，DILI）是临床常见的肝脏疾病之一，但在我国尚缺乏有关的流行病学资料。据国外资料，DILI 占黄疸住院患者的 2%～5%，占所谓"急性肝炎"住院患者的约 10%，在老年肝病中可占 20% 以上。在美国，每年发生急性肝功能衰竭（ALF）约 2000 余例，其中 50% 以上由药物引起，其中 36% 为非甾体类消炎药引起，特别是对乙酰氨基酚。

一、肝脏的药物代谢

第 I 相反应（phase I reaction）为非极性（脂溶性）药物通过氧化、还原和水解等反应，生成极性基团。I 相代谢酶细胞色素 P450（cytochromeP450，以下称 CYP450）的氧化反应极为活跃，几乎能代谢所有脂溶性药物，但同时也会产生有毒性的活性代谢中间产物。由于肝脏的 CYP450 活性为其他脏器的数十倍，故药物有害反应最易导致肝脏损害。II 相反应（phase II reaction）为上述生成物与内源性高极性化合物结合，生成水溶性高、易于排泄的代谢产物。第 III 相为药物或代谢产物经肝细胞转运分泌并由胆汁排泄的过程。

二、药物性肝损害的发生机制

药物性肝损害可分为可预测性和不可预测性两种。前者主要是药物的直接毒性作用所致，一般通过自由基或代谢中间产物导致细胞膜脂质过氧化，从而产生肝细胞损伤，也可通过改变细胞膜或细胞内分子结构、激活凋亡途径等导致肝损伤。直接毒性有一定规律，常可预测，毒性与剂量成正比，自暴露于药物到出现肝损之间潜伏期通常较短，诊断相对较为容易。

大多数药物性肝损害系不可预测性，根据其发生机制又可以分为代谢特异体质（metabolic idiosyn-crasy）和过敏特异体质（hypersensitive idiosyn‐crasy）两类。越来越多的证据表明，代谢特异质与个体的 CYP450 遗传多态性密切相关。而过敏特异质或免疫介导的药物性肝损害，通常是药物中间代谢物通过抗原递呈细胞（如树突状细胞）作用，经 HLA‐Ⅰ类抗原激活特异性细胞毒性 T 淋巴细胞从而导致肝细胞损伤；另一途径为中间代谢产物与细胞内蛋白分子结合形成加合物，通过抗原提呈细胞作用并经 HLA‐Ⅱ类抗原激活 B 淋巴细胞，使之产生抗加合物抗体，最终经抗体/补体依赖性细胞毒介导肝细胞损伤。本类药物性肝损伤与剂量无关，不可预测，潜伏期不定，诊断较难。

三、药物性肝损害的病理学

药物性肝病的病理表现复杂多样，可类似所有已知类型的急和慢性肝损伤。但肝活检对肝功能试验异常的鉴别诊断，特别是除外药物性肝病方面具有一定意义。药物性肝损害组织学一般特征为：①局灶性（小叶中央）边界较为明显的坏死和脂肪变性，坏死灶严重程度与临床表现不成比例。②汇管区炎症程度较轻，可能有胆管破坏性病变。③多数为嗜中性细胞或嗜酸性细胞浸润。④类上皮肉芽肿形成。⑤微泡性脂肪变（线粒体损伤）和脂肪性肝炎。

药物性肝损伤另一个作用靶位是肝窦内皮细胞，这些细胞受损时可导致肝窦阻塞综合征（slnusoidal obstruction syndrome，SOS），也成为肝小静脉阻塞性疾病（veno‐occulsive disease，VOD）。大剂量的化疗药物（如环磷酰胺、白介素等）和含有吡咯双烷类生物碱的中草药可导致此类肝损伤。

四、药物性肝损害的临床分类及临床表现

（一）临床分类

不同药物引起的肝病组织学、临床表现和生物化学特征可有所不同，大致分类如下（表10-1）：

表 10-1　药物性肝病的临床分类

分类	相关药物举例
急性药物性肝病	
急性肝细胞性损伤	氟烷、对氨基乙酰酚、四环素等
急性胆汁淤积性损伤	同化激素、甾体类避孕药、氯霉素、红霉素酯
混合性肝细胞肝汁淤积性损伤	异烟肼、环氟拉嗪
亚急性药物性肝损伤	辛可芬、异丙异烟肼、甲基多巴等
慢性药物性肝病	
慢性肝实质损伤	
慢性肝炎	
Ⅰ型	氯美辛、呋喃妥英、甲基多巴、二甲基四环素、酚丁
Ⅱ型	替尼酸、肼屈嗪、氟烷
Ⅲ型	苯壬四烯酯、磺胺药
Ⅳ型	对乙酰氨基酚、阿司匹林、异烟肼
脂肪变性	2-丙基戊酸纳
磷脂沉积症	哌克昔林、胺碘酮、己烷雌酚胺乙醚（coralgil）
肝纤维化和肝硬化	甲氨蝶呤
慢性肝汁淤积	
肝内胆汁淤积	有机砷、氯丙嗪
胆管硬化	5-氟云氧尿苷、福尔马林

分类	相关药物举例
血管病变	
肝静脉血栓	甾体类避孕药
静脉闭塞性疾病	吡咯双烷生物碱、乌拉坦等
紫癜性肝病	同化激素、甾体类避孕药
非肝硬化性门脉高压	化疗药、免疫抑制药、无机砷
肿瘤	甾体类避孕药

（二）临床表现

1. 急性药物性肝病　急性药物性肝病可以是肝细胞性、胆汁淤积性或两者混合性，还有不少表现为亚临床性肝损伤。通常临床表现见表 10 - 2 所示。

表 10 - 2　急性药物性肝损伤的全身表现

全身表现	有关药物
变态反应	
发热、皮疹、嗜酸细胞增多	氨苯砜、舒林酸、苯妥英钠
假性单核细胞增多症	对氨基水杨酸、苯妥英钠、舒林酸
淋巴结增生、淋巴细胞增多和异形淋巴细胞	
抗核抗体	甲基多巴、呋喃妥因、酚丁、米诺环素
LE 因子	
抗微粒体抗体	氯塞苯氧酸、双肼屈嗪、氟烷
造血系统	保泰松、苯妥英钠
骨髓损伤	
再生障碍性贫血	
血小板减少症	
溶血性贫血	
肾损伤	甲氧氟烷、舒林酸、苯茚二酮
胃肠道（溃疡、胰腺炎）	保泰松、四环素

（1）急性肝细胞性损伤：急性肝细胞性损伤的病理表现为坏死、脂肪变或两者均有。其生化表现为血清 ALT 和 AST 水平升高（8~200 倍 ULN），ALP 水平轻度增高（低于 3 倍 ULN），血胆固醇水平通常正常或降低。

主要临床表现为乏力、不适、恶心和黄疸，黄疸可能是最早的肝损伤表现，类似病毒性肝炎。严重者可表现为急性和亚急性肝功能衰竭，包括深度黄疸、出血倾向、腹腔积液、昏迷和死亡。少数类似传染性单核细胞增多症，即急性肝细胞损伤伴有淋巴结肿大、淋巴细胞增多以及异型淋巴细胞的假性单核细胞增多症。

（2）胆汁淤积性损伤：药物诱导的胆汁淤积性损伤包括两种主要的病变类型，其生化特征均可类似于肝外梗阻性黄疸。通常不发生肝功能衰竭，急性期预后良好。死亡往往是原有疾病的结果，极少由肝损伤引起。

①单纯性胆汁淤积：可由氯丙嗪、红霉素酯等药物引起。主要病变为胆管损伤，临床表现为黄疸明显和瘙痒；而转氨酶水平只有轻度升高，通常低于 5 倍 ULN，ALP 水平升高不超过 2 倍 ULN，胆固醇水平通常正常。因 ALP 升高相对轻微，可与完全梗阻性黄疸相鉴别。

②炎症性胆汁淤积：多由同化激素和甾体类避孕药引起，主动病变为毛细胆管损伤，转氨酶升高不超过 8 倍 ULN，ALP 相对升高，通常超过 3 倍 ULN，胆固醇通常升高，临床与生化表现几乎同完全性肝

外梗阻，故应注意鉴别。

（3）混合性肝细胞性胆汁淤积损伤：药物诱导混合型黄疸可能主要是肝细胞性黄疸伴胆汁淤积，混合性损伤更具有药物诱导损伤特征。应该注意的是，在药物撤除之后，部分胆汁淤积性损伤可持续 1 年之久，并且偶可发生胆管消失综合征。

（4）亚临床肝损伤：常仅表现为血清酶水平升高。一些药物可引起转氨酶和（或）ALP 水平升高，其发生率为 5% ~50%，大多仅轻微升高（小于 3 倍 ULN），通常不会进展或在继续用药情况下自行缓解。但是对于已知有肝毒性的药物应监测血清酶水平，当酶水平升高至 3 ~5 倍 ULN 时则应停药。

2. 亚急性药物性肝损伤　亚急性肝坏死综合征的特点是严重的进行性肝损害，伴深度黄疸和肝硬化表现。其发展比急性损伤慢，又比慢性肝炎进展快。

3. 慢性药物性肝病　据统计，即使撤除引起肝损伤的药物，仍有 6% 左右的患者可发生慢性肝病。慢性药物性肝病包括肝实质损伤、胆汁淤积、血管病变、肿瘤、肉芽肿性病变和间质病变。

4. 中草药的肝脏毒性问题　当前，应用植物药及其瘦身或保健品引起的肝脏损害报道越来越多。现已发现至少有 60 种以上的中草药制剂能引起肝脏损害，临床上所见中草药所致肝损害病例中以治疗皮肤病、关节炎及乳腺增生（或其他部位结节）的方剂或成药较常见。文献报道在女性患者中肝脏毒性较为常见，多数患者的年龄在 45 ~58 岁，仅少数发生在年龄较大的人群，说明老龄本身可能不是草药肝脏毒性的危险因素。另外，近来国外文献报道认为白鲜皮、牡丹皮、黄芩及柴胡等中草药亦可导致肝损害。

五、药物性肝损害的诊断

由于药物性肝病发病时间存在很大差异，临床表现与用药的关系也常较隐蔽，容易被患者和临床医师所忽视。

当前在无特异性诊断标志的情况下，诊断还主要依靠临床详细的病史和认真的分析和逻辑推理，即明确的用药史（先用药后发病）、肝细胞损害和（或）胆汁淤积的生化特征、停药后肝损害减轻（但胆汁淤积型损害可能恢复较慢），排除其他病因，必要时进行肝活检以助诊断。

六、药物性肝病的治疗

治疗药物性肝病最主要措施仍是立即停用有关药物和可疑药物、对症支持治疗并严密监测肝功能指标的变化以及时发现肝功能衰竭征象。轻度药物性肝病多数能在短期内自行恢复，而肝功能损害严重或发生肝功能衰竭者需要进行积极处理。

治疗药物肝损害的药物大多缺乏足够的循证医学依据。在临床上可酌情选用以下药物：非特异解毒剂如还原型谷胱甘肽、N-乙酰半胱氨酸、水飞蓟宾制剂，以肝细胞损伤为主者可应用甘草酸制剂、多不饱和卵磷脂制剂，以胆汁淤积为主者可选用熊去氧胆酸或腺苷蛋氨酸等。有学者认为，对于有明显过敏特异质征象（如发热、皮疹、球蛋白升高、嗜酸性粒细胞增多等）或肝内胆汁淤积者，可谨慎使用糖皮质激素，但应注意其可能导致的不良反应，不宜大剂量长时间应用。

根据美国肝病学会 2005 年有关急性肝功能衰竭临床指南，对急性对乙酰氨基酚中毒者应尽早给予 N-乙酰半胱氨酸治疗，通常 48h 内仍有效。能口服者，先给予 N-乙酰半胱氨酸 140mg/kg 的负荷药剂量稀释到 5% 的浓度口服，然后每 4h 给 70mg/kg，连续 17 次。对于不能口服者，可将 150mg 的负荷量加入 5% 葡萄糖液中在 15min 静脉输完，然后将 50mg//kg 的维持量在 4h 内输入，最后将 160mg/kg 在 16h 内输完。

对肝功能衰竭者应加强对症支持治疗，包括采用人工肝治疗作为等待其自然恢复或进行肝移植的过渡桥梁。

（张全玲）

第七节 酒精性肝病

酒精性肝病（alcoholic liver disease，ALD）是由于长期大量饮酒所致的肝脏疾病。初期通常表现为脂肪肝，进而可发展成酒精性肝炎、酒精性肝纤维化和酒精性肝硬化；严重酗酒时可诱发广泛肝细胞坏死甚至急性肝功能衰竭。ALD是我国常见慢性肝病之一，其发病率现仍呈增长趋势且有年轻化和女性化倾向，严重危害人民健康。

一、流行病学

ALD至今仍为西方发达国家肝脏疾病及肝病相关死亡的首要原因。由于大力宣传戒酒，多数西方发达国家ALD的发病率显著下降，但一些东欧和拉丁美洲国家的ALD患病率仍居高不下。此外，ALD低龄化和女性化的流行趋势值得关注。例如，在美国酗酒或酒精依赖者中有13%～33%为女性，而青少年饮酒的比率亦呈升高趋势。我国ALD的患病率较低，但近年来呈不断上升趋势。

长期过量饮酒（折合乙醇量男性大于等于40g/d、女性大于等于20g/d，连续5年以上）是ALD发病的前提条件，乙醇及其代谢产物乙醛的直接肝毒性是导致嗜酒者肝损害的基本原因。长期嗜酒者中60%～90%有脂肪肝，其中40%可能有酒精性肝炎；嗜酒20年以上者中肝硬化的患病率为5%～15%。然而，全球1500万～2000万嗜酒者中仅10%～20%有明显的肝脏损伤，而有些人少量饮酒（男性乙醇摄入大于20g/d，女性10g/d）就可导致肝损伤，说明个体差异也很重要。

许多因素可影响嗜酒者肝病的发生和发展。①性别：女性对乙醇较男性敏感，女性安全的饮酒阈值仅为男性的1/3～1/2。②遗传易感性：乙醇主要在肝脏代谢，许多参与乙醇代谢的酶类（乙醇脱氢酶、乙醛脱氢酶）具有遗传多态性，因此安全的饮酒阈值的个体差异很大。③营养状态：营养不良、高脂饮食和内脏性肥胖均可促进酒精性肝损伤。④嗜肝病毒感染：嗜酒者对HBV、HCV感染的易感性增加，而乙醇又可促进嗜肝病毒在体内复制，从而促进肝硬化和肝细胞癌的发生。⑤与肝毒物质并存：饮酒可增加对乙酰氨基酚等药物的肝脏毒性，而甲苯磺丁脲、异烟肼以及工业溶剂则可增加乙醇的肝毒性，因此嗜酒者肝酶显著升高应警惕并发药物性肝损害的可能。⑥吸烟和咖啡：吸烟可增加酒精性肝硬化的发生，而经常喝咖啡则降低嗜酒者酒精性肝硬化的发生率，茶叶对酒精性肝病的防治可能亦有帮助。

二、乙醇的代谢途径

摄入体内的乙醇95%以上在体内代谢，其中90%以上要在肝脏代谢。在肝脏，主要有三种酶系参与乙醇代谢，以主次分别是胞质中的乙醇脱氢酶（alcoholic dehydrogenases，ADH）、微粒体的乙醇氧化酶系（microsomal ethanol oxidizing systems，MEOS）以及主要存在于过氧化物酶体和线粒体内的过氧化物酶（catalase）。ADH有6种同工酶，其中ADH_1、ADH_2和ADH与乙醇代谢最密切，代谢80%以上的乙醇。该酶有遗传多态性，可以解释为什么不同种族的人群对乙醇的清除率有差异。当血液中乙醇浓度高于10mmol/L时，MEOS也参与乙醇代谢，其主要参加成分是细胞色素P4502E1（CYP2E1）、CYP2E2。过氧化物酶的作用相对次要。乙醛在肝脏中经乙醛脱氢酶（aldehyde dehydrogenase，ALDH）氧化为乙酸。

乙醛是造成慢性进行性肝损害的主要因素，其毒性包括：①与肝细胞内的蛋白质分子形成复合物，影响肝脏代谢。②作为黄嘌呤氧化酶和乙醛氧化酶的底物被氧化产生自由基，使脂质过氧化、破坏细胞膜。③与细胞骨架蛋白质结合形成加合物导致微管损伤，使肝转运功能紊乱，细胞内蛋白质水分潴留、细胞肿胀。④减少谷胱甘肽的含量。⑤干扰线粒体氧化磷酸化和电子传递系统。⑥改变线粒体内钙离子浓度。⑦增加胶原合成。⑧刺激免疫反应，乙醛尚可能与肝细胞膜结合形成新抗原，造成自身免疫反应。

三、病理学

（一）酒精性脂肪肝

肝脏有不同程度的肿大、色黄、边缘钝。镜下可见大于 30% 的肝细胞有大泡性脂肪变；早期或轻度患者，脂肪变主要见于肝腺泡 3 区，中、重度患者分别达到 2 区或者 1 区。中、重度嗜酒者的脂肪肝可伴有终末静脉周围纤维化。单纯性小泡性脂肪变多见于因急性肝损伤住院的嗜酒者，酒精摄入量多大于 170g/d。

（二）酒精性肝炎

酒精性肝炎发生于慢性嗜酒者，其病理特点为：①肝细胞明显肿胀呈气球样变，有时可见巨大的线粒体。②肝细胞质内有凝聚倾向，可形成 Mallory 小体。③汇管区和小叶内有明显的中性粒细胞浸润，并多聚集在发生坏死和含有 Mallory 小体的肝细胞周围。④中、重度的坏死灶可融合成中央静脉 – 汇管区或中央静脉 – 中央静脉桥接坏死。⑤重度酒精性肝炎病变初期中央静脉周围肝细胞呈明显气球样变，有 Mallory 小体形成，大量中型粒细胞浸润，窦周纤维化，其后肝细胞坏死、溶解，残留的 Mallory 小体缓慢消失并被白细胞环绕，局部胶原沉积、终末门静脉闭塞，从而导致门脉高压。

（三）酒精性肝纤维化和肝硬化

酒精中毒可直接引起肝纤维化，并由纤维化直接进入肝硬化。酒精性肝纤维化的病理特点是不同程度的窦周纤维化和终末门静脉周围纤维化。轻度者可见少数纤维间隔形成，小叶结构保留；中度者纤维化范围更广，纤维间隔形成增多，常致小叶结构紊乱，此阶段有些患者可出现门脉高压；重度者即早期肝硬化，常见广泛的终末门静脉周围纤维化伴不同程度的终末门静脉闭塞，沿肝腺泡 3 区形成宽阔的含扩张血窦的血管纤维间隔，将肝腺泡分隔成微小结节。

典型的酒精性肝硬化呈小结节性肝硬化，肝脏肿大，再生结节大小较一致，为 1～3mm。镜下可见结节内肝细胞再生不显著，肝索间仍可见窦周纤维化。有时结节内可见脂肪变和酒精性肝炎改变，表明患者仍在继续饮酒。结节内可见铁颗粒沉积、铜颗粒或铜结合蛋白沉积。结节周围小胆管增生显著。由于酒精本身可抑制肝细胞再生，而戒酒后肝细胞再生可以得到恢复，故戒酒后可发展为大小结节并存的混合性肝硬化。

四、临床特征

（一）临床分型

过去将 ALD 分为三类，即酒精性脂肪肝、酒精性肝炎和酒精性肝硬化。我国和日本学者根据肝组织病理学改变，将 ALD 分为轻症酒精性肝病、酒精性脂肪肝、酒精性肝炎、酒精性肝纤维化、酒精性肝硬化五大类型。这些病理改变既可相继发生又可并发存在，例如，酒精性肝硬化并发脂肪性肝炎。

根据 2006 年 2 月中华医学会肝病学分会修订的《酒精性肝病诊疗指南》，各型 ALD 的特征分别为：①轻症酒精性肝病，肝脏生物化学、影像学和组织病理学检查基本正常或轻微异常。②酒精性脂肪肝，影像学诊断符合脂肪肝标准，血清 ALT、AST 可轻微异常。③酒精性肝炎，血清 ALT、AST 或 GGT 升高，可有血清总胆红素增高；重症酒精性肝炎是指酒精性肝炎中，并发肝性脑病、肺炎、急性肾功能衰竭、上消化道出血，可伴有内毒素血症。④酒精性肝纤维化，症状及影像学无特殊。未做病理时，应结合饮酒史、血清纤维化标志（透明质酸、III 型胶原、IV 型胶原、层黏连蛋白）、GGT、AST/ALT、胆固醇、载脂蛋白 – A_1、总胆红素、α_2 – 巨球蛋白、铁蛋白、胰岛素抵抗等改变，进行综合考虑。⑤酒精性肝硬化，有肝硬化的临床表现和血清生物化学指标的改变。

（二）特殊类型

ALD 的特殊类型包括 Zieve 综合征（黄疸、高脂血症、溶血三联征）、肝内胆汁淤积综合征、假性布－加综合征、酒精性泡沫样脂肪变性以及饮酒相关代谢异常（低血糖症、高脂血症、高尿酸血症、血色病、卟啉症、酮症酸中毒）和脂肪栓塞综合征。

此外，ALD 患者亦可存在酒精中毒所致其他器官损伤的表现，例如酒精性胰腺炎、酒精性心肌病以及酒精相关的神经精神障碍和酒精戒断综合征。

（三）与其他病因共存的酒精性肝病

根据病因，嗜酒者肝损伤有以下几种可能：①经典的酒精性肝病，有长期过量饮酒史且无其他明确损肝因素存在的肝损伤。②酒精性肝病并发其他肝病，如慢性乙型肝炎、丙型肝炎、药物性肝病，甚至非酒精性脂肪性肝病（患者既符合酒精性肝损伤的诊断标准又符合其他肝病的诊断标准）。③混合病因肝损伤，即存在两种或多种损肝因素但任一因素单独存在均不足以导致肝损伤或难以满足任一肝病的病因诊断。④难以明确病因或分型，即嗜酒者并发其他尚未确诊的隐匿性肝病。肝活检以及严格戒酒一段时间后重新评估，有助于嗜酒者肝损伤病因的判断。

五、诊断与鉴别诊断

（一）诊断要点

1. 长期过量饮酒　为诊断 ALD 的前提条件。ALD 患者通常有 5 年以上饮酒史，折合乙醇量大于等于 40g/d（女性大于等于 20g/d）；或最近 2 周内有大量饮酒史，折合乙醇量大于 80g/d［含酒饮料乙醇含量（g）－饮酒量（ml）×乙醇含量（%）×0.8］。应重视酒精性肝损伤的个体差异，除遗传易感性外，女性、营养不良或肥胖症、嗜肝病毒慢性感染、接触肝毒物质、吸烟以及肝脏铁负荷过重者对乙醇的耐受性下降，因而他们更易发生肝损伤，特别是重症酒精性肝炎和肝硬化。

2. 确定酒精量　根据患者及其家属或同事饮酒史的回答来确定饮酒量有时并不准确。血清天门冬氨酸氨基转移酶（AST）与丙氨酸氨基转移酶（ALT）之比大于 2，γ—谷氨酰转肽酶（GGT）和平均红细胞容积（MCV）升高，禁酒后这些指标明显下降，有助于酒精性肝损害的诊断。

3. ALD 的临床特征与其疾病分型有一定相关性　酒精性脂肪肝通常表现为无症状性轻度肝大，肝功能正常或轻度异常。酒精性肝炎往往存在肝脏和全身炎症反应，表现为发热、黄疸、肝大，偶可出现腹腔积液、门脉高压相关性出血以及肝性脑病等失代偿期肝病征象，多有外周血白细胞总数增加；转氨酶增高但常小于 400IU/L，否则需警惕并发药物性肝损伤、病毒性肝炎、缺血性肝炎。酒精性肝硬化的临床特征与其他原因肝硬化相似，酗酒史有助于其病因诊断。

4. 影像学检　查有助于发现弥漫性脂肪肝以及肝硬化和门脉高压相关的证据，并可提示有无肝静脉血栓形成、肝内外胆管扩张、肝癌等其他疾病。

5. 肝活检　有助于嗜肝病毒慢性感染的嗜酒者肝脏损伤病因的判断，可准确反映 ALD 的临床类型及其预后，并为激素治疗重症酒精性肝炎提供参考依据。ALD 的病理特点为大泡性肝脂肪变、肝细胞气球样变、Mallory 小体、中性粒细胞浸润以及窦周纤维化和静脉周围纤维化。

（二）病情评估

根据血清总胆红素和凝血因子时间有助于判断 ALD 的严重程度，两者均在正常范围或仅有总胆红素轻度增高者为轻度，总胆红素明显升高（大于 85.5μmol/L）但凝血因子时间正常者为中度，总胆红素升高同时伴有凝血因子时间延长 3s 以上者则为重度。

对于酒精性肝炎，根据凝血因子时间—总胆红素计算获得的 Maddrey 指数［4.6×凝血因子时间（s）＋血清胆红素（mg/dl）］有助于判断酒精性肝炎患者的近期预后：大于 32 者 4 周内病死率高达 50% 以上，故又称重症酒精性肝炎（一旦有脑病者可属于重症酒精性肝炎）。

对于酒精性肝硬化，Child－Pugh 分级是评估患者预后的简单方法，终末期肝病预后模型（MELD）则不仅有利于判断 ALD 患者的短期生存情况，还能判断肝移植等手术后的死亡风险。

六、治疗

（一）戒酒和防治戒酒综合征

戒酒治疗是最重要的治疗。ALD 患者往往有酒精依赖，酒精依赖的戒酒措施包括精神治疗和药物治疗两方面。健康宣教是简便易行，可由肝病科医师和接诊护士实施。具体措施包括：教育患者了解所患疾病的自然史、危害及其演变常识，并介绍一些改变饮酒习惯及减少戒断症状的方法。尽管这些措施比较简单，但其对部分 ALD 患者减少饮酒量或者戒酒确实行之有效，且具有良好的费用效益比。作为精神治疗的替代选择，一些患者对鸦片受体拮抗剂等新型戒酒药物治疗有效。

戒酒过程中出现戒断症状时可逐渐减少饮酒量，并可酌情短期应用地西泮等镇静药物，且需注意热量、蛋白质、水分、电解质和维生素的补充。美他多辛可加速酒精从血清中清除，有助于改善酒精中毒症状和行为异常，并能改善戒断综合征。有明显精神或神经症状者可请相应专科医生协同诊治。

（二）营养支持治疗

ALD 患者通常并发热量 - 蛋白质缺乏性营养不良及维生素和微量元素（镁、钾和磷）的严重缺乏，而这些营养不良又可加剧酒精性肝损伤并可诱发多器官功能障碍。为此，ALD 患者宜给予富含优质蛋白和 B 族维生素、高热量的低脂软食，必要时额外补充以支链氨基酸为主的复方氨基酸制剂。合并营养不良的重度酒精性肝炎患者还可考虑全胃肠外营养或进行肠内营养，以改善重症 ALD 患者的中期和长期生存率。

（三）保肝抗纤维化

甘草酸制剂、水飞蓟宾、多烯磷脂酰胆碱、还原型谷胱甘肽等药物有不同程度的抗氧化、抗炎、保护肝细胞膜及细胞器等作用，临床应用可改善肝脏生化学指标。S - 腺苷甲硫氨酸、多烯磷脂酰胆碱对 ALD 患者还有防止肝脏组织学恶化的趋势。保肝药物可用于并发肝酶异常的 ALD 的辅助治疗，但不宜同时应用多种药物，以免加重肝脏负担及因药物间相互作用而引起不良反应。秋水仙碱现已不再用于酒精性肝硬化的抗肝纤维化治疗，中药制剂在肝纤维化防治中的作用及安全性有待大型临床试验证实。

（四）非特异性抗炎治疗

主要用于 Maddrey 判别函数大于 32 和（或）伴有肝性脑病的重症酒精性肝炎患者的抢救。首选糖皮质激素泼尼松龙（40mg/d，28d），旨在阻断或封闭重症酒精性肝炎患者肝内存在的级联瀑布式放大的炎症反应。对于并发急性感染（包括嗜肝病毒现症感染指标阳性）、胃肠道出血、胰腺炎、血糖难以控制的糖尿病患者，可考虑使用肿瘤坏死因子（TNF - α）抑制药——己酮可可碱（400mg，每日 3 次，口服，疗程 28d）替代激素治疗。有条件者亦可试用抗 TNFa 的抗体英利昔单抗（infliximab）治疗。据报道，这些措施可使重症酒精性肝炎患者的近期病死率从 50% 降至 10%。

（五）防治并发症

积极处理酒精性肝炎和酒精性肝硬化的相关并发症，如食管胃底静脉曲张出血、自发性细菌性腹膜炎、肝肾综合征、肝性脑病和肝细胞肝癌（HCC）。对酒精性肝硬化患者定期监测甲胎蛋白和 B 超有助于早期发现 HCC，但这并不能改善 ALD 患者的生存率。并发慢性 HBV、HCV 感染者更易发生 HCC，但抗病毒治疗对嗜酒者 HCC 的预防作用尚不明确。

（六）肝移植

对于终末期 ALD 患者，肝移植术是较好的选择。在欧美，酒精性肝硬化是原位肝移植的主要适应证，术后 1 年生存率为 66% ~ 100%。ALD 肝移植候选者的评估应谨慎，应由有经验的成瘾行为管理专家参与，在欧美，酒精性肝硬化是原位肝移植的主要适应证，术后 1 年生存率为 66% ~ 100%。戒酒至少 3 ~ 6 个月后再考虑肝移植，可避免无须肝移植患者接受不必要的手术；戒酒 6 个月后肝移植则可显著减少肝移植后再度酗酒的发生率。

七、预后

ALD 的预后取决于患者 ALD 的临床病理类型、是否继续饮酒以及是否已发展为肝硬化，大脑、胰腺等全身其他器官的受损程度，是否并发 HBV 和（或）HCV 感染以及其他损肝因素。其中是否戒酒是决定预后的关键因素，而酒精性肝炎的严重程度是影响患者近期预后的主要因素，是否已发生肝硬化则是影响患者远期预后的主要因素。

（张全玲）

参考文献

[1] 李小鹰，程友琴．老年心血管急危重症诊治策略 ［M］．北京：人民军医出版社，2010．

[2] 陈顺乐．风湿内科学 ［M］．北京：人民卫生出版社，2014．

[3] 宁光．内分泌学高级教程 ［M］．北京：人民军医出版社，2014．

[4] 周巧玲．肾内科临床心得 ［M］．北京：科学出版社，2016．

[5] 彭文．肾内科疾病 ［M］．上海：第二军医大学出版社，2015．

[6] 葛建国．肾内科疾病用药指导 ［M］．北京：人民军医出版社，2012．

[7] 井霖源．内科学基础 ［M］．北京：中国中医出版社，2015．

[8] 吕坤聚．现代呼吸系统危重症学 ［M］．北京：世界图书出版公司，2015．

[9] 杨岚，沈华浩．呼吸系统疾病 ［M］．北京：人民卫生出版社，2015．

[10] 董卫国，魏云巍，富冀枫．消化系统 ［M］．北京：人民卫生出版社，2015．

[11] 崔屹．消化系统疾病合理用药 ［M］．济南：山东科学技术出版社，2010．

[12] 冯京生，任红．泌尿系统 ［M］．上海：上海交通大学出版社，2011．

[13] 周幸来．泌尿系统疾病临证药对 ［M］．北京：人民军医出版社，2013．

[14] 李青．中枢神经系统肿瘤病理学 ［M］．北京：人民卫生出版社，2011．

[15] 闫剑群．中枢神经系统与感觉器官 ［M］．北京：人民卫生出版社，2015．

[16] 刘端祺，崔慧娟．胰腺癌的中医西医结合治疗对策 ［M］．北京：化学工业出版社，2009．

[17] 赵宁，沙秀敏，孙又良．现代危重病治疗学 ［M］．北京：军事医学科学出版社，2010．

[18] 路再英，钟南山．内科学 ［M］．北京：人民卫生出版社，2008．

[19] 林善锬．当代肾脏病学 ［M］．上海：上海科技教育出版社，2010．

[20] 尤黎明，昊瑛．内科护理学 ［M］．北京：人民卫生出版社，2008．

[21] 康健．呼吸内科疾病临床诊疗思维 ［M］．北京：人民卫生出版社，2009．

[22] 张通主．神经康复治疗学 ［M］．北京：人民卫生出版社，2011．

[23] 刘大为．实用重症医学 ［M］．北京：人民卫生出版社，2010．

[24] 刘海玲．临床营养医学与疾病防治 ［M］．天津：天津科技翻译出版有限公司，2016．

[25] 王广兰．营养学 ［M］．北京：北京体育大学出版社，2009．

[26] 王辰．呼吸治疗教程 ［M］．北京：人民卫生出版社，2010．